I0867011

HACE CALOR

Y SOY YO

womanhood

Lucía Yturriaga & Co.

HACE CALOR Y SOY YO

La guía más real y descarada de la menopausia (y la peri)

Grijalbo

Papel certificado por el Forest Stewardship Council®

MIXTO
Papel | Apoyando la silvicultura responsable
FSC® C117695

Penguin Random House Grupo Editorial

Primera edición: febrero de 2026

© 2026, Lucía Yturriaga, por el texto
© Womanhood, por las fotografías
© 2026, Penguin Random House Grupo Editorial, S. A. U.
Travessera de Gràcia, 47-49. 08021 Barcelona
© 2026, Verónica Soto, por las ilustraciones
© 2026, Ana Ruiz por la fotografía de Jana Fernández
© 2026, Moi Fernández, por la fotografía de Catalina Hoffmann

Penguin Random House Grupo Editorial apoya la protección de la propiedad intelectual. La propiedad intelectual estimula la creatividad, defiende la diversidad en el ámbito de las ideas y el conocimiento, promueve la libre expresión y favorece una cultura viva. Gracias por comprar una edición autorizada de este libro y por respetar las leyes de propiedad intelectual al no reproducir ni distribuir ninguna parte de esta obra por ningún medio sin permiso. Al hacerlo está respaldando a los autores y permitiendo que PRHGE continúe publicando libros para todos los lectores. Ninguna parte de este libro puede ser utilizada o reproducida con el propósito de entrenar tecnologías o sistemas de inteligencia artificial. PRHGE se reserva expresamente la reproducción, la extracción y el uso de esta obra y de cualquiera de sus elementos para fines de minería de textos y datos y el uso a medios de lectura mecánica u otros medios que resulten adecuados (art. 67.3 del Real Decreto Ley 24/2021). Diríjase a CEDRO (Centro Español de Derechos Reprográficos, http://www.cedro.org) si necesita reproducir algún fragmento de esta obra.
En caso de necesidad, contacte con: seguridadproductos@penguinrandomhouse.com

Printed in Spain – Impreso en España

ISBN: 978-84-253-7081-6
Depósito legal: B-21.368-2025

Compuesto en Compaginem Llibres, S. L.
Impreso en Huertas Industrias Gráficas, S. A.
Fuenlabrada (Madrid)

GR 7 0 8 1 A

*A todas las mujeres que les dijeron
«aguanta», «es normal», «es la edad».
Y a las niñas que crecerán sabiendo
que pueden escucharse, cuidarse y vivir
con más información y ninguna duda.*

Este libro es para todas vosotras

ÍNDICE

PRÓLOGO

¿Sabías que las enfermedades cardiovasculares son la primera causa de muerte en las mujeres —muy por encima del cáncer de mama—? Este dato, tan demoledor como poco conocido, se pierde a menudo en el agujero negro informativo que la salud femenina arrastra desde siempre. La falta de estudios específicos en mujeres y frases como «Es normal», «Es la edad», «Aguanta», «No exageres» —a veces incluso en boca de profesionales de la salud— han contribuido a silenciar históricamente a las mujeres y a la menopausia.

Pero esto por fin está cambiando. Gracias a iniciativas como Womanhood, la información veraz y actualizada, elaborada con rigor científico y con el acompañamiento de profesionales implicados en todas las áreas, por fin ve la luz y llega a todas nosotras. Ya era hora.

El libro que tienes en las manos no infantiliza ni romantiza. Nombra con claridad, desmonta mitos y ofrece caminos concretos para afrontar lo que nos pasa.

La menopausia no es solo sofocos ni algo que debamos soportar. Es un momento crucial de transición en la vida de una mujer, y conviene estar bien informadas y ser conscientes de los cambios que podemos experimentar. No se trata solo de estética, irritabilidad o niebla mental: es un periodo en el que el colesterol, la tensión arterial, la gestión de la glucosa, el metabolismo y la salud muscular y ósea —entre otros— pueden verse comprometidos por la caída hormonal. Si lo sabemos y nos cuidamos, podremos proteger nuestra salud y nuestro bienestar futuros.

No dejemos que esto nos pase. Todas tenemos la capacidad de prevenir muchos problemas si contamos con la información adecuada para cuidarnos y de vivir estos años como una oportunidad de redescubrimiento para alcanzar la mejor versión de nosotras mismas.

Dra. Leticia Fernández-Friera
Cardióloga · Socia fundadora de ATRIA Clinic
Directora del Servicio de Cardiología, HM Hospitales (HM CIEC)
Los 100 mejores médicos, *Lista Forbes*

INTRODUCCIÓN

Este manual está hecho para usarlo sin piedad: dóblalo, subráyalo, escribe encima... Que termine con esquinas gastadas será la mejor señal de que te acompaña de verdad. Nos hace ilusión que te sirva: que lo leas, lo releas y lo lleves en el bolso como esa amiga que siempre contesta claro.

Aquí hay mucha información valiosa, sí, pero también un deseo: que disfrutes del camino y mires tu salud con curiosidad. Encontrarás cosas que ya sabías y otras que quizá te sorprendan justo ahora. Tómatelo como un mapa: a veces necesitarás toda la ruta; otras, solo una rotonda bien explicada.

Léelo de principio a fin o salta de capítulo en capítulo según lo que te preocupe hoy. No hay una sola forma correcta de recorrerlo. Cada menopausia es distinta y cada mujer la vive a su manera: tú marcas el orden y el ritmo.

Esta guía te acompaña con información veraz, aval científico y la voz de expertos de diferentes especialidades. Todo ello con un enfoque cercano, práctico y claro, para que los datos se entiendan, se apliquen y, de vez en cuando, te arranquen una sonrisa. Si al cerrarlo te quedas con alguna idea útil y un par de «ah, ahora lo veo», misión cumplida.

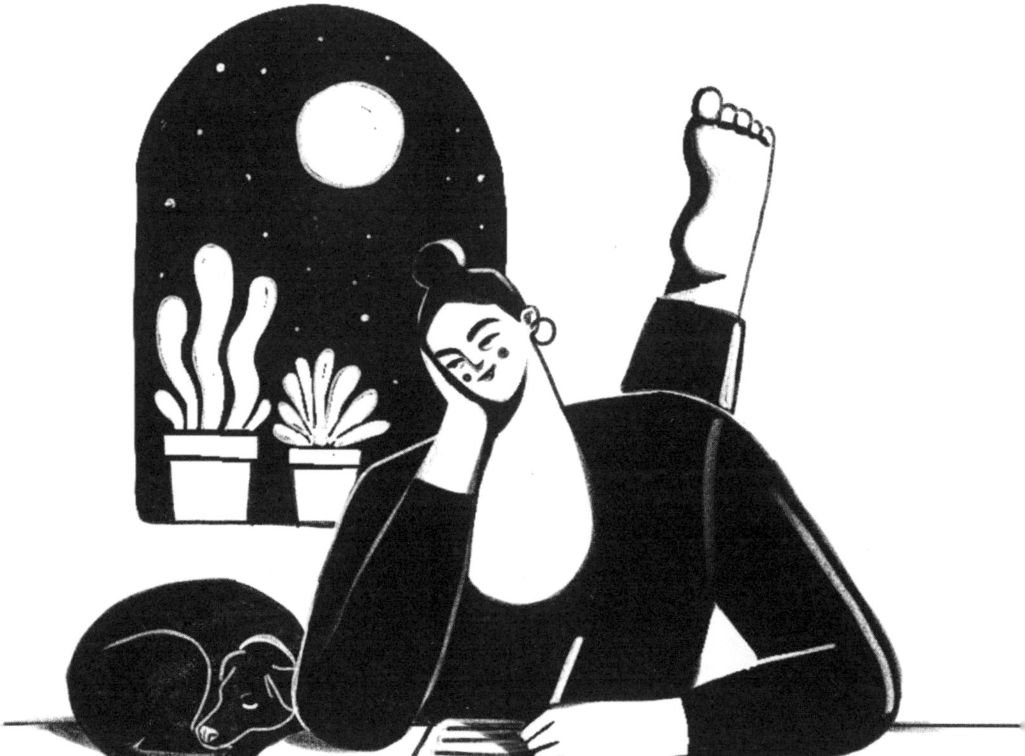

MENOPAUSIA SIN RODEOS. LA GUÍA ESENCIAL, CLARA Y GRÁFICA

¿Cuánto sabes (o crees que sabes) de la menopausia?

El test: ¿maestra zen de las hormonas o alumna perdida en el tsunami?

Has escuchado de todo: que si los sofocos son eternos, que si engordas con solo mirar el pan, que si todas pasamos por esto igual... Pero ¿cuánto hay de verdad y cuánto es puro mito? Aquí tienes diez preguntas rápidas para descubrir si necesitas ponerte al día con este libro de manera urgente o si «solo» te vendrá bien para refrescar algunas cositas y modernizar la perspectiva que tienes.

Piensa o marca V (verdadero) o F (falso) sin mirar las respuestas antes de tiempo, que nos conocemos. Cuando acabes, ve directa a la página 22 y descubre si tienes matrícula de honor en menopausia o si necesitas un empujoncito extra.

¡Vamos allá!

☐ **1. Tener hijos después de los 35 implica que la menopausia también llegará más tarde.**
La edad a la que fuiste madre no tiene impacto directo sobre el inicio de la menopausia. Lo que de verdad influye es la genética, la salud general y algunos factores de estilo de vida. Puedes haber tenido hijos a los 25 o a los 40 años y, aun así, comenzar estos cambios a la misma edad que una mujer sin hijos. Puede que tu útero haya estado ocupado, pero tus ovarios siguen su propio reloj. **Falso.**

☐ **2. Es normal notar una bajada del deseo sexual en esta etapa de cambios hormonales.**
La bajada de estrógenos y testosterona tiene un impacto directo en la libido. Muchas mujeres notan menos interés en tener relaciones sexuales, menos sensibilidad e incluso menos placer. Pero, ojo, que sea común no significa que sea irreversible ni que haya que resignarse. Con información, acompañamiento y algunas herramientas (hormonales o no), el deseo no tiene por qué irse a dormir para siempre. **Verdadero.**

☐ **3. Subir de peso tiene más que ver con tus hormonas que con tu dieta.** Con la edad, bajan la masa muscular y el organismo tiene un gasto energético menor, y eso pesa en la báscula. Entonces ¿el papel de las hormonas? Cuando empiezan a caer, el metabolismo también pisa el freno y cambia cómo y dónde se acumula la grasa: más en la zona abdominal, aunque comas igual que antes. No es que la dieta no importe, es que ya no es la única jugadora en la cancha. Si no sabes esto, terminas peleándote con el espejo en lugar de entender quién mueve los hilos detrás del telón. **Verdadero** (con matices).

☐ **4. Los anticonceptivos pueden enmascarar los síntomas de la menopausia.**
Los anticonceptivos, en especial los que se combinan con estrógenos y progestágenos, pueden distorsionar los síntomas más comunes, como los sofocos o los cambios en el ciclo. Al estar recibiendo hormonas externas, tu cuerpo no muestra con claridad lo que está ocurriendo por dentro. Muchas mujeres creen que «todo sigue normal» hasta que dejan la píldora y, de golpe, se encuentran con un panorama muy distinto. **Verdadero.**

☐ **5. Si te quitan el útero, pero no los ovarios, entras en menopausia.**
Si los ovarios siguen ahí, siguen produciendo hormonas. Aunque ya no menstrúes (porque no hay útero), tus ovarios no se jubilan de manera automática. Eso significa que, técnicamente, no estás en menopausia, aunque el cuerpo pueda enviarte señales confusas. Muchas mujeres creen que «ya pasó todo» solo porque no hay regla, pero recuerda esto: lo que cuenta es la función ovárica, no la compresa. **Falso.**

☐ **6. La menopausia puede aumentar el riesgo de enfermedades cardiovasculares.**
Los estrógenos protegen el sistema cardiovascular. Cuando sus niveles bajan, esa protección natural también se reduce. Como resultado, el riesgo de hipertensión, colesterol alto y otros problemas cardiacos empieza a aumentar. No es inmediato ni inevitable, pero sí es un factor que hay que tener muy en cuenta. El corazón también nota el cambio, aunque no te lo diga con sofocos. **Verdadero.**

☐ **7. Pueden aparecer sofocos incluso años después de la menopausia.**
Aunque lo habitual es que se reduzcan con el tiempo, no siempre desaparecen del todo. Algunas mujeres siguen experimentándolos (de forma ocasional o persistente) varios años después de la menopausia. No es alarmante: el cuerpo necesita tiempo para reajustarse y a veces deja encendida una chispa más de la cuenta. ¿Molesto? A veces. ¿Inesperado? También. Pero completamente normal. **Verdadero.**

☐ **8. Que tu madre pasara la menopausia con unos síntomas muy desagradables no significa que tú también vayas a tenerlos.**
Aunque los genes influyen, no garantizan una copia exacta. Puedes heredar cierta predisposición, como la edad en que comienza la transición hormonal, pero eso no asegura que tu experiencia sea igual. En absoluto. Tus síntomas pueden ser más intensos, más leves o tan solo distintos. Factores como el estrés, la alimentación, el sueño y la salud general también moldean el camino. Lo que vivió tu madre puede orientarte, pero no predecir cómo va a ser tu menopausia. **Falso.**

☐ **9. Es posible quedarse embarazada durante la perimenopausia.**
Mientras sigas menstruando, aunque sea de forma irregular, tus ovarios pueden seguir liberando óvulos. La fertilidad baja, sí, pero no desaparece por completo. Muchas mujeres creen que ya no pueden quedarse embarazadas y se relajan con los métodos anticonceptivos... hasta que llega «la sorpresa». Así que, si no estás buscando un bebé, mejor pregúntale a tu gine para que te indique qué método usar y hasta cuándo. **Verdadero.**

☐ **10. El estrés puede adelantar la menopausia.**
El estrés puede intensificar los síntomas, hacer que te sientas peor y alterar los ciclos, pero no es lo que determina cuándo empieza la menopausia. La edad en que se presenta está más ligada a factores genéticos y biológicos. Eso sí: vivir con estrés crónico no ayuda en nada y puede hacer que todo se sienta más caótico de lo que es en realidad. No la adelanta, pero la complica. **Falso.**

¿Cómo interpretar tu puntuación?
Cada enunciado del test corresponde a un punto.

De 0 a 4 puntos: Recién llegada a la tormenta

Sabes poco o nada, y lo que te han contado quizá sea erróneo. Pero no te preocupes, este libro está hecho para darte lo que no te dieron antes: información real, útil y sin dramas.

De 5 a 7 puntos: Exploradora en terreno movedizo

Tienes una base, pero está incompleta. Mezclas verdades con mitos y aún dudas de lo que sientes. Este libro te va a ordenar el mapa y a darte las herramientas que te faltan.

De 8 a 10 puntos: Maestra zen en construcción

Sabes lo esencial y te manejas con criterio. No vienes a empezar de cero, sino a afinar lo que ya conoces. Aquí vas a encontrar lo que te faltaba: profundidad, claridad y apoyo.

¿Y ahora qué?

Da igual si algunas preguntas te han dejado con la boca abierta o pensando: «¿Cómo no sabía yo esto?». Esto no es un examen. Es el punto de partida. Tu puntuación no es un juicio, es una brújula. Y lo que viene no es teoría de manual, sino información que conecta, desmonta mitos y te hace decir: «Ah, ahora todo encaja».

Prepárate: vas a leer cosas que nadie te explicó bien y otras que quizá ni sabías que necesitabas saber. Esto es solo el principio.

¿Qué demonios es la menopausia?

Spoiler: No, no es el fin del mundo, pero puede parecer el infierno con calefacción central.

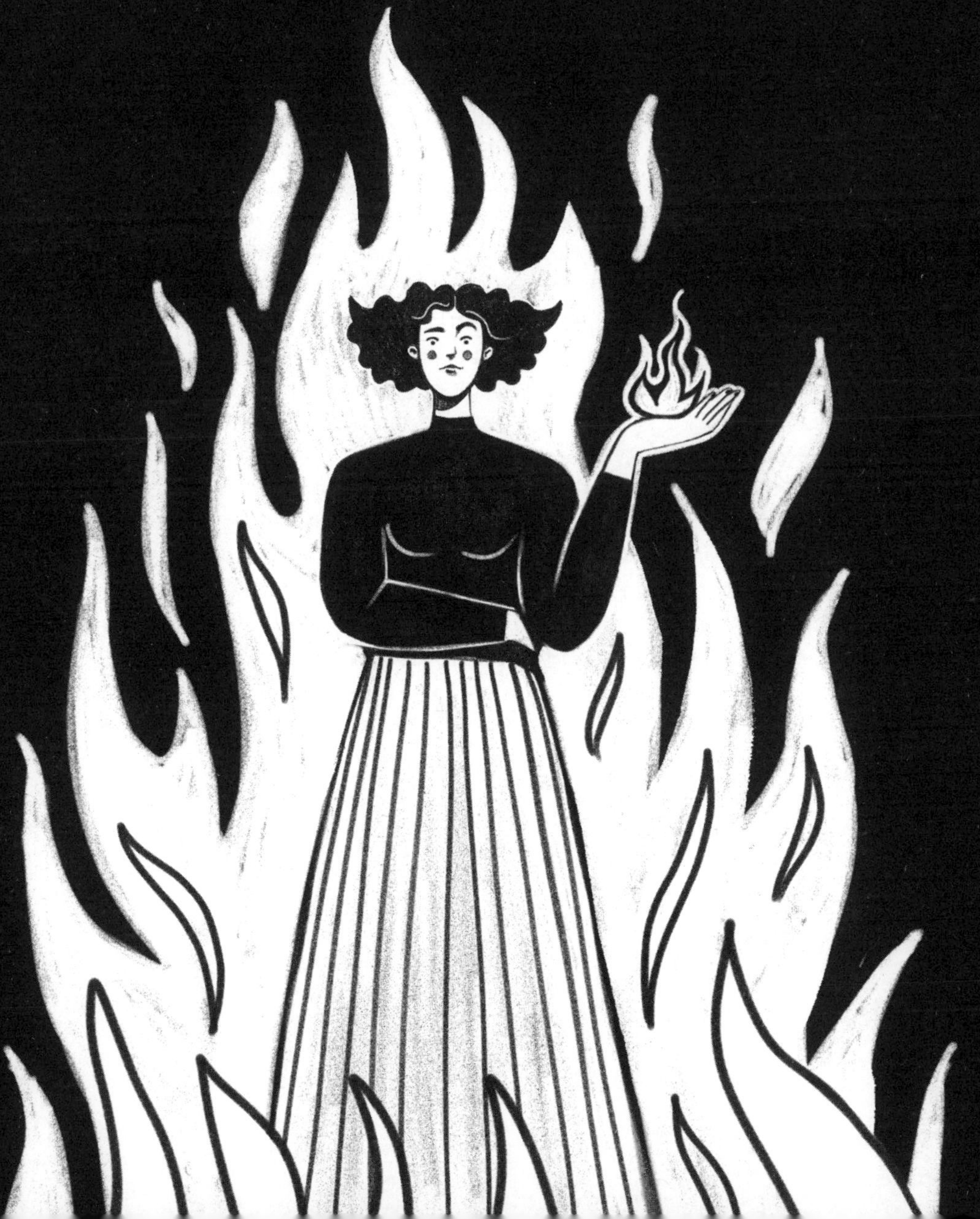

¿Por qué ocurre?

Te lo han contado mal. Ni es castigo divino ni conspiración de la industria de los abanicos. Es la madre naturaleza diciendo: «Oye, ya no más facturas mensuales, búscate otro hobby».

Imagina que naces con una libreta de ahorros rebosante: un millón de «monedas-óvulo». Pasan los años y, al estrenar la pubertad, descubres que el saldo ya anda por los 300.000 porque la naturaleza se ha cobrado sus primeras comisiones. Desde entonces, cada menstruación es un recibo que se carga de manera automática: tu cuerpo convoca cientos de monedas para que una sola llegue a ovular y las demás se esfuman. A lo largo de décadas de pagos mensuales, la cuenta se va vaciando, independientemente de que hayas tenido hijos o no. Un día, al revisar la libreta, el cajero (tu ovario) ve que casi no quedan fondos de calidad. Decide cerrar ventanilla y suspender los giros: la regla desaparece. En la oficina central, el cerebro se pone nervioso. Como buen director de banco, en un intento de que el cajero vuelva a dispensar, da la alarma y sube la FSH, su sirena hormonal (también llamada hormona foliculoestimulante, la produce el cerebro y se encarga de actuar como el acelerador de los ovarios). Pero ya no hay efectivo. Cuando esa FSH aparece altísima en los análisis y llevas doce meses sin recibo, el mensaje es inequívoco: la cuenta-óvulo ha llegado a cero y se ha declarado el cierre definitivo, la menopausia. En resumen: el saldo de monedas-óvulo siempre fue finito. Cuando se agota, termina la contabilidad mensual y empieza una nueva etapa sin facturas ni sobresaltos bancarios. Fin de la historia... y principio de tu vida sin reglas.

Los cuatro jinetes del apocalipsis hormonal: Pre, Peri, Meno y Pos. Quién es quién

Primero lo primero: vamos a poner orden en todo este lío de términos. Aquí tienes una brújula rápida para entender cuántas fases hay y qué está pasando exactamente en cada una de ellas.

RÓTULO OFICIAL	TÉCNICAMENTE HABLANDO	COLOQUIALMENTE HABLANDO	QUÉ ESTÁ PASANDO CON TUS HORMONAS	DURACIÓN
PREMENOPAUSIA	Desde la primera regla hasta que el ciclo se vuelve impredecible.	Es un término que no se suele utilizar. Es más común escuchar: «edad fértil», «años reproductivos» o «tengo la regla normal».	Hormonas **estables**, con ritmo regular. Tu regla llega puntual y no notas nada raro en especial.	Décadas (toda tu vida fértil «normal»).
PERIMENOPAUSIA	Arranca con las primeras irregularidades del ciclo hasta un año después de la última menstruación. Aunque ya no tengas periodo en estos 12 meses, el cuerpo sigue ajustándose.	Antes ni se hablaba de ella, pero ahora la palabra **perimenopausia** suena cada vez más: en redes, pódcast, en la consulta de tu médico e incluso entre amigas. Describe esos años en los que tu cuerpo empieza a darte señales claras de que algo está cambiando. En el habla coloquial también se escucha mucho: **«Estoy premenopáusica»** y, aunque técnicamente no es exacto, es muy habitual decirlo así.	Hormonas en modo montaña rusa: sofocos que van y vienen, humor cambiante, noches en vela… y muchísimos síntomas más (unos dicen 50; otros, 100: depende de cómo se clasifiquen). Lo importante es que sepas que existen y que, cuanto mejor los conozcas, antes podrás identificarlos y abordarlos.	Varía mucho. El rango habitual está entre **2 y 8 años**, pero puede durar hasta 10 años o más.
MENOPAUSIA	Técnicamente hablando, **es un solo día en el calendario**: el aniversario en que cumples 12 meses sin menstruar.	En nuestro día a día hablamos de **«estar en menopausia»** para referirnos a todo el proceso y no solo al día en el que recibimos nuestra «medalla».	Hito que confirma que ya no ovulas, es decir, se certifica que tus ovarios cuelgan el cartel de CERRADO POR JUBILACIÓN.	1 día en el calendario. La edad típica oscila entre **45 y 55** años, y la media ≈ 51 años (en menopausia natural).

RÓTULO OFICIAL	TÉCNICAMENTE HABLANDO	COLOQUIALMENTE HABLANDO	QUÉ ESTÁ PASANDO CON TUS HORMONAS	DURACIÓN
POSMENOPAUSIA	Desde el día siguiente a ese aniversario hasta el resto de tu vida.	Igual que sucede con la premenopausia, es un término que no se suele utilizar. En el día a día se suele decir, sencillamente **«Ya pasé la menopausia»**, **«Ya estoy menopáusica»** o directamente **«Eso ya lo dejé atrás»**.	Las hormonas se estabilizan en un nivel bajito. Aunque los ovarios ya hayan dicho «Hasta aquí hemos llegado», el cuerpo necesita tiempo para acostumbrarse. Por eso algunos síntomas tardan más en irse: unos tienden a desaparecer poco a poco y otros se quedan (y necesitan atención).	Todo lo que venga después.

Tu vida hormonal en una curva: agárrate fuerte porque todo lo que sube baja

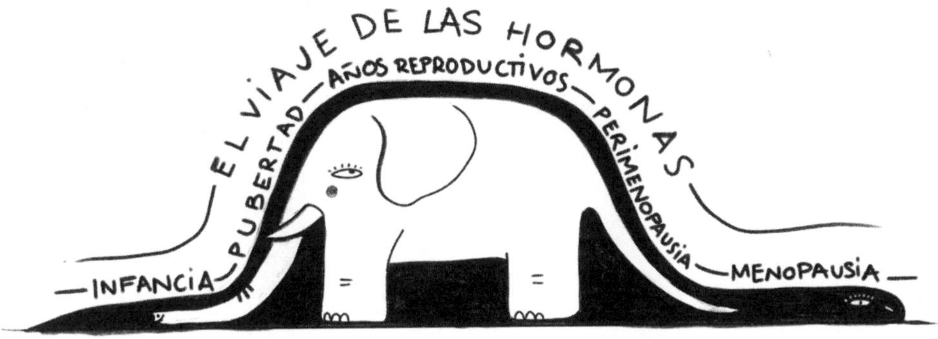

Ya tienes claro quién es quién en el mundo pre, peri, meno y pos. Ahora toca verlo en acción: esta curva recoge de un vistazo todo lo que acabas de leer. Desde que las hormonas van como un reloj hasta que deciden montar su propia fiesta. Así puedes identificar con facilidad en qué punto te encuentras.

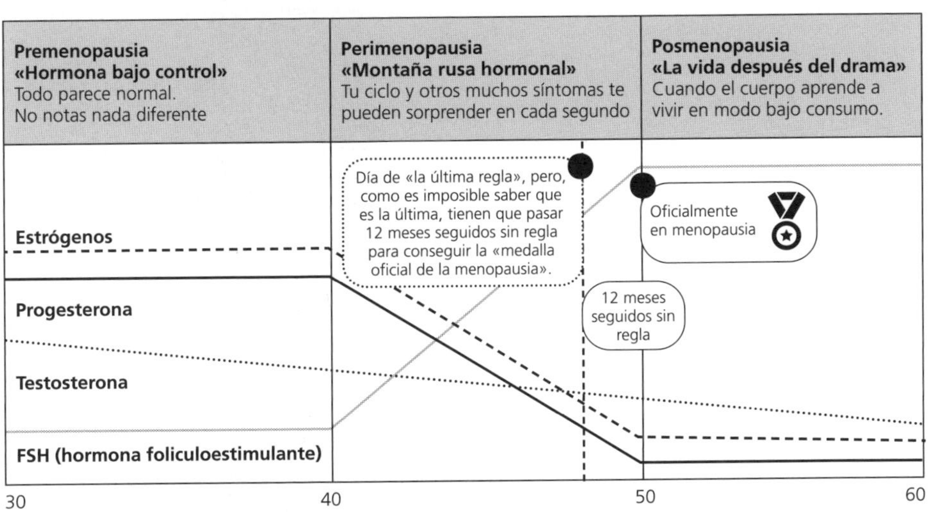

OJO: Las edades de la coordenada horizontal son orientativas, cada mujer tiene su propio reloj biológico.

¿Creías que solo hay una menopausia? Ni de broma

¡Nada más lejos de la realidad! Hay tantas menopausias como mujeres en el planeta y, aun así, sigue siendo la gran desconocida: natural, temprana, prematura... Cada una tiene sus tiempos, sus síntomas y sus matices. ¿Te suena a chino? Aquí te lo explicamos...

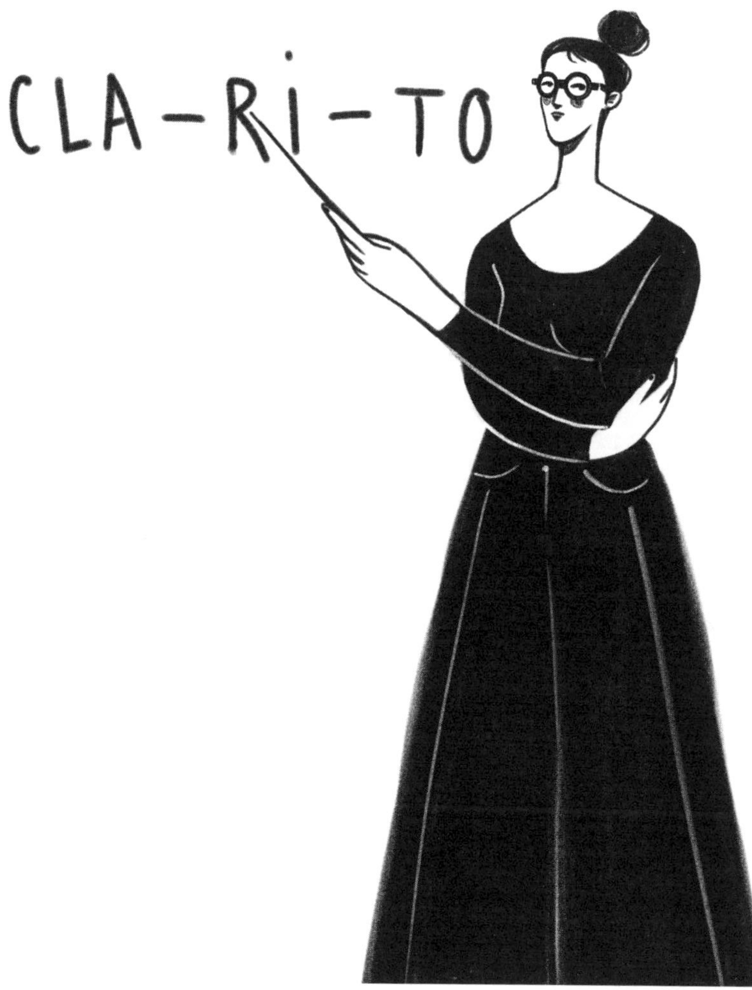

TIPO DE MENOPAUSIA	EDAD TÍPICA	CAUSA PRINCIPAL	SÍNTOMAS Y ALGUNAS NOTAS
PREMATURA	Antes de los **40** (≈ 1 % de las mujeres)	Insuficiencia ovárica primaria, genética, enfermedades autoinmunes, tratamientos médicos*, aunque en muchos casos la causa es desconocida.	Misma lista de síntomas que la menopausia natural, pero mucho antes, lo que implica un mayor shock emocional porque no esperas que llegue tan pronto.
TEMPRANA	Entre **40-45 años** (≈ 5-10 % de las mujeres)	Genética, estilo de vida, tabaquismo, tratamientos médicos	
HABITUAL	**45-55** años (media ≈ 51) (≈ 80-90 % de las mujeres)	Tu propio reloj biológico	Aunque no lo creas, es gradual, el cuerpo te avisa con luces ámbar antes de ponerse en rojo: reglas irregulares, así como otros muchos síntomas que hay que conocer para poder identificarlos.
TARDÍA	Después de los **55** años (≈ 5-10 % de las mujeres)	Genética, estilo de vida	Los síntomas suelen ser más leves, pero pueden durar más tiempo. La buena noticia es que los huesos tienen más protección, aunque es importante vigilar más de cerca la salud del pecho y el endometrio, ya que ha estado expuesta durante más tiempo a tus hormonas naturales.

* Tratamientos médicos que pueden provocar menopausia:

QUIRÚRGICA	El día del quirófano	Cirugía: extirpan los dos ovarios (con o sin útero) y pasas a estrógeno «cero» en 24 horas.	No es gradual y los síntomas se viven de forma muy intensa por la caída libre hormonal.
INDUCIDA	Durante o justo después del tratamiento.	Tratamiento que «apaga» los ovarios, como tratamientos hormonales, algunas quimioterapias o radioterapia en la zona de la pelvis. A veces, después del tratamiento, la menopausia es reversible.	Igual de intensa que la quirúrgica. A veces los ovarios reviven y vuelves al ruedo.

Para llevar en la maleta

Las edades indicadas son las más frecuentes y están establecidas a nivel médico, pero recuerda que cada mujer puede vivir su propia experiencia. Sea cual sea la autopista que te lleve a la Tierra sin reglas, lo esencial es que te informes más (y, sobre todo, mejor) que el propio Google, para saber qué señales vigilar, qué preguntarle a tu médico y tener claro cuál es el kit que de verdad te funciona a ti.

Primero lo primero: perimenopausia, bienvenida a la montaña rusa

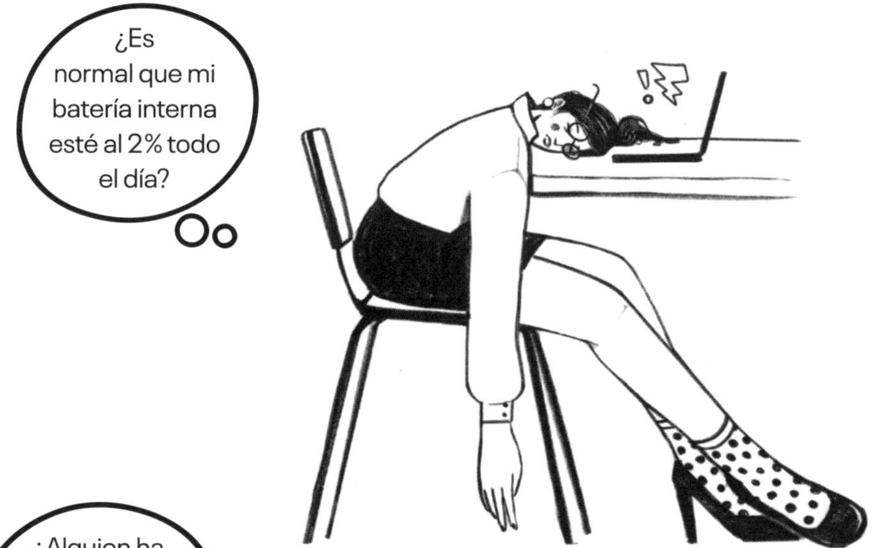
¿Es normal que mi batería interna esté al 2% todo el día?

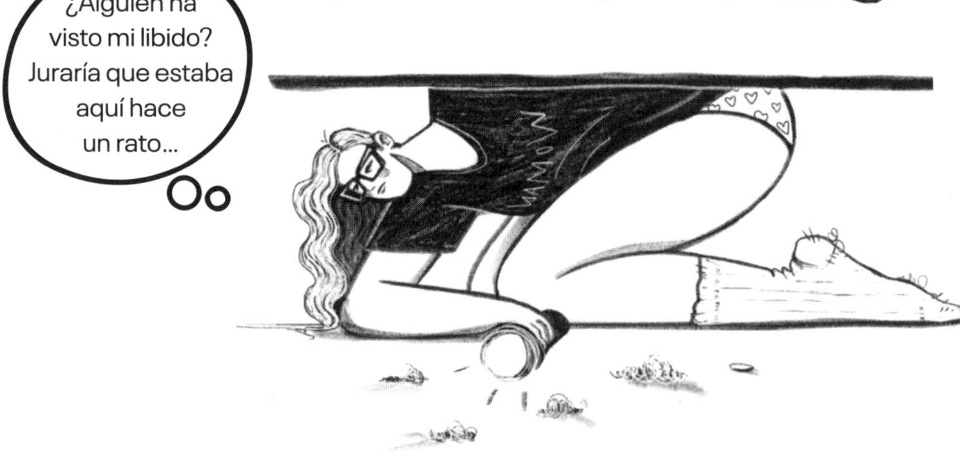
¿Alguien ha visto mi libido? Juraría que estaba aquí hace un rato...

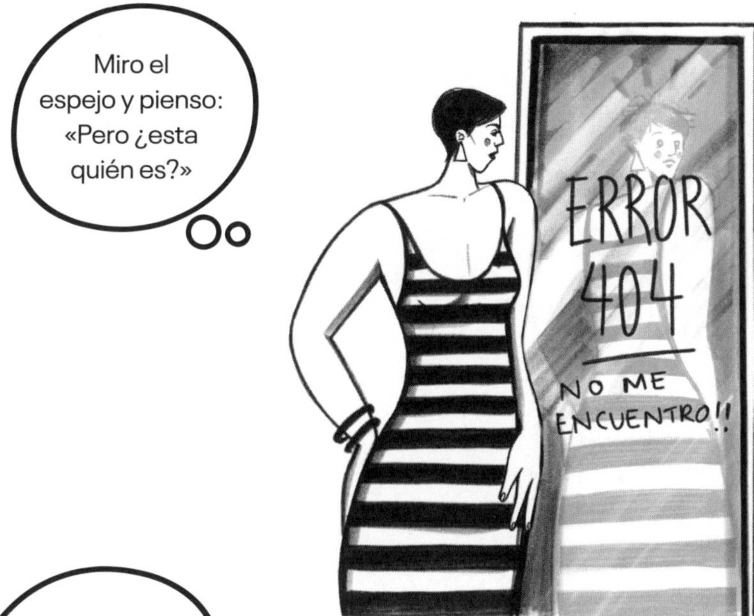
Miro el espejo y pienso: «Pero ¿esta quién es?»
ERROR 404
NO ME ENCUENTRO!!

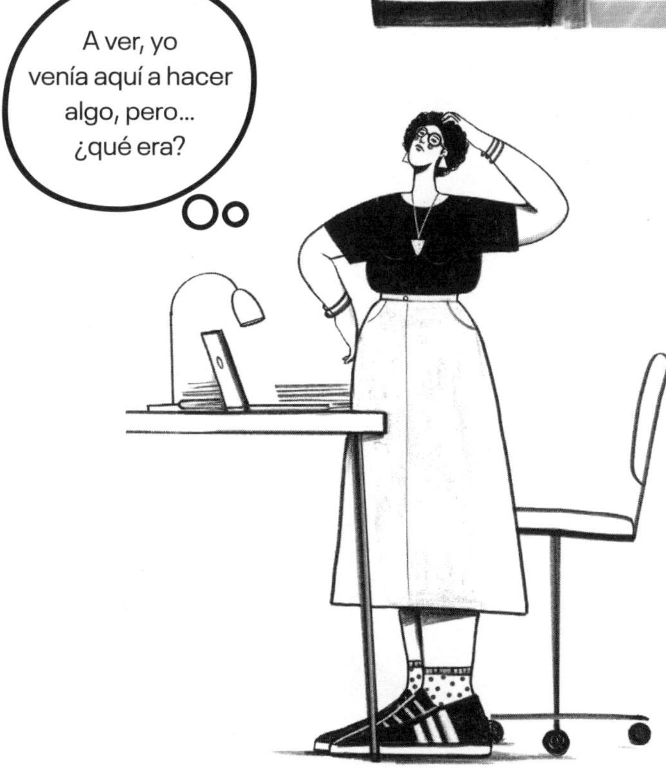
A ver, yo venía aquí a hacer algo, pero... ¿qué era?

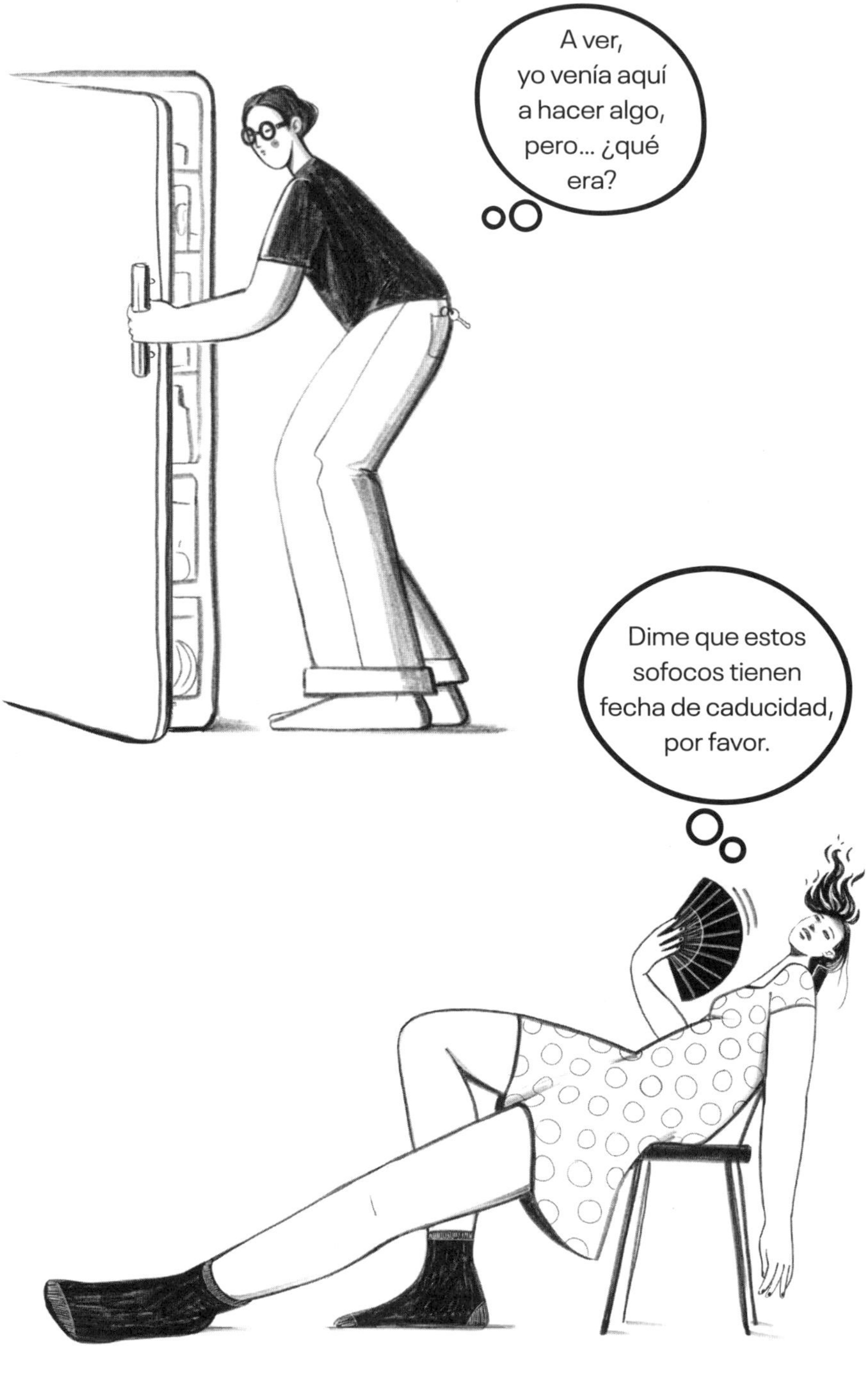
A ver,
yo venía aquí
a hacer algo,
pero… ¿qué
era?
Dime que estos
sofocos tienen
fecha de caducidad,
por favor.

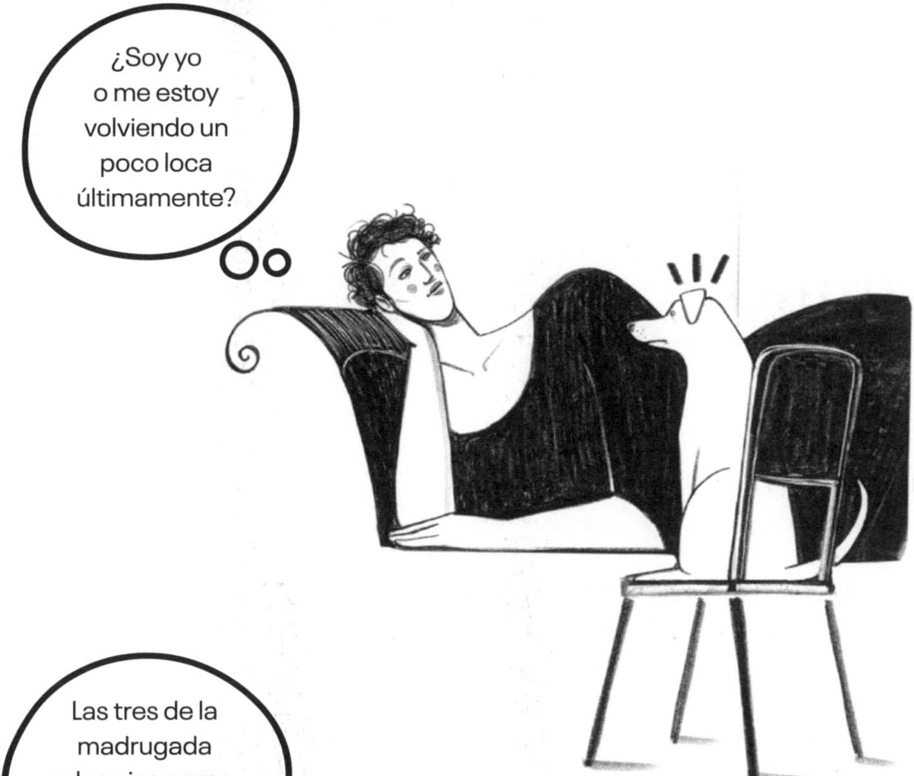
¿Soy yo o me estoy volviendo un poco loca últimamente?

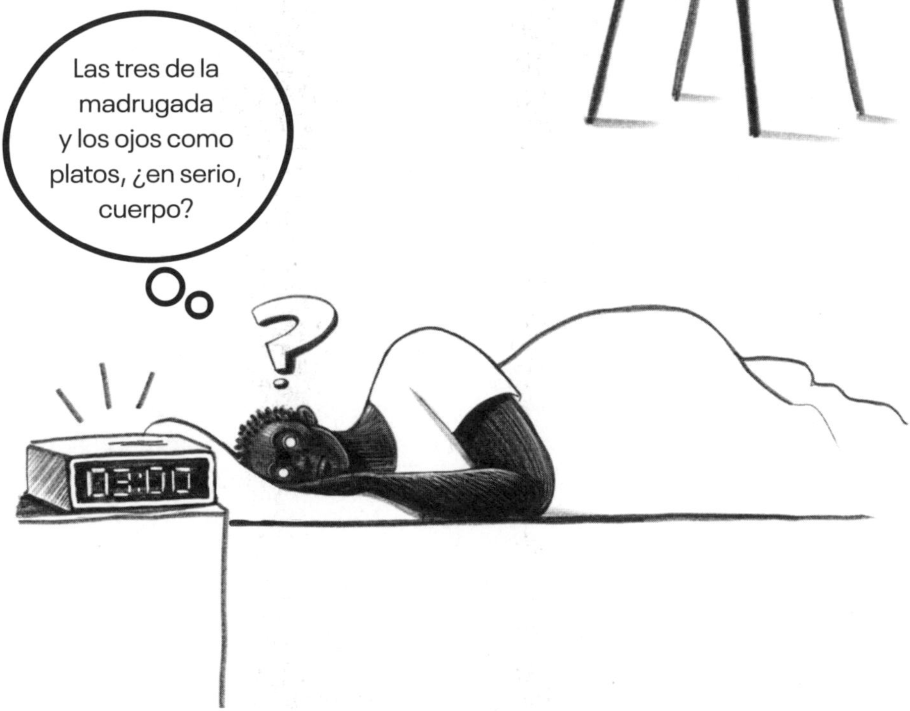
Las tres de la madrugada y los ojos como platos, ¿en serio, cuerpo?
03:00

Lo más seguro es que varias de estas frases te suenen, es normal. Somos muchas las que estamos en lo mismo, en la antesala de algo que nadie nos explicó, pero que todas acabamos viviendo tarde o temprano. Ni estás sola ni loca ni exagerando. Este capítulo no viene con recetas mágicas, viene con algo mejor: pistas claras para entender esas señales extrañas del cuerpo y poner palabras a lo que parecía un idioma secreto. Porque entender lo que te pasa es la diferencia entre agarrarte fuerte al carrito... o ser tú quien conduce la montaña rusa. ¿Lista para subirte?

Lo que se siente

Un día estás tan tranquila y, de pronto, ¡zas! Te asalta un sofoco en el súper, en mitad de una reunión o cuando menos te conviene. Por la noche, te resulta imposible pegar ojo y tu humor pasa de diva a leona en segundos. De repente, no te reconoces en el espejo y la ropa parece haberse encogido sola. Al día siguiente, lloras con un anuncio de papel higiénico y explotas si alguien te dice que te relajes. «¿Cómo que me relaje?». Y no, no es estrés: son tus hormonas montando una fiesta salvaje de la que nadie te avisó y que hace que te sientas perdida, enfadada y frustrada, que ni siquiera sepas si lo que te pasa es normal. Y sí, esto es solo la punta del iceberg.

Lo que no ves del iceberg: el lío hormonal que explica todo lo que sientes

Imagina que tus hormonas son un equipo que siempre ha estado sincronizado a la perfección. Pues bien, durante la perimenopausia, ese equipo empieza a ir por libre. Los ovarios producen estrógeno, progesterona y testosterona de manera irregular: a veces disminuyen y a veces se disparan. El cerebro nota que los ovarios empiezan a flojear y trata de animarlos enviando más FSH (la hormona que los espabila). Pero ellos, cada vez más impredecibles, no siempre responden. Este desequilibrio hormonal es el responsable directo de esos síntomas de montaña rusa que tanto notamos. Y, aunque ahora mismo parezca una auténtica locura, todo esto es parte de un proceso natural por el que, de una manera u otra, todas pasamos. Las hormonas están aprendiendo a funcionar con nuevas reglas del juego y el cuerpo poco a poco irá encontrando el equilibrio.

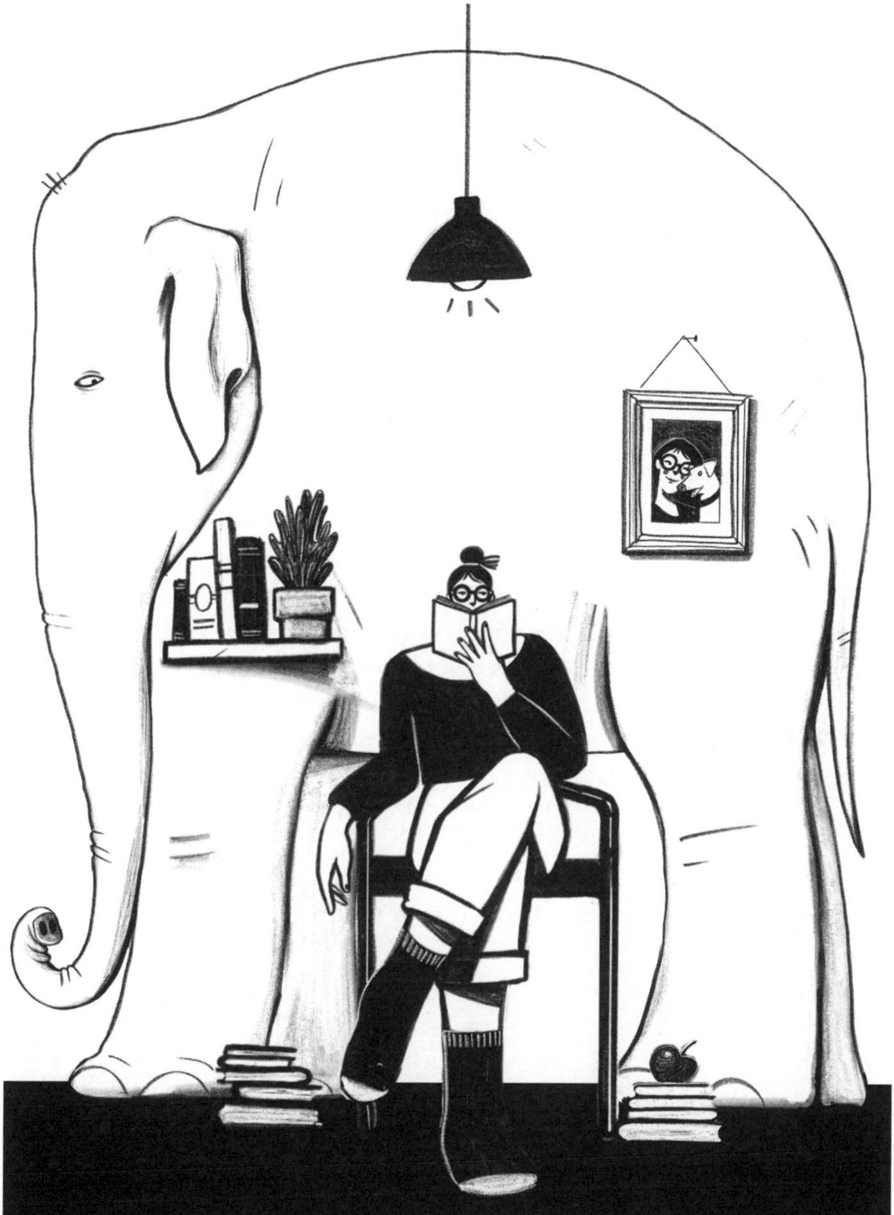

¿Por qué nos pilla desprevenidas?

Debemos tener en cuenta que la perimenopausia, aunque es un proceso gradual, no se presenta con tambores y carteles luminosos, sino que arranca con microcambios (algo de insomnio, despistes, sangrados raros) que son fáciles de confundir con estrés, ritmo de vida o «estar rara». Spoiler: no, no es solo estrés, es la perimenopausia llamando a la puerta.

Mientras esperamos una señal, ¡boom!, el cuerpo juega al modo sigilo. Por eso, cuando por fin atamos cabos y queremos reaccionar, ya estamos metidas de lleno en la curva que hemos visto hace unas páginas. Es decir, no es que llegue de golpe, es que nunca nos contaron cómo reconocer las primeras señales, porque esto es, básicamente, una pubertad inversa sin manual de instrucciones. ¡Hasta ahora!

¿Cómo hemos llegado hasta aquí?

No es casual, sino porque durante décadas (o siglos, en realidad) se fue construyendo una tormenta perfecta de desinformación, tabúes y desinterés. El resultado: millones de mujeres entrando en la perimenopausia sin herramientas, sin referentes y sin lenguaje para nombrar lo que viven. Este desconcierto no es individual, sino que se trata de algo estructural. Y se alimenta de muchas capas que se han ido acumulando como polvo debajo de la alfombra. Es un cóctel que ya es hora de desmontar, entender y superar de una vez por todas. Veamos algunas de las razones que se esconden detrás de esta ignorancia consentida.

↳ **Silencio heredado:** En casa se habla de la regla y del embarazo, pero, cuando toca la hora de la menopausia, el volumen baja a nivel susurro o directamente se cambia de tema.

↳ **Desconocimiento absoluto de los síntomas:** No empiezan como un «gran cambio», sino como días raros. Se disfrazan de estrés, cansancio o mal humor. Y como nadie te enseñó a leerlos, pasas meses —o años— sin saber que ya has empezado... y sin tener ni idea de si necesitas un médico, un diario de síntomas o directamente un exorcismo.

↳ **Investigación escasa:** Durante muchas décadas, la mayoría de los estudios médicos se hicieron sobre cuerpos masculinos. Cuando se hablaba de mujeres, el foco era la fertilidad. La menopausia se reducía (como mucho) a un pie de página.

↳ **Formación médica muy «justita»:** A la menopausia se le dedicaron apenas unas horas en muchos programas de estudio. Por eso no sorprende que los síntomas se minimicen o se encajen en el «es normal». No es desinterés, es falta de formación.

↳ **Miedo a estar exagerando o dramatizando:** Como nadie hablaba claro de esto, pensábamos que solo nos pasaba a nosotras a título individual, que quizá éramos demasiado sensibles o que nos quejábamos por nada. Nos callábamos para no molestar. Error colectivo.

↳ **Marketing del «no pases de los 40»:** La industria vende juventud como éxito y envejecimiento como fracaso. Con ese bombardeo, ¿cómo no va a dar miedo nombrar la menopausia?

↳ **Falta de referentes reales:** Hasta hace poco, no había famosas, jefas o vecinas contando sin filtros lo que se siente. Y, sin referencias, es muy difícil ponerle nombre a lo que vives.

↳ **«Cero» cultura de registro:** Esperamos que el médico lo adivine todo, pero no llevamos ningún registro de nuestros síntomas. Sin mapa, no te salva ni Google.

Romper este combo es el punto de partida para que las próximas generaciones lleguen a la menopausia con información de sobra y cero dramas. Subimos el volumen, encendemos los focos y convertimos los susurros en conversación en *prime time*.

¿Cómo sé si estoy en perimenopausia? ¿Necesito alguna prueba hormonal?

Si después de leer todo esto te preguntas cómo puedes saber si de verdad estás en perimenopausia, aquí va la respuesta: presta atención a lo que te dice el cuerpo. Las pruebas hormonales suelen ser poco fiables en esta fase porque las hormonas suben y bajan de manera constante. Un día la FSH (ya sabes, la hormona que indica que los ovarios están bajando la persiana) puede salir alta y, al siguiente, estar normal. Por eso, si tienes alrededor de 45 años y síntomas claros, lo habitual es que no necesites análisis hormonales. Sin embargo, en mujeres más jóvenes (cerca de los 40 o menos) con síntomas evidentes, sí es recomendable realizar análisis hormonales para descartar otras condiciones, como una menopausia prematura, problemas de tiroides o incluso un embarazo inesperado. Pero, recuerda: ningún test aislado es cien por cien definitivo.

Ahora bien, ¿qué puedes hacer?

1. **Deja de pensar que es «normal» sentirse mal.**
   Si sientes que algo no anda bien, no lo minimices. Si esto afecta a tu día a día, es suficiente razón para actuar. No necesitas estar «deshecha» para pedir ayuda.

2. **Anota todo. Sí, todo.**
   ¿Tus reglas han cambiado? ¿Has dormido fatal? ¿Te ha sorprendido un sofoco? ¿Has llorado sin motivo? ¿Te duele algo? Eso no es un detalle sin importancia: es oro puro.

   Empieza a mirar con lupa y apúntalo. Crees que te vas a acordar, pero no, lo sabes bien. Un diario de síntomas no es exagerado, es tu mejor herramienta para entender lo que te está pasando (y explicárselo a quien te tenga que escuchar).

3. **Tu experiencia vale tanto como cualquier análisis.**
   El registro que llevas, los patrones que ves, lo que sientes... eso es diagnóstico en primera persona. No subestimes lo que ya sabes y lo que vives.

4. **No esperes a tener «todo claro» para consultarlo.**
   No hace falta llegar con una teoría médica, esa pelota no está en tu tejado. Basta con llegar a la consulta con tus síntomas bien contados. Y, si tu médico te mira con cara de «es normal», cambia de médico.

Nadie te va a mandar una carta certificada avisándote de que tus hormonas han entrado en modo revolución. Por eso, entender lo que está pasando es clave. Y para eso, vamos a presentarte a las tres directoras hormonales que están moviendo los hilos tras bambalinas. Pero antes, el primer mandamiento Womanhood:

NO EXAGERAS. NO ESTÁS LOCA.
NO ESTÁS SOLA. Y NO SE ACABA EL MUNDO
(AUNQUE ALGUNOS DÍAS PAREZCA QUE SÍ).

Triplete hormonal: Los secretos del estrógeno, la progesterona y la testosterona

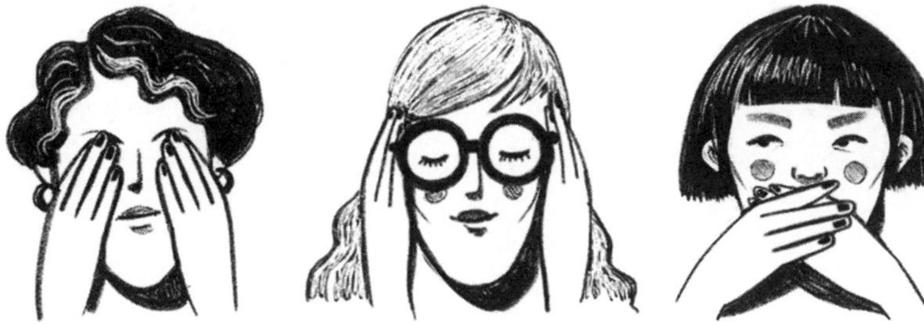

Olvídate de que son «solo hormonas de la regla». Este **trío vip** lleva décadas pilotando tu vida. Cuando la gasolina hormonal baja, todo se resiente. Saber qué hace cada hormona y cómo echarle una mano (con hábitos, alimentación o terapia, si toca) es la clave para seguir al mando sin perder la calma (ni la cabeza).

Estrógeno, la diva del equilibrio

Cuando está presente, todo fluye. Cuando falta, se siente. Veamos sus funciones:

↳ Regula el termostato interno: Por eso sudas en invierno o te congelas en verano.

↳ Mantiene los huesos fuertes: Tras la menopausia, puedes perder hasta un 20% de masa ósea en solo unos años, por eso su labor es importante.

↳ Afina el cerebro: Memoria, atención, concentración y conexiones.

↳ Participa en la producción de serotonina y dopamina, o sea, que influye en el ánimo y en la capacidad de disfrute.

↳ Conserva la elasticidad de la piel y las mucosas: Sí, la piel se vuelve más fina y seca de la cabeza a los pies.

↳ Ayuda a regular cómo el cuerpo procesa y reparte la grasa.

↳ Protege el corazón y los vasos sanguíneos.

Progesterona, la más silenciosa del trío

Pero no te fíes: es la que mantiene la paz interior. ¿Qué hace exactamente?

↳ Calma el sistema nervioso: Es un ansiolítico natural.

↳ Ayuda a dormir bien; cuando falta se nota, pues favorece la producción de melatonina.

↳ Modula el estrógeno, es decir, evita que el útero crezca sin control.

↳ Tiene efecto antiinflamatorio: Sí, no solo es aliada del ánimo, también lo es del cuerpo.

Testosterona, la más subestimada

Y, sin embargo, qué falta hace. Quizá pienses que es «cosa de hombres» y sí, es cierto que ellos la tienen en cantidades mucho mayores, pero, ojo, nosotras también la producimos en dosis más pequeñas. Y esas dosis tienen funciones muy importantes.

↳ Impulsa el deseo sexual.

↳ Mantiene músculo y fuerza: Sin ella, todo cuesta más.

↳ Refuerza los huesos junto al estrógeno.

↳ Aporta energía y motivación para el día a día.

↳ Mejora la concentración y esa sensación de «me como el mundo».

↳ Participa en la producción de glóbulos rojos (más oxígeno, más rendimiento).

↳ Regula el metabolismo de las grasas.

Cuando el triplete mágico (estrógeno, progesterona y testosterona) baja o fluctúa, el cuerpo entero nota la sacudida. Vamos a verlo.

¿En qué se traduce este baile hormonal? Manual exprés de síntomas

Hasta hace poco, casi todas creíamos que la menopausia solo era cosa de sofocos y ya está. Pero, como hemos visto, sabemos que la bajada de estrógenos, progesterona y testosterona puede tocarnos otros muchos rincones del cuerpo y de la mente. Por eso, lo primero que necesitamos (y lo más útil) es entender exactamente qué nos puede pasar. Sin dramas ni filtros: este es nuestro mapa completo para reconocer lo que está sucediendo. Que todo esto no nos pille fuera de juego y que podamos gestionarlo lo mejor posible.

Manual de síntomas (en nuestro idioma)

Esta clasificación es muy útil y valiosa para nosotras. Sin términos técnicos ni palabras raras, solo los síntomas contados como los vivimos en realidad, para entendernos mejor, reconocer lo que nos está pasando y poder explicárselo con facilidad a otras personas o a nuestro médico.

- **Cabeza y memoria:** Despistes, olvidos, concentración por los suelos...
- **Ánimo y emociones:** Ansiedad, bajones, cambios de humor, irritabilidad...
- **Sueño y energía:** Noches en vela, cansancio permanente, cara agotada...
- **Temperatura corporal:** Calores repentinos, sudor nocturno, escalofríos inesperados...
- **Zona íntima:** Sequedad, molestias al tener relaciones, infecciones frecuentes, disminución de la libido...
- **Huesos y músculos:** Dolores en articulaciones, rigidez por las mañanas, menos fuerza muscular...
- **Peso y metabolismo:** Kilos que llegan sin invitación, barriguita que aparece, sensación de hinchazón...

Digestión: Hinchazón abdominal, gases, acidez frecuente...

Hormonas y glándulas: Fatiga constante, sensación de estrés crónico, tiroides alterada...

Corazón y circulación: Palpitaciones esporádicas, tensión alta, colesterol que sube solo...

Piel, pelo y uñas: Piel más seca, cabello más fino o en caída libre, uñas débiles...

Boca, ojos, nariz y oído: Pérdida de equilibrio, sequedad bucal, encías más sensibles, boca ardiente, cambio en olores y sabores, ojos secos...

Pechos: Más sensibles, pinchazos, menos volumen o firmeza...

Ciclo menstrual: Ciclo que va a su bola, reglas abundantes o escasas, desapariciones intermitentes...

El top 10 de síntomas más comunes

Puede que hayas oído que hay cincuenta, cien o hasta más síntomas relacionados con la menopausia. La realidad es que depende de cómo se clasifiquen y precisamente por eso en el capítulo anterior hemos hecho nuestra propia clasificación práctica y en nuestro idioma, sin tecnicismos que marean, para que puedas identificar y explicar con claridad lo que te está pasando. Pero de todos esos síntomas, hay un claro top 10, los que se repiten una y otra vez, los que casi todas vivimos, los más frecuentes. Te los contamos directos, prácticos y sin rodeos, muy al estilo Womanhood:

1. **Sofocos y calores repentinos** (tu termostato interno decide hacer huelga)
2. **Sudores nocturnos** (esas noches en las que terminas empapada)
3. **Insomnio o despertares frecuentes** (te duermes..., pero no por mucho tiempo)
4. **Cambios bruscos de humor** (de zen a furia en 3, 2, 1...)

5. **Ansiedad o nerviosismo sin razón aparente** (algo te angustia, pero no sabes por qué)
6. **Despistes frecuentes** (sí, otra vez se te han olvidado las llaves)
7. **Aumento de peso, sobre todo en la zona abdominal** (curva sorpresa en la zona centro)
8. **Sequedad vaginal** (sentir el mismísimo Sáhara ahí abajo)
9. **Dolor en las articulaciones o músculos** (cada mañana, un concierto de quejidos articulares)
10. **Cansancio persistente** (tu nuevo estado: batería al 1%)

Estos síntomas son los grandes protagonistas, pero, cuidado, aunque sean los más comunes, recuerda que la lista completa es larguísima. Además, cada mujer tiene su propia combinación, así que cuanto más los conozcas, menos sorpresas te llevarás y mejor los podrás gestionar.

Los síntomas invisibles también cuentan (y mucho): ni los ves ni los notas, pero tu cuerpo sí los sufre

Detrás de esos síntomas estrella que se llevan toda la atención (los sofocos, el insomnio, los cambios de humor), hay otros que operan en silencio. No interrumpen tu sueño ni arman escándalo en las sobremesas. Pero están. Y, aunque no se hagan notar, por dentro, tu cuerpo los vive con intensidad.

No duelen, no gritan, y por eso los dejamos pasar. ¡Error! A largo plazo, tienen consecuencias reales. Te contamos cuáles son los más importantes para que no se te escapen:

↳ **Huesos que se vuelven frágiles:** Con el tiempo, pierden firmeza y estructura, lo cual puede abrir la puerta a problemas como la osteopenia o la temida osteoporosis.

↳ **Colesterol que sube de manera discreta:** Las analíticas empiezan a cambiar sin que hayas tocado ni tu dieta ni tu rutina. Las hormonas bajan... y el colesterol sube sin pedir permiso.

↳ **Corazón más vulnerable sin hacer ruido:** Al tener menos estrógenos, pierde parte de su escudo natural. La tensión puede subir poco a poco y tú ni te enteras... hasta que un día te pasa factura.

↳ **Sequedad y cambios vaginales:** Empiezan paulatinamente, casi sin darte cuenta, pero pueden complicarte la vida íntima y urinaria más de lo necesario si no les haces caso.

↳ **Inflamación leve pero constante:** Parece algo menor, pero con el tiempo puede afectar desde las articulaciones hasta el corazón.

↳ **Músculos en retirada (aunque tú sigas al pie del cañón):** Sin el empujón hormonal de siempre, empiezan a perder fuerza, tono y agilidad. No es flojera: es pérdida muscular que avanza sin hacer ruido.

Advertencia: Aunque estos síntomas no se notan, están ahí. La buena noticia es que hay formas sencillas de detectarlos a tiempo. Tus analíticas, revisiones y pruebas valen su peso en oro. No las dejes pasar (y sí, luego te contamos cuáles son y cuándo hacerlas ... para que no digas que nadie te avisó 😉).

Y, por si quieres profundizar y conocer absolutamente todos los síntomas, aquí te dejamos un bufé libre de información superútil:

¿Por qué algunas mujeres no notan nada y otras lo sienten todo?

Por desgracia, los ovarios no traen instrucciones claras ni letra pequeña sobre qué pasará cuando la persiana empiece a bajar. ¿La realidad? Que mientras algunas mujeres apenas notan el cambio hormonal, otras parece que vivimos la lista completa de síntomas.

Hay varios factores que pueden explicar este misterio:

- **Los genes tienen mucho que decir (pero no tienen la última palabra):** Si en tu familia la menopausia pasó sin pena ni gloria, puede que heredes ese perfil tranquilo. Y, si tu madre o tu abuela lo pasaron fatal, también **puede** que te toque algo parecido. **Pero, ojo:** esto no es una fotocopia genética. Sí, la herencia influye..., pero no garantiza nada. Cada cuerpo tiene su propio guion (y a veces se lo inventa sobre la marcha).
- **El estilo de vida influye más de lo que imaginas:** Hay hábitos que pueden echar leña al fuego hormonal (como fumar, dormir mal o vivir a mil por hora) y otros que podrían hacer que todo sea más llevadero. No tienen todo el control, pero sí se cuelan en la ecuación. Spoiler: las decisiones del día a día también cuentan, mucho más de lo que parece.
- **Tratamientos o cirugías:** Si has pasado por quimio, radio o una intervención que haya afectado a los ovarios, es probable que los síntomas se adelanten y se vivan con más intensidad. En estos casos, el cambio no avisa, llega de golpe.

Lo cierto es que aún estamos muy lejos de tener todas las respuestas. Faltan estudios (y no pocos) para saber con precisión cuánto pesa cada factor, cómo influyen los hábitos a largo plazo, en qué momento de la vida es clave empezar a cuidarte (en serio) y por qué unas mujeres cruzan esta etapa casi sin despeinarse y otras sentimos que nos ha pasado un tren por encima.

Ojo, no notar síntomas visibles no significa que «te hayas librado». Ya hemos explicado que hay cambios silenciosos (en los huesos, en el corazón, en el metabolismo) que siguen su curso, aunque tú no los notes. Así que sí, toca cuidarse. No por moda ni por obsesión, sino porque el cuerpo de mañana se construye hoy. Y merece la pena llegar a los 70 (y más) con fuerza, con energía, con ganas de viajar... y sin que cada escalón se convierta en una hazaña olímpica.

La pregunta del millón: ¿los síntomas van a durar para siempre o tienen fecha de caducidad?

Hay algo que no se suele contar, pero que es importantísimo: cuando las hormonas dejan de hacer de las suyas y el cuerpo se estabiliza, muchos síntomas se diluyen o desaparecen. Pero hay otros que avanzan a pies juntillas, sin abrir la boca, y pueden mantenerse (o agravarse) si no los vigilas.

Los que suelen decir «hasta aquí hemos llegado»:

- **sofocos y sudores nocturnos**
- **insomnio vinculado a los sofocos**
- **cambios emocionales y altibajos de humor**

Lo más común es notar mejoría de estos síntomas entre 2 y 5 años después de la menopausia. A partir de los 55-60, muchas mujeres ya sienten que la montaña rusa hormonal (por fin) afloja.

Y los que se quedan (pero que puedes poner en su sitio)

Ahora ya sabes que algunos síntomas se marchan, pero hay otros que tienen alma de okupa: si no los vigilas, se instalan y se quedan. Pero, ojo, que se queden no significa que manden. Aquí la que lleva el mando, y la que decide las reglas del juego, eres tú.

Muchos de ellos ya te los hemos presentado en la página 43: los invisibles, **esos que no hacen ruido pero que tu cuerpo siente (y mucho).**

Y a esta lista se suman otros igual de insistentes, que no se van por sí solos y pueden darte más guerra de la que esperas si los dejas a su aire. **Sequedad vaginal y molestias íntimas**:

- **cambios en la vida sexual**
- **pérdida de libido**
- **insomnio**
- **aumento de peso (sobre todo en la zona abdominal)**
- **pérdida de masa muscular**

Lo importante no es asustarse cuando percibamos que esos síntomas asoman la pata, sino estar al tanto y tomar las riendas antes de que el cuerpo empiece a quejarse en serio.

Guía Womanhood: Las pruebas que SÍ o SÍ deberías tener en el radar según tu edad

Spoiler, esto no es una lista para asustarte, sino para que tomes el control. Estas recomendaciones están basadas en lo que suele pasar en cada etapa, pero tu caso es único y toca adaptarlo a ti: a cómo te sientes, qué hay en tu historial familiar y lo que decidas junto con tu médico.

Un poquito más abajo verás un código QR. ¿Qué encontrarás en él? El plan de acción para cuidarte ahora y en las próximas décadas, contestando a preguntas como: ¿cuándo debo hacerme mi primera densitometría? ¿Cuándo me reviso la tiroides? ¿Debería hacerme un perfil lipídico completo más allá del colesterol? ¿Puedo conocer mi nivel de inflamación crónica? Y un largo etcétera.

Tip de oro: Llévala en la próxima revisión, porque lo que no se pregunta se pasa por alto y aquí no estamos para que se nos pase nada.

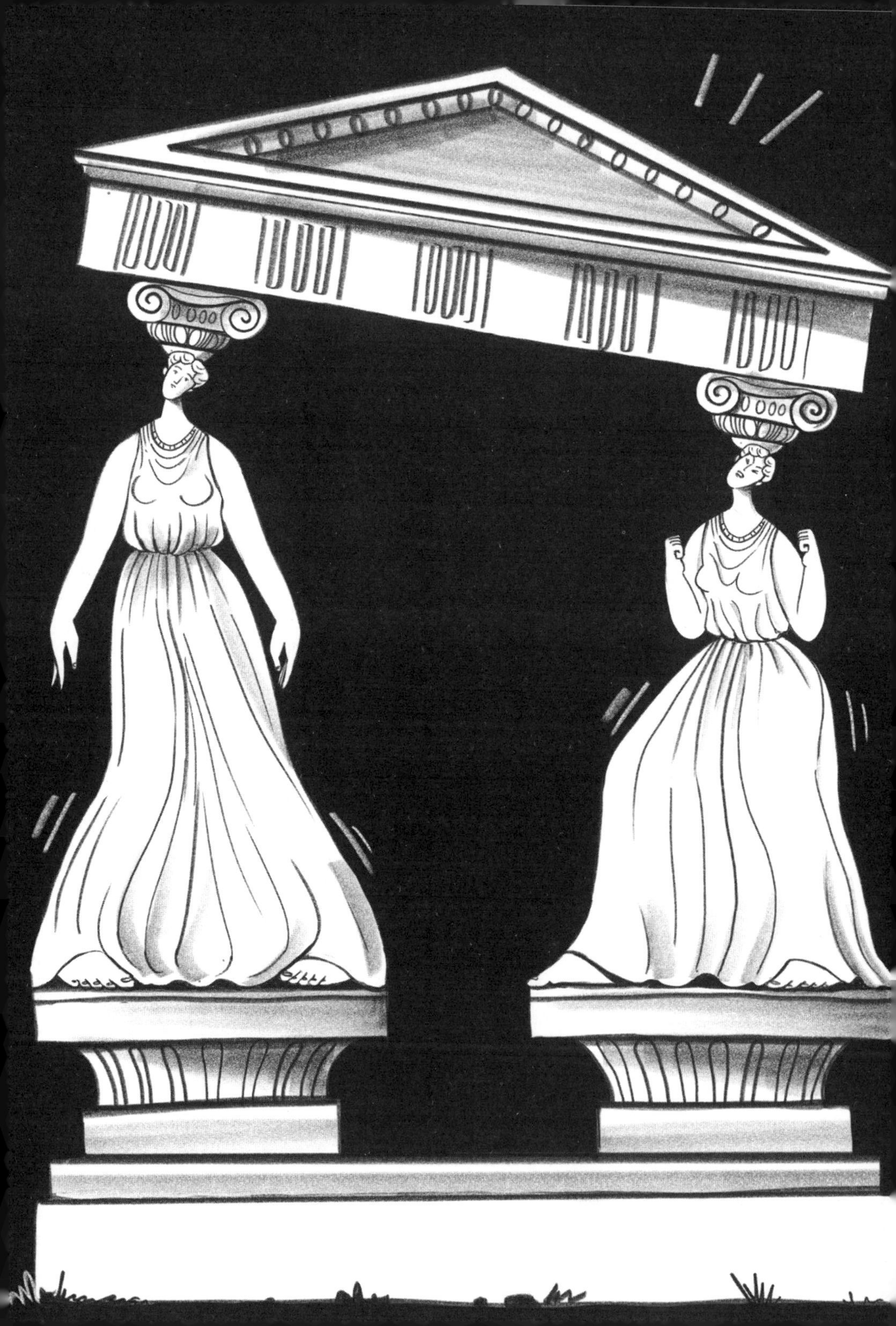

LOS PILARES DE LA MENOPAUSIA. SI UNO FALLA, EL RESTO TIEMBLA

Vienes de **entender qué pasa con las hormonas**: por qué bajan, cómo cambia el cuerpo y de dónde salen tantos síntomas. Ahora toca pasar del «qué» al **«qué hago»**. Y, para eso, has de saber que la menopausia no se sostiene con un solo frente. Es como una casa: si le falla un pilar, todo tiembla. Y aquí sucede igual, porque la salud en esta etapa depende de varios cimientos: dormir bien, comer mejor, cuidar la microbiota (intestinal y vaginal), mover el cuerpo de la manera adecuada, mantener la mente en calma y no soltar los vínculos sociales. Cuando una de estas piezas se desajusta, arrastra a las demás: dormir mal te lleva a comer peor, comer peor te quita energía para moverte, moverte poco baja el ánimo y, con el ánimo por los suelos, hasta las relaciones sufren. Todo está conectado. Y, aunque puede sonar algo exagerado, no lo es. No se trata de darle un vuelco a tu vida, sino de comenzar por pequeños ajustes y que estos sean constantes. Al final, una casa firme se levanta con muchos ladrillos pequeños.

Nutrición con superpoderes

Empezamos por unos de los pilares que más margen de maniobra nos da: la nutrición.

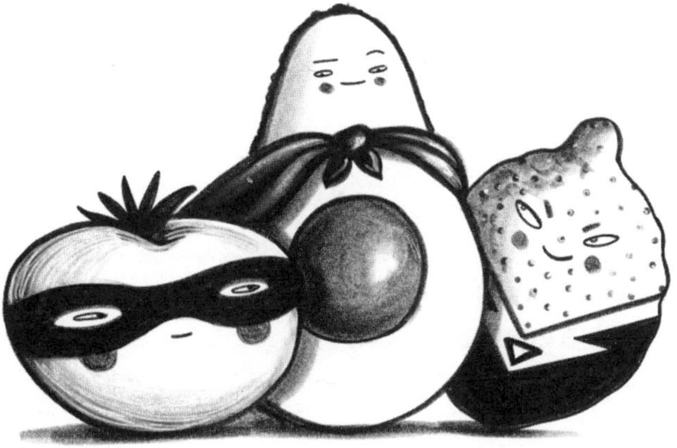

Lo primero que hay que remarcar es que la comida no es solo gasolina: es información que le das a tu cuerpo todos los días. Y, a partir de la perimenopausia, esa información pesa más que nunca porque las hormonas ya no hacen de «red de seguridad». Pero, claro, entre macronutrientes, micronutrientes, suplementos y «palabros» como «prebióticos» o «polifenoles», cualquiera se pierde. Hay muchos términos que se cruzan y esto parece un galimatías. Vamos a poner un poco de orden.

Antes de ponerte el delantal, conviene conocer el mapa de nutrientes clave. Imagina dos grandes bloques:

A. Los nutrientes esenciales de base (macronutrientes, micronutrientes y agua)
B. Nutrientes y compuestos que tienen un papel muy especial en la menopausia (fitoestrógenos, polifenoles, antioxidantes y probióticos)

<u>A. Nutrientes esenciales de base</u>

Aquí está lo que nunca puede faltar: macronutrientes, micronutrientes y agua.

❶ Macronutrientes: los ladrillos visibles del plato
Son los que ves y te sacian: construyen músculo y te dan energía. Visualízalos como los ladrillos y el cemento de la casa: sin ellos, no hay estructura que se aguante. Pero ¿cuáles son en concreto?

↳ **Proteína:** Construye y mantiene músculo, defensas, piel y pelo.

↳ **Carbohidratos integrales:** Son tu gasolina lenta. Liberan energía poco a poco y evitan los subidones y bajones de azúcar.

↳ **Fibra:** También es un carbohidrato, pero juega en otra liga, pues no se digiere ni da energía. Su papel es regular: mantiene la digestión en orden, calma los picos de azúcar, baja el colesterol y, de paso, alimenta a la microbiota.

↳ **Grasas saludables:** Dan flexibilidad a las membranas, nutren el cerebro y la piel, y ayudan a fabricar hormonas.

- **Omega-3 EPA y DHA:** Son grasas saludables, pero en menopausia se ganan un capítulo propio. Funcionan como antiinflamatorio de fondo y protegen corazón, cerebro y mucosas.

❷ Micronutrientes: los tornillos y el cableado

No se ven, pero sin ellos no funciona nada: huesos, memoria, ánimo, defensas, metabolismo... Todos dependen de estos pequeños actores invisibles. Son como los tornillos y el cableado de la casa: pequeños, invisibles, pero imprescindibles; aquí mandan las vitaminas y los minerales. A continuación tienes indicados los principales:

↳ **Minerales:** Calcio, magnesio, hierro, zinc y selenio

↳ **Vitaminas grupo** B, C, A, D, E, K2

↳ Y, aunque no sea una vitamina «oficial», sumamos la **colina**, porque funciona casi como la vitamina B y es esencial para el cerebro, la memoria y el control del estrés.

La diferencia entre los macronutrientes y los micronutrientes está en la dosis: los macros se necesitan en gramos y los micros en miligramos o microgramos, pero ambos son igual de importantes.

❸ Agua: el nutriente olvidado

No aparece en el Plato Harvard ni se mide en calorías, pero sin agua no funciona nada. Es el engranaje silencioso que hace que todo lo demás trabaje: transporta, enfría, arrastra y hasta sostiene la memoria y el ánimo. Durante la menopausia, con los sofocos, la sequedad y la inflamación, hidratarse deja de ser un detalle y se convierte en un pilar.

B. Nutrientes y compuestos que tienen un papel especial en la menopausia

No sostienen la estructura como los macros ni son los tornillos invisibles como los micros. Son más bien los **extras de la casa**: no hacen que se caiga si faltan, pero sí cambian, y mucho, cómo se vive dentro. Piensa en el **cristal doble** que aísla del ruido o en un suelo térmico que mantiene el calor en invierno. La casa aguantaría igual sin ellos, pero la diferencia en confort es enorme.

Así funcionan estos compuestos en la menopausia: no son imprescindibles para sobrevivir, pero sí para que el día a día sea mucho más llevadero. Veamos de qué elementos estamos hablando:

↳ **Fitoestrógenos:** Los compuestos vegetales que imitan (a pequeña escala) el efecto del estrógeno.

↳ **Polifenoles** y antioxidantes de colores intensos (resveratrol, carotenoides, flavonoides).

↳ **Probióticos:** No son nutrientes en sí, pero sí parte del ecosistema intestinal que manda mensajes a todo el organismo.

Con esta foto en la cabeza, todo empieza a tener sentido: no se trata solo de «comer de todo», sino de fijarte en qué ladrillos usas, qué tornillos te faltan, qué refuerzos añades y qué detalles cuidas. Así entiendes también por qué a veces la comida no llega y puede tocar suplementar algo concreto (siempre con control médico). Y justo aquí entra en juego el **Plato Harvard: edición especial cambios hormonales**, pues es una forma visual y sencilla de armar tu plato para no perderte, y tu mapa práctico de cada día.

De dónde se obtienen los nutrientes: de la comida al suplemento

Primero, la base: **la comida es tu primera medicina**. Ningún suplemento sustituye a un buen plato, porque los nutrientes trabajan en equipo con la fibra, los fitonutrientes y miles de compuestos que no vienen en una cápsula.

El paso dos es medir: **alimentarse no es lo mismo que nutrirse**. Puedes comer variado y aun así tener déficit de vitamina D, hierro bajo o magnesio justo. Por eso, lo sensato es:

1. Hacer una analítica
2. Revisarla con tu médico
3. Ver si de verdad necesitas un apoyo extra

Los suplementos son un comodín útil, pero **no un seguro de vida**. Sirven cuando hay un déficit confirmado, cuando la dieta no cubre las necesidades o cuando una condición concreta aumenta la demanda. Y aquí viene un aviso clave:

- **Nada de «por si acaso».** El exceso también da problemas (hipercalcemia, daño renal, toxicidad en vitaminas liposolubles...).
- **Si tomas medicación**, ojo con las interacciones. Por ejemplo, no hay que tomar vitamina K a lo loco si tomas anticoagulantes tipo Sintrom.

Por eso, la regla de oro es simple: **que lo paute siempre un experto y que informes a todos tus profesionales de la salud sobre lo que estás tomando**. De esta manera evitas sustos y aprovechas de verdad sus beneficios.

Por qué importa cada nutriente, cuánto y cómo consumirlo y otros tips

Hasta ahora, has visto la foto completa: macros, micros y nutrientes que tienen un papel especial a partir de la perimenopausia. Como la prioridad es lo práctico, vamos a desgranar uno por uno viendo lo que de verdad importa de ellos. Es decir, **qué hacen en tu cuerpo en esta etapa, qué cantidad necesitas, cómo repartirlos, cómo se nota si fallan y dónde encontrarlos en la despensa**.

Macronutrientes: proteína, carbohidratos, fibra y grasas saludables

Proteína: los ladrillos firmes

La proteína es la gran aliada en esta etapa. Son las moléculas que forman músculo, piel, pelo, defensas y neurotransmisores. No solo es «carne y músculo», están en cada esquina del cuerpo.

¿Por qué no la puedes perder de vista?

La proteína mantiene el cuerpo funcionando como debe cuando el metabolismo empieza a pisar el freno y el músculo tiende a desaparecer. Si no entra proteína suficiente, el cuerpo tira de tus propios músculos para obtenerla, y, a medida que se pierde masa muscular, hasta los huesos se resienten.

Conviene cuidarla porque:

- ↳ Controla el apetito y reduce los antojos (es el macronutriente más saciante).
- ↳ Mantiene y construye músculo, tu motor metabólico 24/7.
- ↳ Estabiliza la energía; así, tienes menos subidones y bajones después de comer.

↳ Hace que el cuerpo queme más calorías solo por digerirla (sí, un pequeño bonus metabólico).

↳ Protege huesos, hormonas, defensas, pelo y uñas.

En resumen: Sin proteína, pierdes músculo y el metabolismo se apaga; por el contrario, al tomar suficiente proteína, ganas saciedad, energía estable y un cuerpo más fuerte.

<u>¿Qué cantidad necesitas?</u>

La recomendación clásica para mujeres adultas sanas al día es de **0,8 g por cada kilogramo de peso** (según OMS y EFSA). Pero en **menopausia la cosa cambia**: la evidencia apunta a subir esa cifra. En la práctica, y para no liarte con cálculos, quédate con esto: **unos 100 g de proteína al día** es una buena referencia si tienes un peso medio (60-65 kg aproximadamente) y haces ejercicio físico moderado (y sí, ya verás más adelante que el movimiento es otro de los grandes pilares).

<u>¿Cómo repartirla?</u>

Lo ideal es consumirla en **3-4 dosis a lo largo del día** (mejor esto que de golpe para que el cuerpo la aproveche más). Piensa en un mínimo de 25-30 g de proteína por comida principal y, si no llegas, tienes opciones como snacks proteicos (yogur griego natural, huevo duro) o un batido de proteína de calidad (suero, guisante, soja) cuando te convenga.

Conviene hacer una aclaración: los yogures griegos naturales que se comercializan en España no siempre son auténticos yogures «Greek», ya que su contenido proteico suele ser inferior al de un verdadero yogur griego. Por eso es importante revisar bien las etiquetas de cada marca y producto, para no confundir los términos ni asumir que «griego» implica necesariamente un mayor aporte de proteínas. De hecho, en algunos casos, ciertos yogures desnatados —al eliminar parte de la caseína— pueden contener incluso más proteínas que un yogur griego natural o uno normal.

¿Cómo se nota su déficit?

Puedes sentir cansancio, pérdida de fuerza, caída de pelo, uñas frágiles, mala cicatrización y sensación de flacidez muscular.

Alimentos ricos en proteína

(todos los valores indican la cantidad aproximada de proteína que aportan **100 g de ese alimento**)

Origen animal

- Pechuga de pollo fresca sin piel → 31 g de proteína
- Pavo (pechuga fresca) → 29 g de proteína
- Salmón fresco salvaje → 20 g de proteína
- Gambas, langostinos cocidos → 20 g de proteína
- Huevos de gallina cocidos (2 uds. tamaño M) → 12 g de proteína
- Yogur griego natural sin azúcar → 10 g de proteína

Legumbres

- Lentejas cocidas → 9 g de proteína
- Garbanzos cocidos → 8 g de proteína
- Guisantes cocidos → 5 g de proteína

Derivados vegetales

- Seitán → 24 g de proteína
- Tempeh → 20 g de proteína
- Tofu firme → 17 g de proteína
- Natto → 19 g de proteína
- Miso → 3 g de proteína

Trucos y consejos para hacerlo fácil

- **Pon una palma de proteína en cada comida**
  La medida más fácil es el tamaño de tu palma, que son más o menos 30 g de proteína. Eso es lo que tu cuerpo necesita en cada comida principal.
- **Varía entre animal y vegetal**
  No todo tiene que ser pechuga de pollo. Cuanta más variedad, mejor.
- **Truco exprés**
  Si no llegas al día con la proteína, añade un huevo duro, un yogur griego natural o, si vas a mil, un batido de proteína de calidad (*whey*, guisante, soja...). No son obligatorios, pero pueden echarte una mano y ayudarte a alcanzar tu objetivo sin complicarte demasiado.
- **La pareja ideal: proteína + carbohidrato integral**
  Combinarlas ayuda a estabilizar la energía y a mejorar la síntesis muscular.

Ejemplo de comida con 30 g de proteína / Ejemplo de desayuno con 30 g de proteína

Carbohidratos (integrales, legumbres y tubérculos): la corriente continua

Olvídate del mito, porque sí, son buenos y necesarios, pues te dan la energía que mueve tu día a día. Son la electricidad que da energía continua y la gasolina preferida del cerebro, de los músculos y de casi cada célula del cuerpo. El problema no es comerlos, sino elegir mal el tipo o abusar de ellos. Además, si fallan, la casa se queda a oscuras o hay cortes de luz.

¿Por qué no los puedes perder de vista?

En menopausia, aumenta el riesgo de resistencia a la insulina, picos de azúcar y colesterol alto. Los carbohidratos integrales ayudan a:

- ↳ Aportar energía sostenida, lo que evita la montaña rusa de los azúcares refinados.
- ↳ Alimentar a la microbiota gracias a la fibra.
- ↳ Controlar glucosa y colesterol.

En resumen: No se trata de eliminarlos, sino de elegir bien cuáles, porque si los elegimos mal (los refinados), son el «subidón exprés»: energía rápida, pero luego te da un bajón inmediato.

¿Qué cantidad necesitas?

Lo recomendable es que aporten **el 40-50% de las calorías diarias**.

Traducido al plato, que alrededor de un 20% de cada comida sea cereal integral, legumbre o tubérculo.

¿Cómo repartirlos?

Mejor distribuidos a lo largo del día y siempre acompañados de proteína y grasa saludable.

¿Cómo se nota su déficit?

Fatiga mental, falta de energía, estreñimiento y antojos de dulce.

Alimentos ricos en carbohidratos integrales*

Muchos de estos alimentos traen fibra de regalo. Aquí nos centramos en su papel como fuente de energía estable. La fibra, aunque sea carbohidrato, tiene efectos propios de regulación.

Cereales integrales

- Arroz integral cocido → 23 g de carbohidratos + 2 g de fibra
- Quinoa cocida → 21 g de carbohidratos + 3 g de fibra
- Avena cocida → 12 g de carbohidratos + 2 g de fibra

Tubérculos

- Patata cocida → 17 g carbohidratos + 2 g fibra
- Boniato cocido → 20 g carbohidratos + 3 g fibra

Legumbres

- Lentejas cocidas → 20 g carbohidratos + 7 g fibra
- Garbanzos cocidos → 20 g carbohidratos + 7 g fibra
- Guisantes cocidos → 14 g carbohidratos + 5 g fibra

* Todos los valores indican la cantidad aproximada de carbohidratos que aportan **100 g de ese alimento**.

Trucos y consejos para hacerlo fácil

- **Insistimos, elige siempre la versión integral**
  Arroz integral, quinoa, avena, pan cien por cien integral. Mantienen la fibra intacta y liberan la energía poco a poco.
- **No olvides los tubérculos**
  Patata cocida, boniato o batata, pues son opciones saciantes, nutritivas y fáciles de digerir.
- **Truco para evitar picos de azúcar**
  Combínalos siempre con proteína y grasa saludable. Así la energía dura más y evitaremos la mencionada montaña rusa propia de los refinados.
- **Las legumbres cuentan el doble**
  Además de proteína vegetal, son una gran fuente de carbohidratos integrales y fibra. Otra razón más para incluirlas varias veces a la semana.
- **Piensa en proporciones, no en gramos**
  Con que un cuarto del plato sea cereal integral, tubérculo o legumbre, ya tienes cubierta la cuota.

Fibra: las vigas que sostienen la estructura. No dan «energía», pero sin ellas todo se tambalea

La fibra es un carbohidrato distinto a los demás: no aporta energía, pero pone orden. Es la pieza silenciosa que mantiene todo en marcha y, en la menopausia, sube de categoría y se convierte en un auténtico pilar.

¿Por qué no la puedes perder de vista?

En esta etapa, la fibra es un comodín: regula, compensa y mantiene la armonía justo cuando las hormonas bajan la guardia y el cuerpo se vuelve más propenso a la inflamación.

↳ Controla el apetito y alarga la saciedad (¡adiós, hambre voraz!).
↳ Mantiene el tránsito intestinal en marcha y previene el estreñimiento.
↳ Evita subidones y bajones de azúcar en sangre, lo que reduce los antojos.

↳ Protege el corazón y ayuda a reducir el colesterol «malo».

↳ Alimenta la microbiota, esas bacterias que influyen en el metabolismo, las defensas y hasta el estado de ánimo.

En resumen: Sin fibra, la digestión se ralentiza, el azúcar se dispara y la microbiota protesta. Con suficiente fibra, todo fluye: más saciedad, menos antojos, energía estable y defensas en forma.

¿Qué cantidad necesitas?

La meta son **25-30 g de fibra al día**, pero la mayoría de la gente se queda en unos 15 g, la mitad de lo recomendado.

¿Cómo repartirla?

Un poco en cada comida, piensa en 10 g por cada comida principal.

¿Cómo se nota su déficit?

Estreñimiento, digestiones pesadas, hambre rápida, picos de azúcar, colesterol alto.

Alimentos ricos en fibra*

Cereales integrales

- Avena en copos → 8 g de fibra
- Pan integral → 7 g de fibra
- Arroz integral cocido → 2 g de fibra

* Todos los valores indican la cantidad aproximada de fibra que aportan **100 g de ese alimento**.

Legumbres

- Lentejas cocidas → 7 g de fibra
- Garbanzos cocidos → 7 g de fibra
- Guisantes cocidos → 5 g de fibra

Verduras y hortalizas

- Alcachofa cocida → 8 g de fibra
- Brócoli cocido → 3 g de fibra
- Zanahoria cruda → 3 g de fibra

Frutas

- Frambuesas → 7 g de fibra
- Pera con piel → 3 g de fibra
- Manzana con piel → 2,5 g de fibra

Frutos secos y semillas

- Semillas de chía → 34 g de fibra (1 cucharada = 12 g → 4 g de fibra)
- Semillas de lino → 27 g de fibra
- Almendras → 2 g de fibra

Fibra prebiótica

Dentro de la fibra, hay una especialmente valiosa: la **prebiótica**. Es la que más mima a la microbiota, porque alimenta bacterias buenas que, a cambio, producen compuestos que cuidan el metabolismo, las defensas y hasta el estado de ánimo. Aquí tienes desglosados los alimentos donde puedes encontrarla.

Fuentes mixtas especialmente ricas

- Alcachofa cocida → 8 g de fibra
- Puerro (parte blanca, crudo) → 3 g de fibra
- Cebolla cruda, blanca o morada → 1,5 g de fibra
- Ajo crudo → 1 g de fibra
- Espárragos verdes cocidos → 2 g de fibra
- Plátano verde (poco maduro) → 2,5 g de fibra
- Avena integral en copos → 8 g de fibra (betaglucanos)
- Legumbres cocidas (lentejas y garbanzos) → 7 g de fibra

<u>Trucos y consejos para hacerlo fácil</u>

- **Llena tu plato de colores**
  Cuantos más colores y tipos de verdura pongas, mejor: fibra distinta, prebióticos diferentes y una microbiota más rica y diversa.
  Truco: Mete **al menos una ración prebiótica al día** (alcachofa, puerro, espárragos verdes, cebolla, plátano poco maduro...).
- **Haz que las legumbres sean tus aliadas**
  Lentejas, garbanzos, alubias... fibra más proteína vegetal a precio imbatible. Intenta incluirlas varias veces a la semana.
  Si no estás acostumbrada a tomarlas, introdúcelas poco a poco para que el intestino se adapte. Y recuerda el truco de la abuela: **remojarlas antes de cocinarlas** las hace más digestivas. ¡Spoiler! Tus abuelas tenían razón con los potajes.
- **Dale un toque fermentado a tu plato**
  Un poco de chucrut, kimchi o yogur natural pueden sumar bacterias amigas que refuercen la microbiota.
- **Truco exprés**
  Si no tienes tiempo, con añadir un puñado de hojas verdes (rúcula, espinacas, canónigos), ya cumples la cuota. Y si además usas como aliño AOVE, limón, vinagre o hierbas frescas, potencias sabor y, de paso, mejoras la absorción de vitaminas liposolubles (A, D, E, K).

- **Come fruta entera, no en zumo**
  El zumo se queda con el azúcar y pierde casi toda la fibra. Así que lo ideal es que ingieras **2-3 piezas al día**, mejor con piel cuando se pueda (manzana, pera, uva...).
  Truco rápido: Acompáñala con un puñadito de frutos secos → combo de fibra + grasas saludables.
- **Cambia los ultraprocesados por snacks inteligentes**
  Palitos de zanahoria, apio o pepino con hummus o guacamole.
  Un puñado de frutos secos.
  Palomitas de maíz caseras (el maíz es integral, ¡sorpresa!).
  Tostadas integrales con crema de cacahuete y rodajas de plátano.

Recuerda: más fibra = más agua
La fibra necesita líquido para funcionar: aspira a beber **1,5-2 litros de agua al día**.
Y ve aumentando la cantidad poco a poco: pasar de 10 g a 30 g de golpe solo te provocará gases e hinchazón.

Grasas saludables: el aislamiento y el cemento que lo une todo. Un todoterreno de flexibilidad y protección

Querida, tienes que saber que las grasas dan flexibilidad, nutren las hormonas y mantienen el cerebro y la piel protegidos.

No todas las grasas son iguales. Están las que suman, las saludables, y también las que restan, como las **grasas trans y ultraprocesadas**, pues inflaman y perjudican la salud.

Las grasas saludables son el cemento que mantiene unida la casa. Al igual que sucede con los carbohidratos, durante años se demonizaron, pero la realidad es otra: **las grasas no son el enemigo**. Bien elegidas, son imprescindibles para fabricar hormonas, mantener el cerebro en forma, cuidar el corazón y dar flexibilidad a las células. También son las que ponen brillo en la piel y fuerza en el pelo. Como verás, su poder de actuación no es baladí. El problema aparece cuando hay exceso o mala calidad.

¿Por qué no las puedes perder de vista?

En la menopausia, cuando los estrógenos caen, las grasas saludables ayudan a:

- ↳ Mantener las mucosas y la piel hidratadas.
- ↳ Cuidar el corazón.
- ↳ Bajar la inflamación.
- ↳ Mejorar la absorción de vitaminas liposolubles (A, D, E, K).

¿Qué cantidad necesitas?

Se suele decir que alrededor del 30% de las calorías deberían venir de las grasas, pero vamos a simplificar: **olvídate de porcentajes y calorías**. Lo que marca la diferencia no es la cantidad exacta, sino la **calidad de la grasa que eliges**. Basta con que en cada comida principal incluyas una fuente de grasa saludable visible: una cucharada de AOVE, un puñado de frutos secos, medio aguacate, pescado azul... Con eso llegas sin problema a lo que tu cuerpo necesita sin pasarte. Y en el **Plato Harvard** verás cómo se distribuyen de forma equilibrada.

¿Cómo repartirlas?

Como hemos mencionado en alguna ocasión, la variedad es un aliado excepcional: aceite de oliva y aguacate (monoinsaturadas), pescado azul y frutos secos (poliinsaturadas) y un poco de grasas saturadas de calidad (huevo, lácteos enteros).

¿Cómo se nota su déficit?

Sequedad de la piel y las mucosas, pelo quebradizo, defensas flojas, peor absorción de vitaminas liposolubles.

Alimentos ricos en grasas saludables*

Aceites y frutos secos

- Aceite de oliva virgen extra → 100 g de grasa (monoinsaturada)
- Almendras crudas → 50 g de grasa
- Semillas de lino molidas → 42 g de grasa (ricas en omega-3 ALA, ácido alfalinolénico, un tipo de omega-3 de origen vegetal)
- Aguacate maduro → 15 g de grasa

Origen animal

- Queso curado (tipo manchego) → 33 g de grasa
- Salmón fresco salvaje → 13 g de grasa (rico en omega-3 EPA y DHA)
- Yema de huevo (tamaño M, cocida) → 11 g de grasa

Omega-3 EPA y DHA

Dentro de las grasas saludables, los **omega-3** se merecen una alfombra roja. No solo dan energía, su currículum habla por sí solo:

- Actúan como antiinflamatorio de fondo.
- Protegen el corazón.
- Contribuyen a regular los triglicéridos y la presión arterial.
- Mantienen las articulaciones más ágiles.
- Ayudan a hidratar la piel y las mucosas.
- Apoyan al cerebro para que el ánimo y la claridad mental no se vengan abajo.

* Todos los valores indican la cantidad aproximada de grasas saludables que aportan **100 g de ese alimento**.

¿Qué cantidad necesitas?

Para el día a día, lo que se recomienda son unos 250-500 mg de EPA + DHA. En casos concretos (colesterol alto, inflamación...), el médico puede pautar más, por lo general alrededor de 1.000 mg o más al día.

¿Cómo repartirlas?

Lo ideal es incluir **2-3 raciones de pescado azul a la semana**. Es mejor alternar especies pequeñas para sumar omega-3 y evitar exceso de mercurio. Y a diario puedes añadir un **puñado de nueces o una cucharada de semillas activadas (lino, chía, cáñamo)** que aportan ALA, la versión vegetal que también suma, aunque no es la fuente principal.

Alimentos ricos en omega-3 (100 g aprox.)

Pescado azul (EPA y DHA, los más activos)

- Caballa → 2.000-2.500 mg de omega-3
- Salmón salvaje fresco → 2.000-2.500 mg de omega-3
- Arenque → 1.500-2.000 mg de omega-3
- Sardinas → 1.400-1.800 mg de omega-3
- Anchoas/boquerón → 1.200-1.500 mg de omega-3
- Trucha → 800-1.000 mg de omega-3
- Atún enlatado → 200-400 mg (mucho menor que fresco) de omega-3

Aceites de pescado

- Aceite de hígado de bacalao → ~ 10.000 mg de EPA + DHA

Fuentes vegetales (ALA, precursor de EPA y DHA; no sustituyen, pero suman)

- Semilla de lino molida → ~ 22.000 mg de ALA
- Chía → ~ 17.000-18.000 mg de ALA
- Nueces → ~ 9.000 mg de ALA
- Semillas de cáñamo → ~ 8.000-9.000 mg de ALA

Trucos y consejos para hacerlo fácil

- **Varía las fuentes**
  Monoinsaturadas: aceite de oliva, aguacate...
  Poliinsaturadas: frutos secos, semillas, pescado azul...
  Un poco de saturadas de calidad: huevo, lácteos enteros...
- **La clave está en la calidad, no en la cantidad**
  No se trata de llenar el plato de grasa, sino de elegirlas bien.
- **Truco exprés**
  Aliña siempre con AOVE en crudo: potencia sabor y mejora la absorción de vitaminas liposolubles (A, D, E, K).
- **No te olvides del omega-3, EPA y DHA**
  Si no comes pescado azul 2-3 veces por semana, añade nueces o semillas de lino/chía: aportan ALA (precursor de omega-3), aunque tu cuerpo lo convierte solo en pequeñas cantidades.

De la teoría al plato: tu Plato Harvard

Ya hemos hablado de los grandes jugadores (proteínas, grasas y carbohidratos) y de por qué importan tanto en esta etapa. Y aquí viene lo vital: no basta con saber qué hacen, sino que hay que **conocer de forma fácil la proporción de cada uno en el plato**. Así que, antes de seguir afinando con vitaminas, minerales y nutrientes especiales, toca algo clave: saber poner todo eso en un plato real. Y aquí, querida lectora, entra en juego el **Plato Harvard**. Y no, no es una moda de Instagram ni un invento reciente: lo creó la **Escuela de Salud Pública de Harvard** como alternativa a la clásica pirámide alimentaria, para que cualquiera pudiera montar un plato equilibrado sin contar calorías ni sentir que en cada comida tienes que resolver un sudoku. Además, la propuesta no es solo estética o práctica: está pensada para **reducir el riesgo de enfermedades crónicas** como obesidad, diabetes tipo 2 y problemas cardiacos.

Nosotras lo adaptamos en «edición especial cambios hormonales»: porque en esta etapa no basta con cubrir lo básico. La **fibra**, la **proteína suficiente** y las **grasas de calidad** son protagonistas, pero también los **nutrientes y compuestos especiales de la menopausia** (fitoestrógenos, polifenoles, probióticos). Retén esta imagen porque a partir de ahora el Plato Harvard va a dejar de ser un simple dibujo para pasar a ser **tu GPS diario**: sencillo, visual y práctico para organizar las comidas y no improvisar.

No va de comer menos, va de comer mejor y con cabeza.

¿Cómo se tiene que ver el plato?

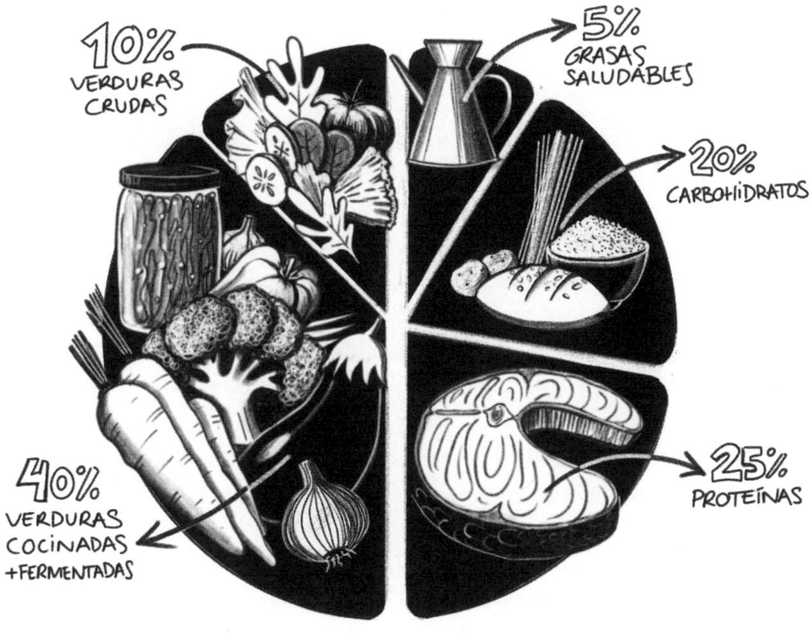

Dos consejos para pasarte el juego como una auténtica pro:

↳ Reservar un 10% del plato para verduras crudas (ensalada, crudités o un puñado de hojas verdes) te da un plus de vitaminas sensibles al calor, como la C y algunas del grupo B.

↳ Un toque de fermentados (chucrut, kimchi, kéfir y yogur natural) refuerza la microbiota y suma variedad al plato.

Características del Plato Harvard:

↳ Un enfoque en los alimentos reales y de calidad: Se prioriza el consumo de frutas, verduras, cereales integrales, proteínas magras y grasas saludables.

↳ Una proporción saludable de macronutrientes: Se recomienda una proporción equilibrada de carbohidratos, proteínas y grasas.

↳ Un límite en los alimentos procesados: Se desaconsejan, así que, si los consumes, hazlo de forma muy pero que muy limitada.

Consejos clave para sacarle partido al Plato Harvard

La planificación marca la diferencia

Uno de los grandes retos de nuestro día a día es la falta de tiempo. Queremos comer bien, pero entre el trabajo, las responsabilidades, los recados y los entrenamientos terminamos improvisando... y eso casi siempre nos lleva a decantarnos por elecciones rápidas y poco saludables. La buena noticia es que no hace falta tener un menú perfecto ni pasarse horas en la cocina. Basta con tener una estructura sencilla y que podemos repetir.

Batch cooking ligero

Invertir 1 o 2 horas el fin de semana para preparar bases es una ventaja a la hora de planificar los menús entre semana. Por ejemplo:

- Verduras asadas (calabacín, berenjena, pimientos...)
- Una proteína lista (pollo al horno, garbanzos, huevos duros...)

- Un cereal integral (quinoa, arroz integral, trigo sarraceno...)
- Una salsa casera (pesto, hummus, tahini con limón...)

Con esas cuatro bases, en 5 minutos tienes un wok, un bol o una ensalada templada. El simple hecho de tener verduras ya lavadas y cortadas en la nevera aumenta hasta un 70% la probabilidad de que de verdad las usemos. Lo difícil no es comer bien, es tenerlo a mano. No pasa nada si un día el plato se descuadra. Lo importante es la foto semanal, no la de una comida suelta.

NO BUSQUES LA PERFECCIÓN, BUSCA LA CONSTANCIA

Con este modelo, ya tienes los **cimientos cubiertos**: los macronutrientes que ves en el plato y que sostienen tu energía, tu músculo y tu saciedad. Lo lógico sería seguir con los micronutrientes, para rematar con los compuestos estrella de esta etapa (fitoestrógenos, polifenoles o probióticos). Pero hay un motivo para frenar un momento: sin entender la **microbiota**, nada de lo anterior cobra sentido. Por eso, antes de entrar en los micronutrientes y compuestos esenciales, vamos a mirar de cerca ese universo invisible que trabaja para ti (o contra ti) en cada comida.

Tu mapa semanal de alimentos (versión realista)

El Plato Harvard te da la foto global. Ahora, para que sea aún más fácil aplicarlo al día a día, aquí tienes una guía flexible de **frecuencias orientativas**. No son reglas rígidas, son una brújula:

🥦 **Verduras y frutas** → Todos los días, mínimo medio plato en cada comida. Mejor de colores distintos: al menos tres colores diferentes al día.

🫘 **Legumbres** → 2-4 veces por semana (lentejas, garbanzos, alubias, soja en tofu o tempeh).

🐟 **Pescado (sobre todo azul)** → 2-3 veces por semana.

🥚 **Huevos** → 3-6 a la semana, versátiles y nutritivos.

Carne blanca → 2-3 veces por semana (pollo, pavo, conejo...).

Carne roja y procesada → Lo mínimo posible (piensa que es un capricho, no una rutina).

Lácteos o alternativas → 1-2 veces al día, según tolerancia (yogur, kéfir, bebida vegetal enriquecida con calcio).

Frutos secos y semillas → Un puñado diario, naturales o tostados (ni fritos ni con sal).

Cereales integrales → Presentes en la mayoría de las comidas (avena, pan integral, arroz, quinoa).

AOVE y grasas de calidad → Todos los días, como aliño y base de cocina.

Del plato perfecto, al terreno donde todo se decide: tu microbiota

La microbiota es **el terreno donde nos lo jugamos todo**. Para que lo entiendas bien: hasta ahora has visto cómo configurar el plato con macronutrientes, pero después llegarán los micronutrientes y compuestos estrella. Eso es como tener el plano perfecto de una casa: sabes qué ladrillos usar, dónde van los tornillos y qué extras marcan la diferencia. Pero ningún plano sirve si el suelo está en mal estado. Sin un terreno firme, da igual que elijas los mejores materiales porque la estructura no aguanta. Ese terreno es tu **microbiota**, tu ecosistema interno, y, si esta no está en condiciones, nada funciona como debería. De hecho, la microbiota está en boca de todos. Y no, no es postureo *wellness* ni la moda del mes; es que, por fin, la ciencia le está dando el lugar que merece. Durante años, apenas unos pocos expertos se atrevían a hablar de ella, mientras que el resto la miraba de reojo como algo «secundario». Hoy los estudios se multiplican y confirman lo que esos pioneros ya intuían: las bacterias que viven en tu intestino son protagonistas absolutas de tu salud integral.

¿La mejor manera de imaginarla? Piensa en un zoológico: hay jirafas que comen hojas altas, leones que necesitan carne y pingüinos que se alimentan de pescado. Cada especie tiene su propio menú. Y no te sorprende, ¿verdad? Lo ves normal: son animales diferentes con necesidades distintas. Pues en tu cuerpo pasa lo mismo. Dentro del intestino, vive la **microbiota**, un ecosistema de trillones de microorganismos que conviven como si fueran ese zoológico invisible. Cada grupo de bacterias tiene sus preferencias: unas se alimentan de la fibra de las legumbres, otras de los polifenoles de las frutas y verduras, otras del almidón de los cereales... Lo raro sería pensar que todas funcionan igual de bien con el mismo menú.

La microbiota no puede reducirse a una parte curiosa del organismo, pues **regula la digestión, fabrica vitaminas (como la K o la B12), refuerza las defensas, calma la inflamación e incluso influye en el ánimo y en cómo gestiona el cuerpo las hormonas**. Tanto, que existe un grupo específico de microbiota llamado **estroboloma** (esto es lo que se conoce como el equipo que ayuda a metabolizar los estrógenos). Cuando está en equilibrio, ajusta la cantidad de estrógeno que el cuerpo aprovecha y elimina lo que sobra. Cuando no, el desajuste hormonal puede hacerse más acusado.

La comida favorita de la microbiota (versión ultrabreve):

- Fibra
- Polifenoles
- Alimentos fermentados

Y, lo más importante, la variedad y la constancia están por encima de la perfección.

¿Y qué ocurre en la menopausia? Con la caída de estrógenos, el ecosistema intestinal también cambia. El equilibrio se vuelve más frágil y una microbiota en disbiosis (esto es lo que se conoce como desequilibrio de bacterias buenas frente a bacterias oportunistas) puede traducirse en digestiones lentas, más gases, estreñimiento, inflamación o incluso en síntomas más intensos de la propia menopausia. No hay que buscar soluciones rápidas o copiar lo que le funcionó a tu amiga, hay que mirar aquí: en tu microbiota. Porque si está floja, nada se absorbe igual. Un intestino en equilibrio es la base para que todo lo demás funcione. Y recuerda: lo que para ti son nutrientes, para ellas es su menú diario.

El Plato Harvard te ordena qué tomar y cuánta cantidad, pero la microbiota decide si ese hierro, calcio o magnesio pasan la aduana o se quedan en el camino. Si le das bien de comer, haces que el terreno esté fértil: así digieres mejor, absorbes más y la inflamación baja. Ahora sí, con el suelo listo, vamos con los micronutrientes.

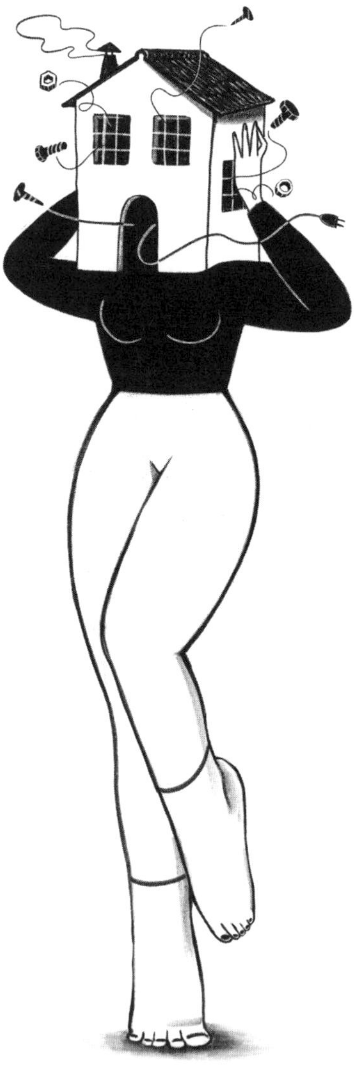

Si los macronutrientes eran los cimientos del plato, los micronutrientes son los tornillos: pequeños, invisibles e imprescindibles. Sin ellos, la estructura no aguanta. No llenan el plato ni se pesan en gramos, aunque están escondidos en cada alimento y son los que permiten que las piezas encajen y el cuerpo funcione como debe.

Pero no olvides lo que acabamos de ver: la microbiota tiene la última palabra. Es ella la que decide cuántos de esos tornillos se colocan bien y cuántos se pierden por el camino.

En las próximas páginas, vamos a repasar los micronutrientes más importantes en esta etapa y cómo asegurarte de que no falten en tu día a día.

Micronutrientes: equipo hueso, equipo energía, equipo piel, equipo cerebro y metabolismo

En vez de soltarte una explicación interminable de cada vitamina y mineral, que te haría desconectar en la tercera línea, vamos a contarlo de forma fácil y sin fisuras. Lo hemos ordenado en equipos según su función (hueso, energía, piel y defensas, cerebro y metabolismo), con tarjetas rápidas para cada nutriente, recuadros claros de cómo tomarlos (y con qué no mezclarlos) y ejemplos de menús que cubren varios de golpe.

El objetivo es que no te aburras y que, al terminar, sepas exactamente qué micronutrientes te conviene mimar y cómo aplicarlo a la vida real.

Equipo HUESO (calcio + vitamina D + vitamina K + magnesio)

🧱 Calcio: el ladrillo del hueso

El calcio es como el material de obra: sin él, no hay estructura que aguante. Los huesos lo almacenan a modo de hucha y lo liberan cuando hace falta para mover músculos o transmitir señales nerviosas. El truco está en dárselo en dosis pequeñas y constantes, no en atracones que el cuerpo no aprovecha.

↳ **Meta diaria:** 1.000 mg (40-50 años) y 1.200 mg (+51).

↳ **Dónde encontrarlo:** Lácteos (o bebidas vegetales fortificadas), tofu cuajado con calcio, sardinas con espina, hojas verdes y semillas de sésamo o tahini.

↳ **Cómo tomarlo:** Reparte fuentes de calcio en varias comidas. Combínalo con proteína y vitamina D para aprovecharlo mejor. Y, en el caso de las hojas verdes, **varía entre crudo y cocinado**: en crudo conservas vitaminas como la C, y al cocinarlas reduces oxalatos y el calcio se absorbe más.

Vitamina D: el interruptor

Se la llama la vitamina del sol, pero en realidad se comporta como una hormona. Es la llave que abre la puerta para que el calcio se fije en los huesos y, de paso, les da un plus a los músculos y a las defensas.

↳ **Meta diaria:** 600 UI (15 µg) hasta los 70 años y 800 UI (20 µg) a partir de esa edad.

↳ **Dónde encontrarla:** Tu piel fabrica vitamina D, pero necesita que se active con el sol. También la encuentras en pescados grasos, yema de huevo, setas expuestas a luz UV y alimentos fortificados, aunque es difícil cubrir las necesidades solo con la dieta.

↳ **Cómo tomarla:** En la dieta basta con una sola dosis al día, siempre con algo de grasa saludable (aguacate, AOVE, frutos secos). Con el sol solo necesitas unos 15 minutos de exposición directa en cara, brazos o piernas; más tiempo no suma vitamina, solo aumenta el riesgo de daño solar. Por eso, después de ese ratito breve, toca ponerse protección solar para cuidar la piel.

↳ La verdad es que, solo con la comida, llegar a la dosis diaria es complicado: hay pocas fuentes y su aporte suele ser modesto. Por eso, en la práctica, lo más habitual es **suplementar** (la vitamina D está entre las más pautadas y lo veremos en su apartado) o recurrir al **sol con método**.

↳ Hay dermatólogos que no lo aconsejan por los siguientes motivos: el **coste UV acumulado** y porque la síntesis es **muy variable**, es decir, depende de tu **tipo de piel** (lo fácil que te quemas), de **dónde** y **cuándo** te expones, del **UVI**, de las nubes, de la edad y de algunos fármacos.

↳ Quienes sí lo contemplan insisten en **hacerlo bien**: **revisar el UVI del día**, ceñirse a los **minutos pautados** y **poner protección al terminar,** según se indica en la **tabla del método** que encontrarás a continuación.

↳ **¿Dónde ver el UVI?** En la aplciación del tiempo de tu móvil (iOS/Android), en **AEMET**, o en otras aplicaciones o portales fiables como **Meteored** o **Weather.com**.

¿Cómo y cuándo producir Vitamina D a través del sol?

El índice ultravioleta (UVI) mide cuánta radiación (UV) llega a la superficie. Es una escala de 0 a 11+. Cuanto más alto, más rápido te quemas, pero también menos tiempo necesitas para sintetizar vitamina D.

Índice ultravioleta (UVI)

TU TIPO DE PIEL	MUY BAJO (0-2)	BAJO (3-5)	MODERADO (6-7)	INTENSO (8-10)	EXTREMO (11+)
CLARA	Por lo general, no se sintetiza vitamina D.	10-15 min	8-10 min	5-6 min	Reduce el tiempo de exposición a la mitad o menos respecto a los minutos indicados para luz intensa.
MEDIA	Por lo general no se sintetiza vitamina D.	20-25 min	10-15 min	7-9 min	Reduce el tiempo de exposición a la mitad o menos respecto a los minutos indicados para luz intensa.
OSCURA	Por lo general no se sintetiza vitamina D.	30-35 min	20-30 min	10-15 min	Reduce el tiempo de exposición a la mitad o menos respecto a los minutos indicados para luz intensa.

NOTAS IMPRESCINDIBLES (Y MUY IMPORTANTES)

- 3 o 4 días de exposición a la semana es el mínimo para mantener niveles básicos de vitamina D, pero el sol hace mucho más que ayudarnos a sintetizar esta vitamina, también regula tu reloj biológico, mejora tu ánimo, reduce el colesterol, fortalece tu sistema inmune y te conecta con los ritmos naturales. Por eso, la exposición solar diaria moderada es ideal.
- Mira el UVI, no el cielo. Aunque veas nubes, el UVI te dirá si hay suficiente radiación útil para producir vitamina D. Hasta 80 % de radiación UV puede penetrar nubes ligeras.
- Si hay reflejo (playa, nieve, agua) o estás en altitud, el UV «pega» más, así que reduce minutos.
- Es mejor exponer al sol los brazos y las piernas. La cara y las manos aportan mucho menos.
- A partir del nivel moderado, es aconsejable evitar el sol en horas centrales: entre 12.00 y 16.00). Esos días, quizá mejor exponerte a primera hora de la mañana o la última de la tarde (necesitarás más tiempo, pero con menos riesgo).

- Cuando el nivel es bajo, sí conviene buscar esas horas centrales porque es cuando realmente podemos sintetizar vitamina D.
- Tu límite personal es muy claro: cuando tu piel empieza a enrojecerse, has llegado al punto de STOP. Ahí termina la exposición saludable y comienza el riesgo. Pero antes de ese enrojecimiento, tu piel está dentro de su capacidad adaptativa saludable y el sol es tu aliado, no tu enemigo. No tengas miedo al sol. Ten respeto a la quemadura solar, que es algo muy diferente.
- En nivel UV 3 o 5, el cielo despejado y unos 10-15 minutos en zonas poco protegidas pueden sintetizar vitamina D.
- En pieles muy oscuras o secas, puede que «pasarse» al doble de tiempo sea más eficaz.
- Cumplido el tiempo, protégete con protector solar.
- Las cabinas UVA no son fuentes efectivas de vitamina D.
- OJO con esto: Ten mucha precaución con el sol si tuviste cáncer de piel, te quemas con facilidad o tienes manchas/dermatitis activas, tomas fármacos que hacen la piel más sensible al sol o tienes defensas bajas, alto riesgo familiar o tienes cualquier otra alteración de la piel. En este caso es mejor consultar con un profesional.

En la práctica, primero, la suplementación: es una de las **pautas más habituales** y la veremos **a continuación** (cómo, cuánto y con qué tomarla). Suele ser la forma **más simple y constante** de llegar a la cantidad necesaria.

Luego, el sol (si lo eliges): siempre **muy, pero que muy seguro**. Los **minutos dependen del UVI y de tu tono de piel**: más tiempo no suma vitamina D, solo **riesgo**. Cumplido el tiempo, **sombra o ropa y SPF**.

Los **minutos exactos** están en la **tabla «Cómo sintetizar el sol de forma segura»**.

Vitamina K: la brújula del calcio

El calcio necesita instrucciones claras y ahí entra la vitamina K, que le dice: «Vete al hueso y a los dientes, no te quedes en las arterias».

↳ **Meta diaria:** 90 µg; en la práctica clínica, muchas veces se apunta a 100-200 µg de K2 (MK-7).

↳ **Dónde encontrarla:**

- K1 → en todas las hojas verdes (espinacas, acelgas, kale, rúcula...).
- K2 → en fermentados, quesos curados o natto.

↳ **Cómo tomarla:** No hace falta dividirla, basta con que aparezca a diario y con algo de grasa saludable para absorberla mejor.

⚖ Magnesio: el mineral comodín

El mineral discreto que pone orden en el equipo. Activa la vitamina D, ayuda a fijar el calcio y, además, relaja los músculos y el sistema nervioso. Sin él, el engranaje se atasca.

↳ **Meta diaria:** 320 mg (en menopausia mejor apuntar a ~400 mg).

↳ **Dónde encontrarlo:** Semillas (calabaza, chía, lino...), frutos secos, legumbres, cereales integrales, verduras de hoja verde y cacao puro.

↳ **Cómo tomarlo:** Lo ideal es repartirlo en varias comidas porque tu cuerpo lo aprovecha mejor y, en el caso de legumbres y cereales integrales, ponlos a remojo y cuécelos bien, pues así se absorben mejor y resultan más digestivos.

Equipo ENERGÍA (hierro + vitaminas B)

Hierro: el transportista del oxígeno

El hierro es como un taxi que lleva oxígeno a cada célula. Si falta, la energía se apaga, aunque duermas 10 horas seguidas.

↳ **Meta diaria:** 18 mg antes de la menopausia y 8 mg después.

↳ **Dónde encontrarlo:** Almejas, berberechos, mejillones, hígado, carnes magras, legumbres...

↳ **Cómo tomarlo:** Combina fuentes de hierro con vitamina C en la misma comida (pimiento, cítricos, kiwi...) para aprovecharlo mejor. Evita café y té justo alrededor, porque bloquean parte de la absorción. Y un truco de toda la vida: remojar y cocinar bien las legumbres hace que el cuerpo aproveche mucho más los minerales.

Vitaminas B: el equipo invisible

Las B son los técnicos que hacen que todo funcione sin que nadie los vea. Convierten comida en energía, sostienen memoria y equilibran el ánimo. La B12 merece atención especial a partir de los 50, porque se absorbe peor y muchas veces la dieta no basta.

↳ **Meta diaria:**

- ◯ B6 → 1,3-1,5 mg
- ◯ Folato (B9) → 400 µg
- ◯ B12 → ≥2,4 µg

↳ **Dónde encontrarlas:** Legumbres, hojas verdes, cereales integrales, pescado, huevos, lácteos y alimentos fortificados.

↳ **Cómo tomarlas:** Se van sumando a lo largo del día con lo que comes; no hace falta obsesionarse con dividir dosis. Eso sí, si tu dieta es baja en alimentos animales, presta especial atención a la B12.

¿Cómo se nota si flojea el EQUIPO ENERGÍA?

No avisa de golpe, pero deja pistas como estas:

- Cansancio que no mejora ni con sueño reparador.
- Niebla mental, memoria floja, despistes.
- Piel más pálida, uñas frágiles, caída de pelo.
- Mareos o falta de aire al subir escaleras.

Si esto te suena, tu motor energético puede estar en reserva.

Equipo PIEL + DEFENSAS (zinc + vitamina C + vitamina E + selenio)

Zinc: el reparador

El zinc es ese obrero silencioso que aparece cuando hay que arreglar desperfectos: desde una herida que cicatriza hasta una uña que crece fuerte. Cuando falta, todo se resquebraja: pelo más frágil, piel apagada, defensas dormidas.

↳ **Meta diaria:** 8 mg

↳ **Dónde encontrarlo**: Mariscos (las ostras son las campeonas), carnes, semillas de calabaza y frutos secos.

↳ **Cómo tomarlo:** Lo ideal es sumarlo en las comidas principales y, para aprovecharlo bien, no juntarlo en exceso con mucho calcio o hierro en la misma comida (compiten por la absorción).

Vitamina C: la chispa antioxidante

La vitamina C es como encender la luz en una habitación a oscuras: de golpe, todo se activa. Refuerza defensas, ayuda a fabricar colágeno y multiplica la absorción del hierro vegetal.

↳ **Meta diaria:** 75-90 mg

↳ **Dónde encontrarla:** Kiwis, fresas, cítricos, pimiento rojo, brócoli...

↳ **Cómo tomarla:** Como no se acumula, lo mejor es repartirla en varias comidas del día (fruta en el desayuno, ensalada al mediodía, un kiwi en la merienda...). Así el cuerpo la aprovecha mejor.

Vitamina E: el escudo celular

La vitamina E actúa como un guardaespaldas discreto: protege las células del desgaste, y mantiene la piel y las mucosas con más vida. Su efecto se nota tanto por dentro como por fuera.

↳ **Meta diaria:** 15 mg (≈22 UI)

↳ **Dónde encontrarla:** Aceites vegetales, almendras, avellanas, aguacate....

↳ **Cómo tomarla:** Basta con que aparezca en una de las comidas principales del día. La vitamina E se absorbe bien solo si va acompañada de grasa saludable, así que se aprovecha mejor en platos donde ya haya aceite de oliva, aguacate o frutos secos.

🔬 Selenio: pequeño pero poderoso

El selenio es de los que no levantan la voz, pero cuando falta, las defensas y la tiroides lo notan. Con muy poquito ya cumples, y ahí está la gracia.

↳ **Meta diaria:** 55 µg

↳ **Dónde encontrarlo:** Con 1-2 nueces de Brasil ya llegas a la cantidad deseada. También gracias a pescados (preferentemente azules), mariscos y semillas de girasol.

↳ **Cómo tomarlo:** Basta con incluir alguna fuente a lo largo del día. No necesitas dividir dosis ni buscar estrategias complicadas: la clave está en la variedad.

Equipo CEREBRO Y METABOLISMO (colina + vitamina A)

🧩 Colina: la gran olvidada

La colina no es «oficialmente» una vitamina, pero funciona casi como una del grupo B. Es la gran olvidada, aunque juega en ligas mayores: participa en el metabolismo de las grasas, forma parte de las membranas de las células y fabrica acetilcolina, el neurotransmisor que sostiene la memoria, la concentración y el manejo del estrés. Cuando falta, la cabeza se nubla, el ánimo flojea y el hígado se resiente.

↳ **Meta diaria:** 425 mg

↳ **Dónde encontrarla:** Huevo (estrella indiscutible, con unos 250 mg en la yema), hígado, pollo, salmón, garbanzos y brócoli.

↳ **Cómo tomarla:** Mejor repartirla a lo largo del día en varias comidas; así, tu cuerpo la aprovecha más.

👀 Vitamina A: la guardiana de la visión

La vitamina A es tu faro interno: protege la vista, mantiene la piel firme y refuerza las defensas. Llega en dos formatos: el retinol, listo para usar en alimentos animales, y los betacarotenos, que el cuerpo convierte a demanda desde frutas y verduras de color.

↳ **Meta diaria:** 700 µg

↳ **Dónde encontrarla:** Hígado, huevos, lácteos, zanahoria, batata, espinaca, calabaza...

↳ **Cómo tomarla:** Con que aparezca en una de las comidas principales ya vas bien. Eso sí, acompáñala siempre de algo de grasa saludable (aceite de oliva, aguacate, frutos secos) para que el cuerpo la absorba.

¿Cómo se nota si flojea el EQUIPO CEREBRO + METABOLISMO?

- Niebla mental, despistes o memoria floja.
- Irritabilidad, apatía o estrés que cuesta manejar.
- Visión nocturna borrosa u ojos secos.
- Acumulación de grasa en el hígado o el abdomen.

Si la cabeza no carbura y el ánimo flojea, este equipo necesita una ayudita.

Siempre es bueno aprender:

¿Qué implica en mi día a día que una vitamina sea hidrosoluble o hiposuble?

Vitaminas liposolubles: Se almacenan en la grasa del cuerpo, por eso su exceso puede acumularse y dar problemas si abusas de suplementos. Se absorben mejor con algo de grasa saludable (aceite de oliva, aguacate, frutos secos).

Vitaminas hidrosolubles: Se disuelven en agua, no se almacenan tanto y el exceso se elimina por la orina. Esto significa que necesitas reponerlas cada día, pero también es difícil pasarse solo con la dieta.

Hasta aquí, macronutrientes y micronutrientes. Ya tienes claro el mapa de los nutrientes que sostienen la maquinaria. Pero hay uno que nunca se lleva el crédito y es igual de importante: el agua. Sin él, todo lo demás queda en pausa.

Agua: el nutriente más obvio y el más olvidado

No tiene color, no tiene sabor y no se vende en cápsulas bonitas; pero, sin agua, nada funciona. Es el nutriente más básico y, por paradójico que resulte, el que más pasamos por alto. Puedes sobrevivir semanas sin comida, pero solo unos pocos días sin agua. Y, cuidado, que **no hablamos solo de sed**, hablamos de energía, memoria, digestión, piel y hasta de cómo regulas la temperatura en esos sofocos traicioneros.

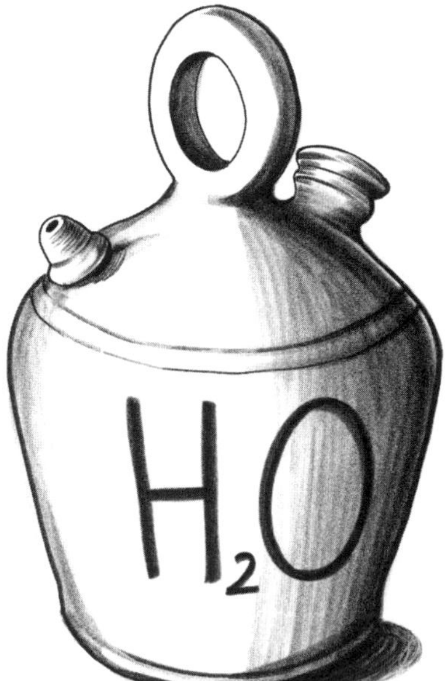

El cuerpo es como una casa con tuberías; si falta agua, todo chirría, desde la presión sanguínea hasta la claridad mental. Por eso, aunque suene demasiado simple, **hidratarse bien es uno de los mejores suplementos que puedes darle a tu cuerpo en la menopausia**.

Los clásicos errores que cometemos con el agua

Aunque parece lo más fácil del mundo, hidratarse bien tiene más truco de lo que creemos. Estos son los fallos más comunes:

1. **Beber solo cuando tienes sed:** La sed ya es una señal de que llegas tarde. El cuerpo pide antes, pero no siempre avisa con claridad.
2. **Confundir sed con hambre:** Muchas veces, ese picoteo que crees que es un antojo es en realidad falta de agua.
3. **Creer que todo líquido hidrata igual:** El café, los refrescos o el alcohol cuentan..., pero restan puntos (son diuréticos o van cargados de azúcar). ¿Y el té o las infusiones? Sí, cuentan como hidratación —especialmente si son sin teína y sin azúcar—, aunque no sustituyen al agua. Piénsalos como un buen complemento, no como el plan principal. El agua sigue siendo la base.
4. **Olvidar que el agua también se come:** Las frutas, verduras y sopas son agua en formato sólido. Suman y mucho.
5. **Beber de golpe y olvidarse después:** El cuerpo aprovecha mejor pequeñas dosis repartidas que tomarse de golpe un litro antes de dormir.

Regla de oro: **no se trata de empaparte, sino de mantener un goteo constante todo el día.**

¿Cuánta agua necesitas en realidad?

Olvídate de fórmulas imposibles: la cifra mágica de 1,5-2 litros al día es una buena referencia para la mayoría de las mujeres. Pero lo importante no es tanto el número exacto com **asegurarte de que el cuerpo recibe lo que necesita a lo largo del día**.

Piensa en esto:

- **La mitad viene en vaso:** agua, infusiones suaves, caldos...
- **La otra mitad viene en plato:** frutas y verduras ricas en agua, sopas, cremas. Una sandía, una ensalada o una sopa cuentan (y mucho).

Señales de que te estás quedando corta

- Orina muy concentrada y con color oscuro
- Cansancio raro y dolores de cabeza
- Piel más apagada y tirante
- Digestión lenta y estreñimiento

Truco: No te obsesiones con los litros. **Si tu orina es clara la mayor parte del día, vas bien**, si tiende a oscura o te da la impresión de que está turbia (y esto se repite de manera sucesiva), hay que encender la alarma y hacer una parada en boxes para revisar. Es el marcador más fácil y fiable que tienes a mano.

Ahora sí que podemos decir que hemos cubierto lo esencial: macronutrientes, micronutrientes y agua, los que sostienen la estructura y mantienen la casa en pie. Pero, como ya adelantamos al principio, hay un grupo muy especial de nutrientes y compuestos que no aparecen en todos los manuales; sin embargo, pueden marcar la diferencia en cómo se vive esta etapa. No son los ladrillos ni los tornillos, son más bien los **extras de confort**: esos detalles que no cambian la estructura, pero sí la experiencia de habitar la casa.

Aquí entran en juego tres protagonistas: **fitoestrógenos, polifenoles y antioxidantes, y probióticos**.

Nutrientes y compuestos que tienen un papel especial en menopausia

Fitoestrógenos: los imitadores naturales

Son los compuestos vegetales más famosos de la menopausia. Actúan como un **eco suave** del estrógeno: no tienen la potencia de la hormona original, pero pueden imitar parte de sus efectos. Piensa en ellos como esa amiga que no te resuelve la vida, pero siempre suma.

¿Para qué sirven?

La ciencia dice que pueden **aliviar sofocos, sudores nocturnos, sequedad vaginal e irritabilidad**. Los metaanálisis calculan que reducen los sofocos en torno a un 25-30%. Traducido: si tienes diez al día, podrías pasar a siete. No es un milagro, pero para muchas es un alivio. También hay evidencias de que **apoyan la salud ósea** y **mejoran el perfil cardiovascular** bajando el colesterol LDL. Eso sí, no son mágicos. Los estudios no siempre coinciden y aún se investiga qué fuentes y dosis son más efectivas.

¿Qué cantidad necesitas?

No existe una recomendación oficial, pero los estudios apuntan a que entre **40 y 80 mg de isoflavonas al día** son una buena referencia.

La clave: **constancia y goteo continuo**. No sirve tomarse un yogur de soja de vez en cuando. Lo ideal es incluir fuentes de fitoestrógenos varias veces a la semana, mejor repartidas en diferentes comidas.

¿Dónde encontrarlos?

↳ **Soja y derivados:** 20–25 mg de isoflavonas / 100 g — y 20–25 g de proteína / 100 g

↳ **Leche de soja:** 10–15 mg de isoflavonas / vaso (250 ml) — y 3–4 g de proteína / 100 ml Edamame: 20–30 mg de isoflavonas / 100 g — y 11–13 g de proteína / 100 g cocido

↳ **Miso:** 10–15 mg de isoflavonas / 100 g — y 12 g de proteína / 100 g

↳ **Tempeh:** 30–40 mg de isoflavonas / 100 g — y 18–20 g de proteína / 100 g

↳ **Legumbres:** garbanzos cocidos 5–10 mg / 100 g — y 8–9 g de proteína / 100 g lentejas cocidas 3–5 mg / 100 g — y 9 g de proteína / 100 g

↳ **Semillas:** lino (lignanos ~300 mg) y 18 g de proteína/100 g, sésamo (~130 mg) y 17 g de proteína /100 g

↳ **Frutos secos:** nueces (~25 mg de fitoestrógenos) y 15 g de protéina /100 g, pistachos (~40 mg) / 100 g — y 20 g de proteína / 100 g

↳ **Otros:** cereales integrales (avena, trigo, centeno), granada, frutos rojos.

Curiosidad clave

Para que los fitoestrógenos hagan efecto, **la microbiota intestinal tiene que estar en forma**: es la que los metaboliza y activa. Por eso conviene acompañarlos siempre de fibra, probióticos y una dieta variada.

Errores típicos con los fitoestrógenos

Aunque son de lo más comentado en la menopausia, hay varios malentendidos que conviene aclarar:

1. **Son como una THM natural** → No. La terapia hormonal es otra liga. Los fitoestrógenos tienen un efecto mucho más suave y no sustituyen un tratamiento médico.
2. **Si tomo un suplemento, mejor que la comida** → Tampoco. La evidencia es más sólida en alimentos enteros (soja, lino, legumbres). Los suplementos pueden ayudar, pero no siempre son necesarios ni están regulados igual.
3. **Cuanto más, mejor** → Error. Pasarse de dosis no multiplica el efecto y puede incluso provocar molestias digestivas.
4. **Con un poco de soja de vez en cuando ya sirve** → Los beneficios lle-

gan con **constancia**: varias tomas semanales, no caprichos esporádicos.

5. **Da igual cómo esté el intestino** → Al contrario. Sin una microbiota en forma, el cuerpo no activa bien estos compuestos.

En resumen: Los fitoestrógenos son un **buen refuerzo**, pero no una varita mágica. Funcionan mejor como parte de un estilo de vida completo (fibra, probióticos, alimentación variada...).

Polifenoles y antioxidantes: los colores que protegen

Son los pigmentos y compuestos vegetales que dan color, sabor y aroma intenso a frutas, verduras, especias o incluso al cacao y al té. No aportan calorías ni se estudian en todos los manuales, pero tienen un poder antioxidante y antiinflamatorio que puede marcar la diferencia en la menopausia.

¿Para qué sirven?

- **Antiinflamatorio de fondo:** Ayudan a frenar la inflamación silenciosa que aumenta con la edad y la caída de estrógenos.
- **Protección cardiovascular:** Cuidan arterias y reducen el riesgo de oxidación del colesterol LDL.
- **Cerebro y memoria:** Algunos, como los flavonoides del cacao o los frutos rojos, apoyan la función cognitiva.
- **Piel:** Retrasan el daño oxidativo y ayudan a mantener la elasticidad.
- **Defensas:** Modulan la microbiota y apoyan al sistema inmune.

¿Qué cantidad necesitas?

No hay una cifra oficial diaria, pero la mejor estrategia es sencilla: **llenar el plato de colores**. Cuanto más diverso sea el arcoíris de frutas y verduras, mejor.

¿Dónde encontrarlos?

↳ **Frutas:** Frutos rojos (arándanos, moras, frambuesas...), granada, uvas negras, ciruelas...

↳ **Verduras:** Brócoli, cebolla morada, alcachofa, espinacas, tomate...

↳ **Bebidas y especias:** Té verde, café, cacao puro, cúrcuma, romero, orégano...

↳ **Otros:** Aceite de oliva virgen extra, chocolate negro (+70% de cacao), vino tinto (con moderación).

Curiosidad clave

Cada color indica un tipo distinto de polifenoles (carotenoides, flavonoides, resveratrol...). Por eso, lo mejor no es obsesionarse con un superalimento, sino **variar y mezclar colores a diario**.

Errores típicos con los polifenoles y antioxidantes

1. **Mejor en cápsula que en comida** → Error. Los suplementos concentran un compuesto, pero en los alimentos van acompañados de fibra, vitaminas y sinergias que potencian el efecto. El arcoíris en el plato gana siempre.
2. **Si tomo vino tinto, ya estoy cubierta** → No funciona así. El resveratrol está ahí, sí, pero en dosis muy pequeñas. Para llegar a las que usan los estudios habría que beber litros (con los problemas que eso conlleva).
3. **Chocolate es chocolate** → No. Lo que aporta antioxidantes es el cacao puro. Si la tableta tiene 40% cacao y 60% azúcar, los beneficios se esfuman.
4. **Siempre mejor crudo** → Depende. Cocinar algunas verduras (tomate, zanahoria) puede incluso aumentar la biodisponibilidad de ciertos compuestos, como el licopeno.
5. **Con comer un tipo de fruta basta** → Otro clásico erróneo. Cada color aporta antioxidantes diferentes. Cuantos más tonos y variedad metas en el plato, más completo será el escudo.

En resumen: No es cuestión de un superalimento milagro, sino de **variedad, calidad y constancia**.

Probióticos: los pequeños grandes aliados

No son nutrientes al uso, sino microorganismos vivos que trabajan en equipo con el cuerpo. Son parte de la microbiota, ese ecosistema intestinal (y vaginal) que manda mensajes a todo lo que sucede en nuestro organismo: digestión, defensas, ánimo, metabolismo... Es importante que sepas que, durante la menopausia, tenerlos de tu lado marca la diferencia.

¿Para qué sirven?

- **Intestino en calma:** Ayudan a regular la digestión, reducir gases e hinchazón, y mejorar la absorción de nutrientes.
- **Defensas más firmes:** Gran parte de la inmunidad nace en el intestino, así que los probióticos refuerzan esa barrera.
- **Peso y metabolismo:** Modulan la glucosa y los lípidos en sangre.
- **Ánimo y cerebro:** Seguro que has oído hablar del eje intestino-cerebro, ¿verdad? Pues bien, este explica por qué una microbiota equilibrada se traduce en mejor humor y menos niebla mental.
- **Zona íntima:** En la menopausia, baja el estrógeno, cambia el pH vaginal y se pierde protección natural, pero los probióticos específicos ayudan a reducir sequedad, molestias e infecciones.

¿Qué cantidad necesitas?

No hay una dosis única porque depende de la cepa y la vía (si es en alimentación o como suplemento). La clave es **regularidad**: mejor pequeñas dosis cada día que un atracón ocasional.

¿Dónde encontrarlos?

↳ **Fermentados naturales:** Yogur sin azúcar, kéfir, chucrut, kimchi, miso, kombucha...

↳ **Quesos curados artesanos:** Algunos contienen cepas vivas.

↳ **Suplementos específicos:** Cuando se buscan cepas concretas (por ejemplo, *Lactobacillus reuteri* o *rhamnosus* para la salud vaginal).

Curiosidad clave

Los probióticos funcionan mejor con **fibra prebiótica** (que puedes encontrar en alcachofa, cebolla, plátano poco maduro...). Es como darles la comida que necesitan para quedarse y que trabajen a tu favor.

Errores típicos con los probióticos

1. **Cualquier yogur sirve** → No todos los yogures llevan bacterias vivas en cantidad suficiente. Muchos postres lácteos solo tienen azúcar y aditivos, así que busca la palabra «probiótico», no basta con fermentos lácticos vivos.
2. **Producen un efecto inmediato** → No son analgésicos. Necesitan tiempo y constancia para recolonizar y equilibrar la microbiota.
3. **Todos hacen lo mismo:** En absoluto, cada cepa tiene funciones distintas: unas refuerzan las defensas, otras ayudan en la digestión y otras protegen la salud vaginal.
4. **Con el suplemento basta:** Sin fibra prebiótica, las bacterias no tienen «comida» para quedarse. Retén la idea de que la alcachofa, el puerro o el plátano poco maduro son el táper que necesitan.
5. **Más cantidad = más efecto** → Dista de ser algo proporcional, ya que millones de bacterias no garantizan eficacia. Lo importante es la cepa, la combinación y la constancia.

En resumen: Los probióticos **funcionan cuando eliges la cepa adecuada, los acompañas de su comida (fibra) y les das tiempo**.

Hasta aquí hemos jugado con la despensa: proteínas, vitaminas, grasas buenas, fibra... Todo lo que debería estar en tu plato. Ahora toca verlo en acción con un ejemplo práctico de un día completo.

Ejemplo de un día (5 comidas)

Desayuno

- 1 vaso grande de agua al levantarte
- 2 huevos revueltos con espinacas y tomates cherry
- 1 rebanada de pan integral cien por cien con aguacate y semillas de sésamo
- 1 yogur griego natural con 1 cucharadita de chía y frambuesas
- Infusión verde

Media mañana

- 1 manzana con piel + puñado de nueces
- Té verde o café solo

Comida

- 1 vaso de agua antes y sorbos pequeños durante
- Ensalada cruda de rúcula o canónigos, pimiento rojo, pepino y zanahoria ralladaLentejas guisadas con verduras y cúrcuma + un poco de arroz integral
- Salmón a la plancha (ración generosa)
- Aliño con AOVE y limón

Merienda

- Tostada integral con hummus + bastones de zanahoria y apio
- Kéfir con un puñado de frutos rojos

Cena (antes de las 21.00, ligera)

- 1 vaso de agua templada antes de la cena
- Crema de calabaza con jengibre
- Pechuga de pollo marinada en AOVE, ajo y limón
- Ensalada rápida de hojas verdes suaves (canónigos o lechuga romana) con aguacate y semillas de calabaza
- 1 rodaja de piña fresca

Para subir nota: Añade 1 porción extra de fermentados (por ejemplo, chucrut, kimchi o miso suave en la comida o la cena). No es obligatorio, pero da un plus de diversidad bacteriana.

Para que entiendas el desglose de lo que incluye este menú. Hoy has cubierto:

✔ **Proteína (~100 g/día)** → 105 g (huevos, yogur griego, garbanzos, pollo, salmón)

✔ **Fibra (25-30 g/día)** → 28-30 g (avena, garbanzos, frutas, verduras, pan integral, frutos secos)

✔ **Calcio (1.000-1.200 mg/día)** → ~1.000 mg (lácteos, verduras, frutos secos, pescado con espina). Si quieres afinar: añade 1 vasito más de lácteo o un fortificado o semillas de sésamo.

✔ **Hierro (8-18 mg/día)** → 16-18 mg (garbanzos, pollo, salmón, espinacas + vitamina C de fruta)

✔ **Magnesio (320-400 mg/día)** → 360 mg (avena, legumbres, frutos secos, verduras)

✔ **Zinc (8 mg/día)** → 9 mg (pollo, legumbres, frutos secos, yogur)

✔ **Selenio (55 µg/día)** → 90 µg (salmón, huevos, frutos secos)

✔ **Vitamina D (600-800 UI/día)** → ~550-650 UI (salmón + lácteos fortificados). Aquí suele hacer falta sol o suplemento para asegurar niveles óptimos.

✔ **Omega-3 EPA+DHA (250-500 mg/día)** → ~1.000 mg (salmón)

✔ **Polifenoles y antioxidantes** → frutos rojos, uvas negras, verduras de colores, AOVE, especias

✔ **Fitoestrógenos (40-80 mg isoflavonas/día)** → ~50 mg (garbanzos, lino, pan integral)

✔ **Probióticos** → yogur natural (puedes variar con kéfir o chucrut)

✔ **Agua (1,5-2 L/día)** → 1,8 L entre agua, infusiones, frutas y verduras

Este ejemplo demuestra que, un día bien planeado, puede cubrir casi todo lo que necesitas. Pero seamos realistas, la vida no es un menú de Pinterest: hay días que fallas, que comes a salto de mata o que, por mucho que cuides la dieta, no llegas a cubrir ciertas necesidades. Para eso están los suplementos: el refuerzo con sentido, no la pastilla milagro.

Cuando la alimentación no llega: los suplementos más pautados en esta etapa

Seguro que con este capítulo ya has podido llegar a la conclusión de que no hay ninguna duda de que la comida es la base. Pero además de lo que ya hemos comentado, es decir, que la vida no siempre permite comer perfecto todos los días, en la perimenopausia y la menopausia se suman otros retos: carencias muy comunes y necesidades que aumentan. **Por eso es importante conocerlas y saber qué recursos tenemos cuando no las cubrimos solo con alimentos.** Ahí es donde los suplementos cumplen con su papel: no para llenar el cajón de cápsulas, sino para reforzar lo que cuesta alcanzar con la comida.

Y, aunque ya se ha mencionado antes, lo recordamos: lo importante es sumar bien lo que ya tomas con la alimentación antes de añadir pastillas. Además, es clave contar con un profesional que sepa guiarte en qué, cuánto y cómo tomar, porque en esto no vale el «copiar y pegar» lo que le funciona a cualquier persona que tengas cerca o a la *influencer* de turno que veas en redes.

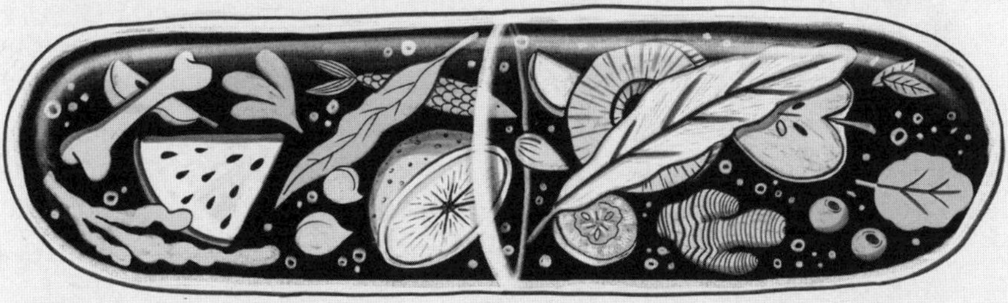

Ahora sí, vamos con los suplementos más habituales:

🛏 Melatonina: el apoyo cuando el reloj interno va a destiempo

- **Forma:** Hay **dos formas**. Si te cuesta **conciliar** el sueño, la **liberación inmediata** suelta la melatonina de golpe y te da ese empujón para dormirte. Si lo tuyo es **despertarte a medianoche** o no **mantener** el sueño, la

liberación prolongada la va soltando poco a poco para mantener el descanso sin sobresaltos.

- **Absorción:** La absorción depende de la forma. La **liberación prolongada** va mejor con la cena o con algo de grasa porque ayuda a que la melatonina se mantenga estable toda la noche. **La inmediata** rinde mejor si está separada de las comidas.
- **Frecuencia:** Se toma **a diario y a la misma hora** por la noche. Suele pautarse en **temporadas cortas (2-8 semanas)** y empezar con **dosis bajas** para ver cómo te sienta. Si en **2-4 semanas** no se nota mejoría, lo habitual es **ajustar la pauta con el médico.**
- **Cómo tomarla:** Si usas **liberación inmediata**, tómala **30-60 min antes de acostarte** y con el **estómago vacío** (deja **2-3 horas desde la última comida)**. Con **liberación prolongada**, tómala **1-2 horas antes con la cena** (si hay algo de grasa, mejor) y **no la partas ni la tritures**. En formatos **sublinguales o líquidos**, mantenla **unos segundos bajo la lengua** antes de tragar para que actúe antes.
- **Precaución:** No caigas en el «más miligramos, más sueño». Subir por subir puede dar somnolencia matinal, dolor de cabeza, mareo o provocar sueños raros. Antes de aumentar la dosis, revisa lo básico (horario, pantallas, alcohol...). La idea no es forzar el sueño, es alinear el reloj.
- **Origen:** El cuerpo **ya fabrica melatonina** (en la glándula pineal) y la mayoría de los botes usan **melatonina sintética** de **grado farmacéutico**. Según el país puede venderse como **suplemento** o **medicamento**, y por eso **cambian las dosis y presentaciones**.
- **Información útil:** No duerme por ti: manda la señal al reloj biológico, pero funciona mejor junto a los hábitos de los que ya hemos hablado en este libro. Si el insomnio persiste o está disparado por sofocos o ansiedad, toca tratar la causa con tu médico.
- **Dosis permitida en España: máximo de 3 mg. Y, si necesitamos más, tendría que ser bajo prescripción médica y con formulación magistral. Por supuesto, estas cantidades pueden variar de un país a otro.**
- **Tip extra:** En la **etiqueta**, busca claro **«liberación inmediata»** (si tardas en dormirte) o **«liberación prolongada»** (si te despiertas a medianoche). Elige productos de calidad y mejor si tienen **verificación independiente** (USP/NSF).

Vitamina D: el suplemento que casi siempre toca

- **Forma:** En suplemento la encontrarás como **D2 (ergocalciferol)** y **D3 (colecalciferol)**. La D3 es la más eficaz y la que conviene priorizar porque es la que el cuerpo aprovecha mejor.
- **Absorción:** Muy buena, siempre que la tomes con grasa. Las cápsulas blandas en aceite o gotas suelen superar en absorción a los comprimidos secos.
- **Frecuencia:** Puede tomarse a diario o en dosis semanales o mensuales, según pauta médica (lo habitual es tomarla a **diario** (1.000-2.000 UI).
- **Cómo tomarla:** Lo suyo es acompañarla de la comida principal con aceite de oliva, aguacate o frutos secos. Olvídate de tomarla en ayunas con un vasito de agua.
- **Precaución:** Tienes que saber que la vitamina D se acumula, así que nada de «me tomo el doble y ya está». Si te excedes, puedes acabar con hipercalcemia y problemas renales. Y, en cualquier caso, control médico y analítica al menos una vez al año.
- **Origen:** El más común es el origen animal (a partir de la lanolina, lana de oveja), pero también hay vegana (extraída de líquenes) y es igual de eficaz.
- **Información útil:** La mayoría de las mujeres no llegan a cubrir las necesidades de vitamina D solo con la exposición solar (influyen la edad, la piel, la latitud y el uso de cremas solares) ni con la alimentación.
- **Tip extra:** Si la etiqueta dice «colecalciferol (D3)» y viene en cápsula blanda con aceite, tienes un suplemento de calidad.

Calcio: el ladrillo de los huesos

- **Forma:** Lo encontrarás sobre todo como **carbonato** y **citrato de calcio**. El carbonato es el clásico: aporta bastante cantidad, pero se lleva mejor si lo tomas con la comida. El citrato, en cambio, es más amable con el estómago y se absorbe bien incluso si tienes digestiones más lentas o si tomas antiácidos.
- **Absorción:** El cuerpo no aprovecha grandes cantidades de golpe (máximo **500-600 mg por toma)**, así que, si la dosis es más alta, conviene dividirla. Y, ojo, sin vitamina D suficiente, el calcio no llega al hueso.

- **Frecuencia:** Lo normal es tomarlo **a diario**, ajustando lo que necesitas según lo que ya cubras con la dieta. Lo esperado es que las mujeres lleguen a los **800-1.200 mg en total** (entre comida y suplemento).
- **Cómo tomarlo:** Si tu suplemento es carbonato, acompáñalo siempre de comida. Si es citrato, puedes tomarlo cuando quieras, aunque también va bien con las comidas. Y si la dosis diaria es alta, repártela en dos tomas para sacarle más partido.
- **Precaución:** No caigas en la trampa de pensar que «cuanto más calcio, más hueso»; porque, por ejemplo, el exceso puede dar problemas como cálculos renales.
- **Origen:** La mayoría procede de minerales, aunque también existen suplementos de algas marinas que, además, aportan otros minerales interesantes como el magnesio.
- **Información útil:** El calcio es solo una pieza del puzle. Si falta vitamina D, K2, magnesio o ejercicio de impacto, el suplemento por sí solo no basta para fortalecer el hueso. Sin ellos, pierde eficacia e incluso puede acumularse donde no toca.
- **Tip extra:** Si en la etiqueta lees «citrato de calcio» y la dosis no supera los 500 mg por toma, vas sobre seguro: es más fácil de digerir y el cuerpo lo aprovecha mejor.

⚡ Magnesio: el mineral multiusos que nunca descansa

- **Forma:** Lo verás en distintas versiones. El **óxido** es el más barato, pero se absorbe poco y puede provocar molestias digestivas. El **citrato** funciona bien para regular el tránsito intestinal y se aprovecha mejor. El bisglicinato favorece la relajación muscular y mejora el sueño. Además, es el más suave con el estómago y de los que mejor se absorben. Y el **treonato** es la joya de la corona si buscas beneficios en el cerebro, ya que es la única forma que cruza bien al sistema nervioso central; hay estudios prometedores en cuanto a memoria y niebla mental. Tendrás que valorar con un profesional cuál es el más conveniente para ti.
- **Absorción:** Depende mucho de la forma. El bisglicinato y el treonato son los que el cuerpo aprovecha mejor. Conviene no mezclarlo con dosis altas de calcio porque compiten en la absorción.

- **Frecuencia:** Diaria. Lo normal en la menopausia es que la mujer necesite un extra constante porque la dieta sola suele quedarse corta.
- **Cómo tomarlo:** Si lo usas para relajación, calambres o sueño, mejor por la tarde-noche. Si la dosis es alta, repártela en 2 tomas para evitar molestias digestivas. Se pueden combinar formas distintas en el mismo día: lo importante es que la suma total no supere lo recomendado.
- **Precaución:** En exceso puede provocar diarrea o malestar, sobre todo con el citrato o el óxido. Y si tienes insuficiencia renal, consulta siempre antes de suplementar.
- **Origen:** Deriva de sales minerales. Cuando el magnesio está unido a aminoácidos (como en el bisglicinato) o a moléculas específicas (como el treonato), la absorción y el efecto cambian mucho.
- **Información útil:** El magnesio participa en más de trescientas reacciones del cuerpo: músculo, ánimo, huesos, sueño... En menopausia, suele ser el suplemento comodín que marca la diferencia.
- **Tip extra:** Para músculos y sueño, apuesta por **bisglicinato**. Para niebla mental y memoria, elige **treonato**. Si además buscas regular el tránsito intestinal, el **citrato** puede ser tu aliado.

Hierro: el que repone las reservas de energía

- **Forma:** Los más habituales son el **sulfato, fumarato y el gluconato de hierro**. Son eficaces, pero pueden dar molestias digestivas (estreñimiento o náuseas, por ejemplo). Por suerte, las formas más nuevas como el **bisglicinato** o el **hierro liposomado** se toleran mucho mejor y se absorben más sin irritar tanto el estómago.
- **Absorción:** El hierro se absorbe mejor con el estómago vacío y acompañado de vitamina C (una naranja, un kiwi o frutos rojos). El problema: en ayunas puede sentar fatal. Si te pasa, tómatelo con algo ligero, mejor que abandonarlo. Y, eso sí, evita los protectores gástricos si puedes; en caso de que tengas molestias, ajusta el momento de la ingesta o cambia la formulación, siempre con supervisión médica.
- **Frecuencia:** Lo normal es que se tome **a diario**, aunque algunas pautas médicas recomiendan tomarlo en días alternos para mejorar la absorción y reducir los efectos secundarios. Aquí conviene seguir al pie de la letra la recomendación de tu médico.

- **Cómo tomarlo:** Evita tomarlo a la vez que el café, el té, los lácteos o el calcio, pues estos bloquean su absorción. Lo ideal es dejar unas dos horas de margen.
- **Precaución:** Nunca lo tomes «por si acaso». El exceso de hierro puede acumularse en órganos como el hígado y el corazón. Solo debe suplementarse si hay déficit confirmado en analítica.
- **Origen:** Suele obtenerse de sales minerales o de fuentes vegetales concentradas en suplementos liposomados. El bisglicinato de hierro está unido a un aminoácido, lo que lo hace más biodisponible y más amable con el intestino.
- **Información útil:** En la menopausia, disminuye el riesgo de anemia como casusa del fin de las reglas, pero muchas mujeres llegan a esta etapa con los niveles de reserva ya bajitos. Por eso, antes de suplementar, conviene medir **ferritina y hierro sérico**, no solo hemoglobina.
- **Tip extra:** Si en la etiqueta ves «**hierro bisglicinato**» o «**liposomado**», estás eligiendo fórmulas más modernas, con buena absorción y menos efectos secundarios.

🧠 Vitamina B12: la chispa que mantiene la energía y la memoria

- **Forma:** La encontrarás como **cianocobalamina, hidroxocobalamina y metilcobalamina**. La cianocobalamina es la más común y barata, pero las formas activas (metil y adeno) son las que el cuerpo aprovecha más rápido.
- **Absorción:** Aquí hay truco, pues para absorber bien la B12, necesitas un estómago en forma (ácido suficiente y factor intrínseco, una proteína que hace de «llave» y la lleva al intestino para que el cuerpo la absorba. Sin esa llave, la B12 no entra. Con la edad, y más en menopausia, esto falla bastante. Por eso, las formas sublinguales, espráis o inyectables pueden ser más eficaces que las pastillas tradicionales.
- **Frecuencia:** Lo normal es tomarla **a diario en dosis bajas** (1000 µg/día) o en **pautas semanales/mensuales** si se usa un inyectable; todo va a depender de los niveles en analítica y de cómo lo absorba el cuerpo.
- **Cómo tomarla:** Si es en comprimido normal, mejor en ayunas para que no compita con la comida. Las formas sublinguales o en espray se absorben directamente en la mucosa, sin pasar tanto por el estómago, lo que suele ser más cómodo y eficaz.

- **Precaución:** La B12 es muy segura, incluso en dosis altas. El verdadero riesgo no es pasarse, sino quedarse corta. Eso sí, cuidado con pensar que «más B12 = más energía»: si no tienes déficit, no vas a notar milagros.
- **Origen:** Se obtiene a partir de fermentación bacteriana. Por eso, los suplementos son aptos para veganas (no necesitas buscarla en origen animal).
- **Información útil:** La B12 baja con la edad por dos motivos: producimos menos ácido en el estómago y solemos tomar más medicación que interfiera en su absorción (como son el omeprazol o la metformina). Por eso, incluso comiendo carne o pescado, muchas mujeres en menopausia presentan déficit.
- **Tip extra:** Si en la analítica ves la B12 «normal», pero tienes síntomas como cansancio, niebla mental u hormigueos, no está de más que pidas que te miren la **homocisteína y** el **ácido metilmalónico (MMA)**, que son marcadores más precisos de si de verdad la estás usando bien.

Omega-3: el antiinflamatorio natural del cuerpo

- **Forma:** Los más comunes son **EPA** y **DHA**, que vienen del pescado azul o del krill (que son pequeños crustáceos parecidos a camarones que viven en aguas frías). El **ALA**, presente en semillas como el lino o la chía, necesita transformarse en EPA/DHA... y nuestro cuerpo hace esa conversión fatal (menos del 10%). Por eso, cuando hablamos de suplemento útil, nos referimos a EPA y DHA.
- **Absorción:** El omega-3 se aprovecha mucho mejor si lo tomas con comidas que lleven algo de grasa. Y, ojo, no todos los suplementos funcionan igual: los que vienen en formas más «naturales» (como el krill o los que imitan la estructura original del pescado, como triglicéridos o fosfolípidos) suelen absorberse mejor que los aceites más básicos.
- **Frecuencia:** Lo habitual es **diaria**, con dosis entre 1 y 2 g de EPA y DHA en mujeres con menopausia, siempre ajustando según la dieta (si comes pescado azul 2-3 veces a la semana, tal vez necesites menos).
- **Cómo tomarlo:** Con la comida principal que tenga grasa saludable (aceite de oliva, aguacate, frutos secos). Así evitas también el típico «reflujo a pescado» que dan algunos suplementos. Si tomas más de 1 g/día, divídelo en dos tomas (mañana y noche).

- **Precaución:** En dosis muy altas puede aumentar el riesgo de sangrado si tomas anticoagulantes. Si es tu caso, consulta siempre antes. Y ten precaución con los suplementos de mala calidad: los aceites de pescado se enrancian con facilidad si no llevan antioxidantes como la vitamina E.
- **Origen:** Por lo general son de pescado azul (anchoas, sardinas, caballa), krill o, en versión vegana, de **microalgas**: estas últimas aportan directamente DHA (y a veces EPA), con eficacia equiparable.
- **Información útil:** En la menopausia, el omega-3 ayuda a modular la inflamación, protege el corazón y puede mejorar la sequedad de la piel y las mucosas. Es uno de esos suplementos «todoterreno» que suma en varias áreas.
- **Tip extra:** Busca en la etiqueta el aporte real de **EPA y DHA por cápsula** (no solo la cantidad de «aceite de pescado»). Así sabrás si el bote cunde o si necesitas seis cápsulas para llegar a la dosis eficaz. Una cápsula práctica debería aportar al menos **500 mg de EPA y DHA.**

Proteína: el refuerzo que el músculo agradece

- **Forma:** Lo habitual es encontrarla en **polvos** (suero de leche o *whey*, caseína, proteína vegetal como guisante, arroz, soja…). También en barritas o sobres listos para beber.
- **Absorción:** La de **suero de leche** es la que se absorbe más rápido, ideal para después de entrenar. Las **vegetales** han mejorado mucho en calidad y digestión, sobre todo si combinan varias fuentes (guisante y arroz, por ejemplo).
- **Frecuencia:** Lo normal es usarla **a diario**, pero como complemento, no como sustituto de las comidas.
- **Cómo tomarlo:** Puedes mezclarlo con agua, leche o bebida vegetal. No hay un momento mágico: vale en desayuno, merienda o posentrenamiento. Lo importante es llegar al total del día.
- **Precaución:** No abuses de los batidos como sustituto de comidas completas. Y, si tienes problemas renales, consulta antes de subir mucho la proteína.
- **Origen:** Suelen venir de lácteos (*whey*, caseína) o de vegetales. Las fórmulas *blend* (mezcla de varias fuentes vegetales) suelen tener un perfil de aminoácidos más equilibrado.

- **Información útil:** A partir de la menopausia, cuesta más mantener masa muscular y saciedad. Un batido o un suplemento de proteínas puede ser ese empujón extra cuando la comida no llega, sin tener que forzarte a comer más carne, pescado o legumbres.
- **Tip extra:** Revisa en la etiqueta que aporte al menos **20-25 g de proteínas por ración** y que especifique el tipo (*whey* aislada, guisante, etc.). Eso asegura que lo que tomas suma de verdad.

🔥 Creatina: la gasolina extra para el músculo y el cerebro

- **Forma:** La más estudiada y fiable es la **monohidrato de creatina**. Olvídate de versiones «exóticas», porque no son más efectivas, aunque sí más caras.
- **Absorción:** Se absorbe muy bien mezclada con agua o zumo. Del mismo modo, tomarla junto a hidratos (por ejemplo, con la comida o un batido con fruta) puede mejorar un poco su aprovechamiento.
- **Frecuencia:** Diario, sin descansos. Lo habitual son **3-5 g al día**. No hace falta «fase de carga» como antes se decía: con constancia, los depósitos musculares se llenan igual.
- **Cómo tomarla:** Se puede tomar en cualquier momento del día. Mucha gente la asocia al posentrenamiento, pero lo importante es la regularidad, no la hora.
- **Precaución:** Es muy segura, pero puede provocar cierta retención de agua en músculo (no en grasa). Si tienes problemas renales, introdúcela solo con control médico.
- **Origen:** Normalmente se sintetiza en laboratorio, por lo que es apta también para mujeres veganas y vegetarianas.
- **Información útil:** En menopausia no solo ayuda a conservar fuerza y músculo, sino que también hay estudios interesantes sobre los beneficios que aporta en cuanto a la **función cognitiva** y el **estado de ánimo**. Es uno de los suplementos con más respaldo científico.
- **Tip extra:** Que en la etiqueta ponga **creatina monohidrato Creapure Creavitalis** es un plus: es la forma más pura y con mejor control de calidad.

Suplemento de proteína vs. creatina

- La **proteína** es la materia prima: aporta los ladrillos para fabricar músculo, piel, defensas...
- La **creatina (monohidrato)** no aporta proteína, sino energía extra a las células musculares. Es como darle gasolina prémium al músculo para rendir más en el entrenamiento.

Por eso no son sustitutos, sino **complementarios**: la proteína pone los materiales y la creatina ayuda a usarlos mejor. En la menopausia, tiene mucho sentido, porque contribuye a conservar masa y fuerza muscular, justo lo que más se pierde en esta etapa (y el efecto se nota más si la combinas con ejercicio de fuerza).

¿Y el resto? Vitamina C, zinc, selenio, vitamina E, colina o folato se suelen cubrir con la dieta y solo se suplementan en casos concretos, según analítica o síntomas.

Suplementos: la calidad importa (y mucho)

No todos los suplementos son iguales. Dos botes pueden llevar la misma palabra en grande («calcio», «omega-3», «probióticos») y ser mundos distintos. Si la forma no se absorbe bien o la dosis es mínima, **es dinero tirado a la basura**. Para acertar (y no acabar con un cajón lleno de cápsulas inútiles), fíjate en esto:

Etiqueta clara: Debe decir **qué forma** lleva (por ejemplo, «bisglicinato de magnesio» y no solo «magnesio») y **cuánto** aporta por dosis en realidad. De nada vale que ponga «aceite de pescado» o «magnesio 500 mg» si no especifica cuánto es de EPA y DHA o de magnesio elemental. Una buena etiqueta siempre dice qué forma química lleva y en qué dosis exacta.

Dosis útil: Desconfía si una cápsula promete cubrirlo todo, pero solo lleva cantidades mínimas. Mejor pocas cosas bien dosificadas que un cóctel gigante en dosis simbólicas. Y elige formas que el cuerpo pueda absorber y usar de verdad (lo que se conoce como «biodisponibilidad real»).

Origen transparente: Mejor si indica procedencia (por ejemplo, pescado pequeño o microalgas para el omega-3) y si tiene sellos o certificados de pureza (libre de metales pesados, pesticidas, etc.). Vamos, que la procedencia cuenta.

Pureza y certificación: Si ves sellos como **GMP**, **ISO** o marcas de referencia (por ejemplo, **Creapure®** en creatina), sabes que han pasado buenos controles de calidad.

Caducidad y conservación: Los aceites (como el omega-3) necesitan antioxidantes, como la vitamina E, para no enranciarse. Evita botes con olor o sabor raro.

Precio sospechoso: Lo barato sale caro. Si la diferencia es enorme, quizá también lo sea la calidad.

En resumen: Un buen suplemento no es el más caro ni el que tiene más ingredientes en la etiqueta, sino el que está **bien formulado, viene en dosis útiles y ha pasado controles de calidad**. **Si la etiqueta es confusa, el suplemento también lo será.**

Los 9 errores típicos con los suplementos

1. **Usarlos como sustituto de comer bien** → Ningún bote compensa una dieta pobre.
2. **Acumular sin criterio** → «Un poco de esto, otro poco de aquello»... y terminas con cócteles que se solapan y que pueden perder mucha efectividad.
3. **Tomarlos a destiempo** → Algunos necesitan ir con comida, otros en ayunas, otros lejos de ciertos fármacos.
4. **Olvidar que menos es más** → No por tomar el doble se obtienen el doble de beneficios, más bien lo contrario.

5. **No hacerse analíticas** → Tomar hierro o B12 «a ciegas» sin saber tus niveles puede ser un error gordo. Recuerda: la analítica es tu mapa.
6. **Seguir modas o a tu vecina** → Lo que le funciona a tu amiga o a tu prima no tiene por qué funcionarte a ti. Tu cuerpo, tus necesidades.
7. **Fiarse solo de la publicidad** → «Natural», «prémium», «vegano», «détox»... Las etiquetas venden mucho, pero lo que importa es la forma, la dosis y la calidad real.
8. **No formarse un mínimo** → Un poco de autoeducación marca la diferencia: saber leer una etiqueta, entender qué significa «biodisponible» o cuándo hace falta una pauta médica es lo que te evita gastar dinero en botes inútiles.
9. **Esperar milagros de un día para otro** → Los suplementos suelen necesitar **constancia** y **semanas** para notarse.

En resumen: Los suplementos bien usados son aliados; mal usados, son solo gasto y frustración.

Hasta aquí, los suplementos: el plan B cuando la comida no basta. Pero la nutrición no se queda solo en lo que metes en un bote. Hay otros gestos sencillos, de los de todos los días, que no parecen gran cosa y, sin embargo, ayudan más de lo que piensas. Los llamamos «hábitos que valen su peso oro».

Otros hábitos que valen su peso en oro

Cambia lo que comes: la variedad es la clave

No se trata de comer «más sano» repitiendo siempre lo mismo, sino de variar. Cada alimento trae su propio pack de nutrientes: los verdes oscuros cargan minerales; los rojos, antioxidantes; los naranjas, vitamina A; los morados, polifenoles... Cuanto más arcoíris pongas en el plato, más completo será el puzle de tu salud.

Regla práctica: **Al menos 3 colores distintos de frutas o verduras al día.** En los polifenoles ya vimos cómo esos tonos te protegen del daño celular. Aquí sumamos otra capa: cada color alimenta a un grupo distinto de bacterias. Tres colores al día no son un capricho estético, son tu pase directo a una microbiota variada y un sistema digestivo más fuerte.

Antes de comer: un vaso de agua con vinagre de manzana

Ni pócima mágica ni chorrada: el ácido acético puede ayudar a suavizar el pico de glucosa después de comidas con mucho almidón, porque retrasa un poco el vaciado del estómago.

Cómo probarlo: diluye 1-2 cucharaditas (5-10 ml) en un vaso grande de agua y bébelo 10-15 minutos antes de la comida más cargada de carbohidratos.

Precauciones: nunca lo tomes a palo seco (puede dañar el esófago y el esmalte dental). Evítalo si tienes reflujo o gastritis, y usa siempre pajita o enjuágate después para proteger dientes. Y lo de siempre: si notas que te sienta mal, no es para ti.

Come en el orden correcto: importa y mucho

Lo primero que deberías comer es la fibra (mejor si empiezas por algo crudo, por ejemplo, una zanahoria), luego la proteína y dejar el carbohidrato integral para el final. Funciona porque la fibra «prepara el terreno» y frena la absorción, la proteína estabiliza la respuesta de insulina y, al reservar los carbohidratos para el final, la glucosa sube menos, la saciedad dura más y bajan los antojos.

Y la pregunta que nunca falla: ¿y si está todo mezclado? En platos como guisos, ensaladas completas o un *poke*, por ejemplo, el orden pierde fuerza porque todo llega a la vez. Aun así, la fibra sigue haciendo su trabajo: ralentiza la absorción y evita subidones de glucosa. La clave está en la **proporción**: que en el plato predominen las verduras y haya proteína clara frente al carbohidrato.

Situación en un restaurante

Imagina que estás en un restaurante, todavía no han traído nada... y aparece la cesta de pan calentito. Si lo comes en ayunas, la glucosa se te dispara. Es el clásico momento de «peco o espero».

Truco realista: espera a que llegue la ensalada o el primer plato con verdura y proteína (sí, sabemos que cuesta). Después, ya puedes disfrutar del pan como acompañamiento. Y, si encima es integral, ya sería perfecto. El efecto que tiene en el cuerpo es muy distinto.

Convierte los carbohidratos en almidón resistente: el truco de la nevera

En efecto, hay un truco nuevo que aún no hemos visto y que es la bomba: cómo convertir los carbohidratos en **almidón resistente**. Sucede cuando cocinas patata, arroz o pasta, los enfrías en la nevera y luego los tomas en ensalada (o recalentados suavemente). Esa transformación los convierte en un prebiótico prémium para bacterias muy específicas. Una de esas joyas invisibles que marcan la diferencia.

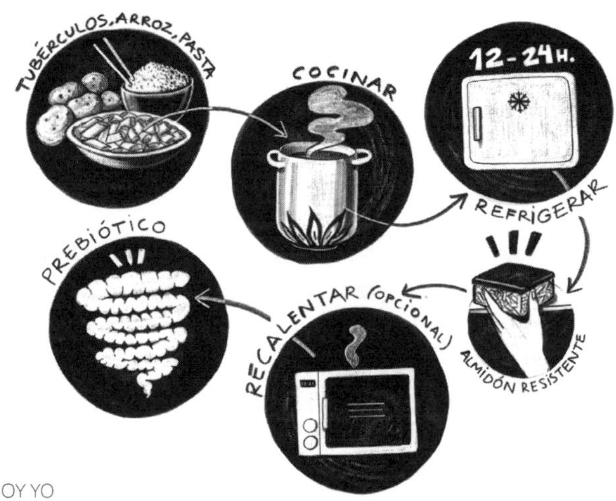

Carbohidratos, mejor si pasan por la nevera

Cuando cocinas **patatas, arroz o pasta** y **los enfrías** (mínimo 8-12 horas en la nevera), parte del almidón se transforma en **almidón resistente** (retrogradación). ¿Traducción? **Sube menos la glucosa**, alimentas a la **microbiota** y te sacian más.

Cómo aplicarlo: cocina al dente, enfría en nevera y **come al día siguiente** en **ensalada** (patata, pasta, arroz) o **recalienta suavemente** (se mantiene buena parte del efecto). Combínalo con **verdura y proteína.**

Evita beber demasiada agua durante las comidas

No pasa nada por dar un par de sorbos mientras comes, pero llenar el estómago con vasos enormes puede pasarte factura: se llena de golpe y puede «empujar» hacia arriba lo que hay dentro, lo que provoca esa sensación de hinchazón o el típico ardor.

No es cierto que el agua «diluya» los jugos gástricos o que impida absorber nutrientes: el estómago ajusta la acidez en minutos y la absorción funciona igual. El problema real es **mecánico**: demasiado volumen de líquido encima de una comida copiosa (y peor si es con gas) aumenta la incomodidad digestiva. Así que lo ideal es dar **sorbos pequeños durante la comida** y dejar los vasos grandes para antes o después. Así te hidratas igual, pero la digestión es más ligera. ¿Y el agua con gas? Mejor **entre horas o justo antes de comer**, en pequeñas cantidades (un vaso es suficiente), porque en exceso puede provocar gases.

Alcohol: de invitado especial, no de compañero fijo

Esa copa puede parecer inocente... hasta que sumas sofocos extra, sueño más ligero y calorías vacías. En la menopausia, la clave está en que sea ocasional, no un hábito diario. Y si vas a beber, hazlo con cabeza: mejor acompañado de comida rica en fibra y proteína, nunca en ayunas, y alternando cada copa con un vaso de agua. Así el impacto será mucho menor y tu hígado, tu sueño y tu cintura lo agradecerán.

Por la noche: toca cena ligera y antes de las 21.00

No es postureo mediterráneo: cenar pronto y ligero cambia las noches. Cuando comes tarde y pesado, el cuerpo sigue en modo digestión precisamente cuando debería entrar en modo descanso. Resultado: más sofocos, más despertares y sueño de peor calidad. Adelantar la cena y que esta sea a base de verduras, proteína ligera y un chorrito de aceite de oliva es el equivalente a darle un colchón nuevo a tu descanso.

Haz ayuno intermitente 12:12

Seguro que has oído hablar del ayuno intermitente (o descanso digestivo), ese que está en redes, revistas y hasta en las charlas de sobremesa. Aunque parezca la última tendencia, en realidad no es nada nuevo. Durante siglos, comer con horarios más acotados ha sido lo habitual: se desayunaba tarde, se cenaba pronto, y listo. Lo interesante es que, bien planteado, este patrón puede encajar muy bien en la menopausia. No porque sea una dieta milagro, pues no lo es, sino porque ayuda a darle un descanso al sistema digestivo, a estabilizar los niveles de azúcar en sangre y a evitar el picoteo nocturno que tanto empeora el sueño y la inflamación.

La versión más sencilla y realista es el 12:12: una ventana de 12 horas de ingesta y otra de 12 de ayuno (todos los días). Fácil de recordar, fácil de mantener y aporta beneficios que se notan en energía, digestión y descanso.

¿Qué no rompe el ayuno? Durante esas 12 horas de descanso digestivo, puedes tomar agua, infusiones sin azúcar, café solo o té solo. Eso no interrumpe el ayuno. Lo que sí lo rompe son las bebidas con leche, azúcar, edulcorantes calóricos o, por supuesto cualquier ingesta sólida.

Por la mañana, nada más levantarte: toma un vaso de agua

Tras varias horas de sueño, el cuerpo amanece un poco «seco»: has pasado la noche sin beber y lo primero que pide no es café, sino agua. Ese vaso grande al despertar funciona como el interruptor que pone en marcha el sistema digestivo, reactiva la circulación y te da un arranque más limpio y ligero. La temperatura no es lo importante: fría, templada o del tiempo, lo que mejor te siente. Aquí te dejo unas sugerencias:

- **Cantidad ideal:** 1 vaso grande (300-500 ml).
- **Con limón o sin limón:** Es opcional, el limón da sabor y poco más. No «desintoxica» y el ácido puede dañar el esmalte. Si te gusta, tómalo muy diluido y con pajita, o pon solo una rodaja.
- **El orden aquí también importa:** Agua → desayuno con proteína y fibra → café (sí, has leído bien, el café sienta mucho mejor después de comer para evitar el subidón y el bajón de cortisol).

Bebe agua sin pensar en ello

No tienes que esperar a tener sed para beber. Es más, cuando llega la sed, quiere decir que ya vas con el depósito en reserva. Llevar una botella de medio litro y vaciarla a sorbos 3 o 4 veces al día es la forma más fácil de cumplir sin pensar demasiado. Si el agua sola te parece un castigo, dale un giro añadiendo pepino, limón, hierbabuena o frutos rojos congelados. Y no olvides que también bebes cuando comes frutas, verduras, sopas e infusiones; todo esto suma más de lo que crees.

Baja una marcha antes de comer: respira, suelta la prisa y luego come

No todo va de lo que pones en el plato: también cuenta cómo llegas a la mesa. El estrés y la falta de descanso alteran la digestión, afectan a la microbiota y hasta cambian la forma en que el cuerpo gestiona el azúcar o la grasa. Comer con calma, sin pantallas y respirando un poco antes de empezar puede ser tan digestivo como la mejor infusión.

Kit de emergencias para antojos

Queremos ponértelo fácil, así que sirva este apartado como *bonus track*. Porque sí, cuando los antojos atacan, atacan de verdad. Y no siempre es hambre real, a veces es cansancio, estrés o pura rutina. Aquí van unos salvavidas:

- ✔ **Bebe agua primero:** Muchas veces, el «hambre» es solo **sed disfrazada**.
- ✔ **Tómate algo caliente:** Una **infusión, café, agua con limón caliente o caldo de huesos** relajan y dan **señal de saciedad.**
- ✔ **Ten snacks inteligentes a mano: Frutos secos, fruta cortada, hummus con crudités o palomitas caseras...** Frenan el picoteo sin remordimientos.
- ✔ **Tira de proteína exprés: Yogur griego, huevo duro, edamame o un poco de queso** llenan y **sacian de verdad.**
- ✔ **Elige un plan B dulce: Chocolate por lo menos con un 80% de cacao, dátiles con nueces o frutos rojos congelados** quitan la ansiedad sin disparar el azúcar.
- ✔ **Distráete rápido: Caminar 10 minutos, estirarte o hacer una llamada** puede cortar el antojo en seco.
- ✔ **Cómetelo sin ansia:** Si decides tomarlo, hazlo **sin pantallas y saboreando cada bocado**.
- ✔ **Haz un reseteo mental:** Un antojo **no anula nada**, retoma el plan en la **siguiente comida**.

5 ideas de snacks inteligentes y poco obvias

1. **Cremoso de chocolate**
   Un «postre» rápido, cremoso y chocolateado, con muchísima proteína y muy pocas calorías.
2. **Rollitos de nori con atún y aguacate**
   Un bocado tipo sushi, fresco y salado, que sacia mucho con muy pocas calorías y carbohidratos.
3. **Palomitas caseras con levadura nutricional**
   Un snack crujiente para momentos de «necesito picar algo», con sabor tipo queso, pero sin lácteos ni ultraprocesados.

4. **Manzana con crema de cacahuete**
   Un snack dulce, crujiente y cremoso que sacia mucho y ayuda a evitar picos de glucosa.
5. **Pepino con cottage y mix de semillas**
   Un snack fresco, crujiente y muy ligero en calorías, pero con buena proteína y grasas saludables. Lo convierte en una alternativa inteligente al snack ultraprocesado.

Si quieres las recetas y ver cómo se hacen, **escanea este código QR:**

Hasta aquí, el viaje por la nutrición. Ahora sabes cómo armar un plato con sentido, qué nutrientes son clave, cómo cuidarlos con hábitos sencillos y cuándo tiene sentido añadir un refuerzo extra. **Comer bien es la primera herramienta para tener energía, regular las hormonas, dormir mejor y protegerte a largo plazo**. Y aunque la comida sea el punto de partida, no camina sola. El cuerpo necesita movimiento para que todo lo que pones en el plato se convierta en músculo, hueso fuerte y cabeza despejada. Así que, cerrado el capítulo de la mesa, toca abrir el del cuerpo en acción: **ejercicio físico y movimiento**.

Ejercicio físico, la mejor medicina sin receta

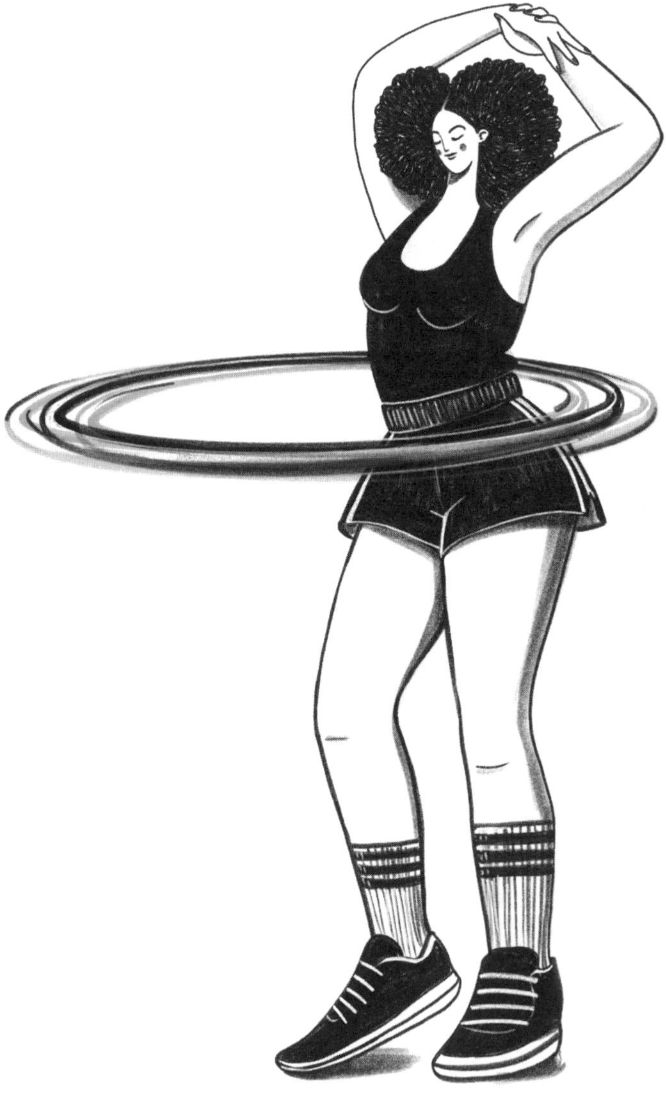

Lo confieso: cuesta mucho y quizá a ti te pase igual: entre el trabajo, la familia, nosotras mismas, la casa y el cansancio que arrastramos... ¿quién tiene ganas de ponerse a hacer sentadillas? Pero, querida, ¿quieres tener una buena menopausia y una vejez top? Pues hay que hacerlo. Si antes el deporte era recomendable, ahora es un salvavidas. De hecho, es el mejor suplemento en esta etapa. No hablo de matarte 2 horas diarias en el gimnasio (nadie da para tanto, ni falta que hace), se trata de incorporar ejercicio físico de forma constante y, sobre todo, de encontrar algo que te guste para que no lo abandones al tercer día.

¿Por qué tanto énfasis? Resulta que el cuerpo en menopausia sufre varios frentes en los que el ejercicio es el mejor escudo. Vamos con una explicación sencilla:

1. Primero, **el peso y el metabolismo**. Si ganas músculo mediante ejercicios de fuerza, aumentarás el metabolismo basal, o sea, quemarás más calorías incluso en reposo. Eso ayuda a evitar que esos kilitos se acumulen con facilidad. Además, hacer ejercicio combate la pérdida muscular acelerada de esta etapa. ¿Sabías que a partir de la menopausia puedes perder **hasta un 1% de masa muscular al año** si no haces nada? Eso equivale a varios kilos por década. Pues moviéndote evitas ese desastre muscular. Resumiendo, más músculo = más fuerza y autonomía para ti en el día a día.
2. Segundo, los **huesos**. ¿Cuál es la mejor medicina antiosteoporosis junto con una buena alimentación rica en calcio? Bingo: el ejercicio. Y no cualquiera, sino el de impacto moderado y resistencia. Caminar a buen ritmo, por ejemplo, ya pone a trabajar a los huesos y los estimula a mantenerse fuertes. Lo mismo sucede con el entrenamiento de fuerza: cuando el músculo tira del hueso, le envía la señal de «refuérzate». Y, si las articulaciones lo permiten, añade un poco de impacto tipo *jumping* (saltos, subir escaleras, bailar): es un extra que hace que los huesos reciban alto y claro el mensaje de «mantente firme». Aquí añadimos una nota: en el caso de mujeres con osteoporosis severa, prolapsos o problemas articulares graves, conviene consultar con el médico antes de incluir ejercicios de alto impacto.
3. **Tercero y quizá el más inmediato: el bienestar mental y emocional.** El ejercicio es el antidepresivo natural más potente que existe. Cuan-

do te mueves, el cerebro libera endorfinas (las llamadas hormonas de la felicidad) y aumenta la serotonina, que se encarga de mejorar el estado de ánimo. ¿El resultado? Haces ejercicio y, quizá no al minuto 1, pero a la media hora aparece esa sensación de calma y satisfacción, el famoso «subidón del corredor». Y no solo es química cerebral: el ejercicio te devuelve sensación de control y de logro en un momento en el que el cuerpo cambia y no siempre obedece.

4 Cuarto, el **sueño**. ¿No duermes bien? Por irónico que pueda parecer, cansarte a nivel físico ayuda a dormir mejor por la noche. Está comprobado que la actividad física regular mejora la calidad del sueño. Claro está, hay que hacerlo con cabeza: evita el ejercicio muy intenso justo antes de acostarte porque te activará demasiado. Mejor hazlo por la mañana o por la tarde. Si entrenas, digamos, a las siete u ocho de la tarde, procura que sea suave, como estiramientos o yoga, para que ayude a relajar mente y cuerpo. Verás que tras un día en el que has usado el cuerpo (se nos olvida con frecuencia la tralla que le damos a nuestra querida carcasa), conciliar el sueño es más fácil y te despiertas menos durante la noche. Y dormir bien, a su vez, mejora el humor, el peso, las ganas de hacer ejercicio... ¡Círculo virtuoso activado!

Ahora bien, quizá sigues pensando: «Todo esto está muy bien, pero no tengo ni tiempo ni energía ni sé por dónde empezar». **La falta de hábito es el mayor obstáculo**. Por eso mi consejo es: **empieza con muy poco, pero empieza**. Cinco minutos hoy valen más que 0 minutos. Mañana otros 5. La semana que viene, 10. Y así hasta que vayas construyendo una rutina casi sin darte cuenta.

La rutina perfecta

Si bien es cierto que no existe una «rutina perfecta» única, sí hay una **plantilla redonda** que cubre lo que de verdad importa en peri y menopausia.

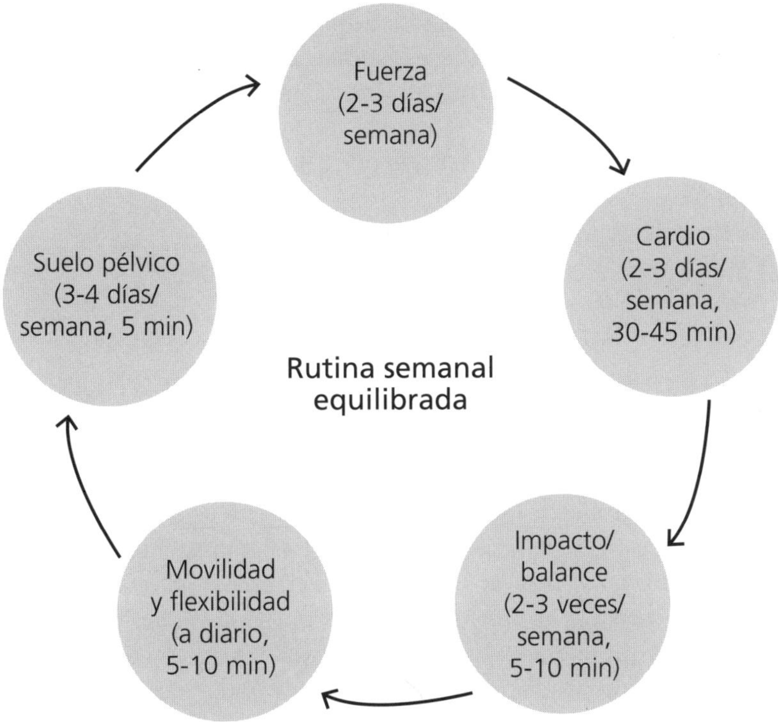

- **Fuerza (2-3 días/semana)**
  El pilar n.º 1: Mínimo dos sesiones completas (piernas, glúteo, espalda, brazos). Si puedes, mejor tres.
  Beneficio: Mantiene músculo y hueso, acelera el metabolismo y te da fuerza real.
- **Cardio (2-3 días/semana, 30-45 min)**
  Alterna moderado (caminar rápido, natación, bici) con algún intervalo más alegre.
  Beneficio: Cuida corazón, glucosa y ánimo.
- **Impacto/balance (2-3 veces/semana, 5-10 min)**
  Subir escaleras, caminar cuesta arriba, *step-ups* o pequeños saltitos, incluye ejercicios de equilibrio a una pierna.
  Beneficio: Estimula hueso y reduce riesgo de caídas.

- **Movilidad y flexibilidad (a diario, 5-10 min)**
  La postura gato-camello (tal vez sepas cuál es, pero, si no, ya sabes, a googlear), 90 grados-90 grados de cadera, rotaciones torácicas, estiramientos suaves.
  Beneficio: Menos rigidez, menos dolor articular, más libertad de movimiento.
- **Suelo pélvico (3-4 días/semana, 5 min)**
  Ejercicios de Kegels lentos y rápidos, puente de glúteos con activación, respiración diafragmática.
  Beneficio: Previene escapes, mejora la postura y la vida sexual.

Una revisión científica reciente lo deja claro: combinar ejercicio aeróbico (caminar, nadar, bici) con fuerza puede reducir los síntomas depresivos de mujeres en menopausia hasta en un 25-30%. El cambio no es solo corporal, sino también emocional.

Y, aunque la ciencia marque como ideal unas tres sesiones moderadas de 30-45 minutos por semana, lo importante no es empezar cumpliendo la cifra perfecta, sino construir el hábito poco a poco. La intensidad ya vendrá después. Hacerlo en grupo puede ser el empujón definitivo: las risas, el compromiso compartido y la sensación de reto común hacen que pese menos ser constante.

Una última cosa a este respecto que conviene aclarar: esa hora de entrenamiento planificado no sustituye al resto del día. Ejercitarse es una cosa; mantenerse en movimiento, otra muy distinta. Vamos a verlo un poco más en profundidad.

No confundas ejercicio con movimiento

Muchas de nosotras caemos en la trampa de pensar que con 1 hora de ejercicio ya «cumplimos» y podemos sentarnos el resto del día sin remordimientos. Sin embargo, la ciencia y los expertos nos advierten algo importante: una persona sedentaria que entrena 1 o 2 horas al día, sigue siendo sedentaria. En otras palabras, esa hora de entrenamiento no compensa las largas horas de inactividad. Por eso, el hábito de incluir más movimiento en cada jornada es tan transformador: tendrás más energía, mejor humor y un metabolismo más despierto.

Movimiento frente a ejercicio: ¿cuál es la diferencia?

La diferencia entre moverse y hacer ejercicio estructurado es importante. El ejercicio es esa hora de gimnasio, pilates, pesas... Es decir, las actividades planificadas, de mayor intensidad y una duración determinada. El movimiento se refiere a toda actividad física no estructurada que haces en el día a día: caminar hasta la tienda, subir escaleras, limpiar la casa, levantarte del escritorio, jugar con tus hijos, sacar de paseo a tu mascota, etc. Este movimiento cotidiano forma parte de lo que los científicos llaman NEAT (siglas en inglés de *Non-Exercise Activity Thermogenesis*), y que abarca todos los movimientos diarios que queman calorías, pero que no se consideran ejercicio formal. En pocas palabras, es la energía que gastas viviendo la vida.

¿Por qué necesitas moverte más (aparte del ejercicio formal)?

El cuerpo no está hecho para pasar 8 horas seguidas en una silla. Hacer ejercicio físico es fundamental, pero lo que de verdad sostiene el gasto energético diario es tener un NEAT alto, es decir, moverte mucho en el día a día. Solemos infravalorar lo que aportan esas pequeñas acciones (caminar, alternar subir escaleras a pie con otras mecánicas o ascensor, moverte por la casa, dar una vuelta a la manzana en la que está tu oficina) y, sin embargo, el impacto que tienen en la salud metabólica y general es enorme.

- ↳ **Contrarresta los efectos de estar sentada:** Pasar mucho tiempo sentada «adormece» el metabolismo. Levantarte y moverte con regularidad reactiva la circulación y evita que el cuerpo entre en modo ahorro de energía.
- ↳ **Mejora la sensibilidad a la insulina:** Cada vez que te mueves, los músculos utilizan glucosa como combustible. Esto ayuda a mantener niveles de azúcar en sangre más estables durante el día. Caminar 5-10 minutos después de comer puede reducir los picos de glucosa entre un 20-30% y prevenir esos bajones de energía y antojos a media tarde.
- ↳ **Más energía y mejor estado de ánimo:** El movimiento libera endorfinas que elevan el ánimo, reduce estrés y ansiedad, y despeja la mente (basta

darse un paseo para notarlo). Aunque parezca paradójico, gastar energía moviéndote te da más vitalidad que quedarte quieta.

↳ **Protege la masa muscular y ósea:** No solo el ejercicio de fuerza construye músculo, también las actividades diarias estimulan músculos y huesos. Estar activa previene la pérdida de masa muscular y densidad ósea del sedentarismo, al mismo tiempo que mantiene el metabolismo más eficiente (el músculo quema más calorías que la grasa incluso en reposo).

↳ **El cuerpo lo pide a gritos:** Puede que no te des cuenta, pero muchas molestias (dolor de espalda, rigidez de cuello, sensación de pesadez) vienen de permanecer demasiado tiempo inactiva. Incorporar movimiento a intervalos regulares mejora la postura, la flexibilidad y reduce dolores. Un cuerpo que se mueve es un cuerpo más feliz y sano, punto.

Cómo incluir más movimiento en el día a día

La clave está en **sumar pequeños hábitos de movimiento**, sin hacer grandes esfuerzos ni necesidad de equipos especiales:

✔ **Levántate con regularidad:** Haz el propósito de no permanecer sentada más de una hora seguida. Pon una alarma suave cada 60 minutos. Cuando suene, tan solo ponte de pie, estira los brazos, mueve el cuello, la espalda y anda un par de minutos.

✔ **Camina siempre que puedas:** Incorpora caminatas en tu rutina diaria. ¿Tienes que hacer una llamada? Hazla caminando, aparca el coche un poco más lejos o bájate una parada de metro o de autobús antes, sube por las escaleras... Todos esos pasos extra suman.

✔ **Microentrenamientos caseros:** Convierte los ratos muertos en movimiento. Mientras se hace el café, haz 10 sentadillas apoyada en la encimera. Si estás viendo tu serie favorita, aprovecha para hacer unos estiramientos suaves. Son minutos que suman y el cuerpo los nota.

✔ **Encuentra algo que disfrutes hacer:** Puede ser bailar mientras ordenas, jugar con tu mascota, pasear tras la cena o dedicar 15 minutos a estiramientos o yoga por la mañana o la noche. El cuerpo agradece el movimiento casi *ipso facto* y, si lo sabes valorar y el movimiento te gusta, deja de ser una tarea y se convierte en parte natural de tu vida.

Minirreto

Durante una semana, lleva un registro sencillo de cuánto te mueves al día. Anota cuántos minutos seguidos pasas sentada y cuántos pasos aproximados das (muchos móviles lo registran de manera automática). El objetivo inicial no es llegar a un número perfecto, sino mejorar la línea base. Por ejemplo, si descubres que en un día normal apenas das 3.000 pasos, proponte subir a 4.000 al día siguiente con alguna de las estrategias arriba mencionadas. Si por lo general estás 2 horas seguidas sin moverte en la oficina, proponte levantarte al menos cada hora. Ve ajustando poco a poco y observa cómo te sientes.

Recuerda: Adoptar este hábito no va de perfección, va de progreso. Cada día que logres moverte un poquito más que antes es una victoria. Y ese progreso tiene un premio extra: no solo más energía y mejor metabolismo, sino también un descanso más profundo. Porque un cuerpo que se activa durante el día se rinde con más facilidad por la noche. Y aquí entra en juego el siguiente gran pilar: **el sueño**.

Sueño, divino tesoro

Ya sabes que suele decirse: «Juventud, divino tesoro», pero para nosotras el verdadero tesoro divino es dormir bien. Y, cuando ese tesoro se esconde, ¡vaya agonía! Todas hemos pasado noches en vela alguna vez, esas en las que das vueltas, miras el reloj cada 10 minutos y piensas: «Si me duermo ahora, todavía me quedan cuatro horas... tres horas... dos horas...». Al día siguiente, vas como una zombi, tirando de café y con la cabeza en modo niebla. Bienvenida al club de las 3.00 a.m.

Dormir deja de ser un acto automático y reparador para convertirse en una batalla nocturna. El insomnio no es tan solo «dormir poco». Es un trastorno del sueño en el que te cuesta conciliarlo, mantenerlo o despertarte descansada. Y es uno de los síntomas más comunes e invisibles de la menopausia. Las cifras hablan por sí solas: entre **el 40 y el 60%** de las mujeres en menopausia sufren problemas de sueño y al menos una de cada cuatro desarrolla un **insomnio crónico clínico**. Es decir, que no son «unas cuantas desafortunadas». Es un problema masivo y global, se da en distintas culturas y con estilos de vida diferentes.

Más allá de las estadísticas, el insomnio **se nota, y mucho, porque el sueño dicta lo que comes, cómo te mueves y cómo te sientes**. Cuando falla, se ve en tres frentes:

❶ Lo que notas

- **Energía bajo mínimos:** Te levantas cansada y todo cuesta más.
- **Cabeza espesa:** Necesitas más cafés de la cuenta para sobrevivir y, aun así, no logras concentrarte y sí, tienes más despistes.
- **Humor en «corto»:** Una noche en vela basta para aumentar la irritabilidad y la ansiedad. Multiplica eso por meses y la factura es alta.
- **Noches en bucle:** Vuelves a despertarte a medianoche y temes la hora de ir a la cama porque sabes que hay altas probabilidades de que sea otra batalla.

❷ Cómo te cambia el día

- **Nutrición:** Dormir poco desajusta el apetito. El cuerpo produce más grelina (hambre) y menos leptina (saciedad). Resultado: se disparan los caprichos de azúcar, carbohidratos y picoteo rápido.

- **Ejercicio y movimiento:** Con sueño deficiente, la motivación para moverte cae en picado. Y el círculo vicioso arranca: cuanto menos te mueves, peor duermes.
- **Rutinas:** Empiezas a temer la hora de ir a la cama porque prevés otra batalla.

3 A largo plazo (si se cronifica)

- **Salud:** Peor control de la tensión y del corazón, ánimo más frágil y defensas que rinden peor.
- **Metabolismo:** Más facilidad para ganar peso y peor control del azúcar.

El círculo vicioso

Ya lo mencionábamos antes por encima. No dormir **alimenta la ansiedad** y la ansiedad **alimenta el insomnio**. Por eso la menopausia, con sus cambios, puede convertirse en un terreno fértil para que el problema se quede si no se aborda. En pocas palabras: **el sueño no es un extra, es la llave que enciende o apaga los demás sistemas**. Cuando falla, el cuerpo y la mente pasan factura y lo hacen con intereses incluidos. Ya sabemos cuáles son las conclusiones, pero quiero que entiendas las razones de por qué sucede todo esto.

¿Por qué de pronto dormir se vuelve misión imposible?

El insomnio en la menopausia es un rompecabezas con muchas piezas. Es cierto que algunas personas traen una **predisposición familiar**, pero la herencia **no decide tus noches**. Lo que de verdad las descoloca son otras piezas que conviene conocer para encauzar el problema.

1 Hormonas en retirada

Durante años, las hormonas son las encargadas de que el sueño fluyera. En la menopausia, cambia el ritmo y el sistema se descoordina:

- **Estrógeno:** El «termostato» se estropea → sofocos y sudores nocturnos.
- **Progesterona:** El «calmante natural» disminuye → es más difícil dormir profundamente.
- **Melatonina:** Con la edad se produce menos → cuesta conciliar el sueño y te despiertas más veces.
- **Cortisol:** Debería estar bajísimo de noche, pero el estrés lo mantiene alto y te deja en modo alerta.

❷ El cuerpo cambia

En esta etapa el cuerpo también **se hace notar**: la **apnea del sueño** es más frecuente (y el **peso abdominal** no ayuda), los **dolores musculares y articulares** cortan el descanso, y **levantarte varias veces para ir al baño en mitad de la noche** rompe el sueño. Resultado: un descanso **intermitente**.

❸ Factores psicológicos: cuando la mente no encuentra el botón de «off»

La mediana edad viene cargadita de retos: padres, hijos si los tienes, trabajo, cuerpo... Cuando llega la noche, la cabeza sigue repasando la *checklist*:

- «Mañana tengo esa reunión y no llevo todo preparado».
- «¿Y si mi madre empeora y necesita ayuda?»
- «¿Al final respondí al wasap?
- «¿Por qué mi cuerpo está cambiando así?».

Y un largo etcétera.

Esa rumiación constante es uno de los grandes enemigos del sueño. Además, aparece un fenómeno perverso: la ansiedad anticipatoria. Te acuestas ya preocupada por que no vas a dormir, lo cual genera más tensión y, *voilà*, no duermes. Profecía autocumplida.

❹ Estilo de vida y entorno: los cómplices silenciosos

A lo anterior hay que sumarle lo que hacemos (o dejamos de hacer) cada día. No son las causas principales, pero sí auténticos aceleradores del insomnio en la menopausia. Los más comunes son:

- **Café a última hora:** Ese expreso de las 18.00 todavía está de servicio cuando apagas la luz.
- **Siestas maratonianas:** Regalan energía por la tarde y **roban** sueño por la noche.
- **Pantallas en la cama:** La luz (y el *scroll*) mantienen al cerebro en modo día.
- **Contenido activador:** Noticias, películas de acción, correos tardíos o discusiones en chats ponen el sistema en alerta.
- **Habitación cálida:** Si ya tienes sofocos, es doble golpe para el descanso.
- **Alcohol nocturno:** Ayuda a caer..., pero rompe la segunda mitad de la noche con despertares y, quizá, también algo de acidez estomacal.
- **Ejercicio intenso muy tarde:** Dejas el motor acelerado justo cuando debería bajar las revoluciones.
- **Tabaco:** Además de disparar los sofocos y aumentar el riesgo cardiovascular, puede adelantar la llegada de la menopausia. En fumadoras moderadas, suele llegar 1 o 2 años antes, y en fumadoras intensas incluso más.
- **Cenas copiosas o tardías:** Digestión pesada, posible reflujo y un cuerpo que no descansa.

En definitiva, no es que se te haya olvidado dormir, es que tu biología y tu contexto están conspirando contra ti.

El poder de... estar acompañada, el pegamento social

La pérdida hormonal no solo trae sofocos: también puede enfriar los vínculos. El estrógeno y la progesterona son las hormonas del pegamento social: regulan empatía, calma, paciencia. Cuando caen, la chispa se apaga: menos tolerancia, más roces, más ganas de quedarte sola... justo cuando más necesitas sentirte acompañada. Aquí está la clave: **las relaciones son vitamina**, no un capricho, no un pasatiempo, sino un pilar tan importante como dormir o entrenar.

Un estudio de 2023 en la revista *Menopause* confirmó que las mujeres con redes sociales (de las de verdad, no las digitales) fuertes tenían menos ansiedad, menos depresión y mejor calidad de vida. ¿Magia? No. Es biología: reír con alguien, sentirte escuchada, compartir un café tiene un efecto muy positivo. Algunos de los beneficios más importantes de la compañía son:

↳ **Baja el estrés:** Reduce cortisol más que muchos fármacos.

↳ **Sube el ánimo:** Dispara la serotonina y la dopamina.

↳ **Te empuja a moverte:** Te ayuda a cumplir esos paseos o clases que sola pospondrías.

↳ **Devuelve vínculo:** Cuando el cuerpo cambia y sientes distancia hasta de ti misma, la conexión con otras personas te ancla.

Te considero una mujer inteligente, pero no está de más recordarnos que no vale cualquier compañía. Huye de la gente «aspiradora» y busca gente «gasolina»: la amiga que te escucha sin juzgar, la que te hace reír cuando quieres llorar, la que te recuerda quién eres en los días negros, la que te regala un abrazo y una mirada cómplices. Y sé también esa persona para las demás.

La dosis mínima que te proponemos no necesita una agenda llena. Lo importante es que no se convierta en algo esporádico, sino en un hábito enriquecedor:

✔ **Un plan largo** a la semana (café, comida, paseo).
✔ **Un par de microcontactos** (llamada, nota de voz) con gente que te importa.
✔ **Un plan con movimiento** (caminar, bailar, yoga) acompañada.

Piensa en *Sexo en Nueva York*: esos planes que eran sa-gra-dos. Eso es amistad, humor y complicidad como antídoto al aislamiento. Y la ciencia lo respalda: el apoyo social reduce la soledad y hasta mitiga los síntomas emocionales. Así que trátalo como lo que es: una estrategia de salud. Cultiva tu jardín de amistades. Llama, queda, escribe ese mensaje, manda una postal cuando te vas de escapada...

PORQUE, EN ESTA ETAPA Y MÁS QUE NUNCA, ESTAR ACOMPAÑADA NO ES OPCIONAL, ES COMBUSTIBLE.

La luz de la mañana: el chute natural de energía

¿Te suena esta escena? Suena la alarma y, con los ojos aún medio cerrados, lo primero que nos ilumina la cara es la pantalla del móvil. Te desplazas por la casa entre luces artificiales, de la cama al baño, quizá directa a prepararte un café. Ahora imagina por un momento hacer algo distinto: antes de mirar cualquier pantalla, abres la ventana o sales al balcón y dejas que te bañe esa luz suave de la mañana.

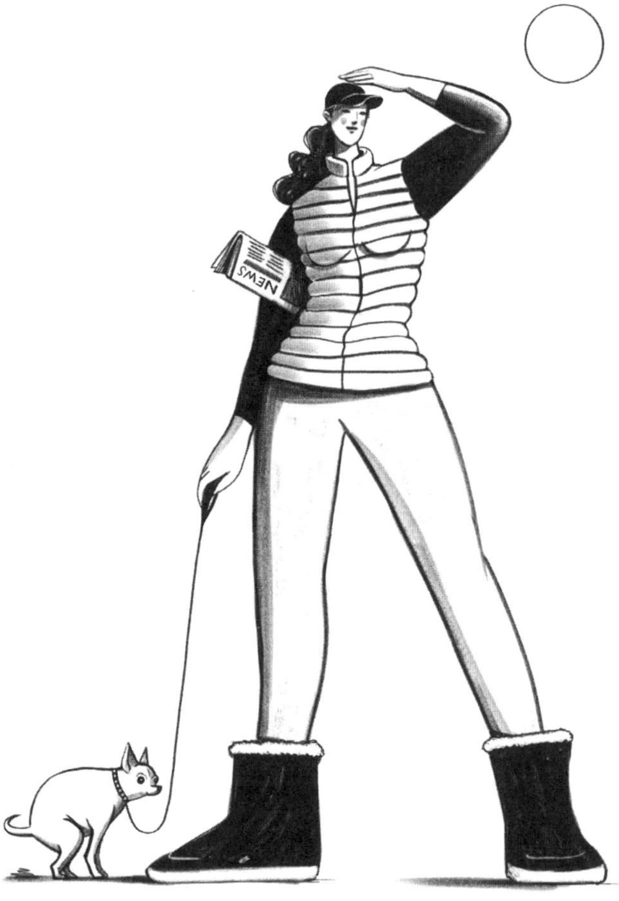

¿Qué crees que pasaría? Lejos de ser un simple capricho poético, exponerse al sol matutino es un gesto muy efectivo (y gratuito) con respaldo científico. Vamos a ver por qué dedicarte unos minutos de luz natural cada mañana puede ser el antes y después que te estaba pidiendo el cuerpo. Suena a milagro, pero es pura biología.

- ↳ **Sincroniza el reloj interno y las hormonas:** La luz solar de la mañana es el **principal sincronizador** del ritmo circadiano, ese reloj biológico que controla casi todo en el cuerpo. Apenas sales a la claridad, ocurre algo mágico: el cuerpo **corta la producción de melatonina**, la hormona del sueño, y **aumenta de forma natural el cortisol**, la hormona que te espabila. Es como un «¡buenos días!» biológico que **te pone en marcha sin cafeína**. Estas subidas y bajadas hormonales a las horas correctas no solo te despiertan, sino que preparan el terreno para que, por la noche, tu organismo fabrique melatonina de nuevo a tiempo, lo que facilita conciliar un sueño profundo y reparador. Cuando las hormonas siguen el horario previsto, todo el sistema se vuelve más **estable**: te sientes de mejor humor y hasta manejas mejor el **estrés**.
- ↳ **Ánimo arriba y energía sostenida:** ¿Has notado lo bien que le sienta un día soleado a tu estado de ánimo? No es casualidad. La luz de la mañana **dispara la liberación de serotonina**, conocida como «la hormona de la felicidad», lo que te hace sentir más positiva, tranquila y centrada. Al haber más serotonina circulando desde temprano, **se reducen los bajones emocionales y la irritabilidad**. Además, ese ratito al sol actúa como un botón de encendido para el cuerpo. De hecho, estudios muestran que la luz matinal (sobre todo la luz azul del cielo) **mejora la atención y reduce la somnolencia diurna**, lo que te ayuda a estar más despierta y productiva. El resultado es una energía más constante a lo largo del día, **menos altibajos** y menos antojos impulsivos de azúcar a media tarde (porque el cuerpo se siente en sincronía, no anda pidiendo combustible desesperado).
- ↳ **Metabolismo en marcha y peso bajo control:** El metabolismo adora la luz matutina. Explicado en términos sencillos, esos rayos tempraneros **encienden la maquinaria interna**. La exposición al sol activa células en el cuerpo (incluyendo las grasas marrones o pardas) que **queman más calorías** y aumenta la liberación de noradrenalina, una hormona que te ayuda a

utilizar la energía de manera más eficiente. ¿El efecto? Un metabolismo más **activo** desde primera hora. Incluso hay evidencia de que recibir luz natural temprano se asocia con un **IMC** (índice de masa corporal) **más bajo**: personas que pasan más tiempo al sol por la mañana tienden a tener menos peso que quienes se exponen sobre todo más tarde. Y no es magia ni coincidencia: la luz es una señal que regula los ritmos biológicos y el gasto energético. Como casi todo en esta vida, los beneficios requieren constancia, por eso los efectos se notan tras 2-3 semanas de práctica regular; pero con solo **20-30 minutos de luz entre las 8.00 y las 12.00** de la mañana, puedes influir de manera positiva en el balance de calorías. No me digas que no es la leche y, encima, gratis y fácil.

¿Qué pasa si no lo haces?

¿Qué ocurre si las mañanas transcurren sin luz natural, entre cuatro paredes y con solo luces de interior? Veamos algunas **consecuencias de ignorar tu reloj solar**:

✕ **Despertadores zombis:** Te costará mucho **más despertar con energía**. Sin la señal de luz, el cerebro sigue medio dormido, la melatonina tarda en irse y pasas la mañana arrastrando sueño. Seguirás dependiendo del té o del café inmediato (y quizá de otro a media mañana) para espabilarte y, aun así, ese letargo matutino se te puede pegar todo el día.

✕ **Ritmo circadiano desajustado:** Si nunca te da el sol por la mañana, el reloj interno se descoordina. Es como si el cuerpo nunca supiera bien en qué momento del día está. Esto puede traducirse en noches de insomnio (porque el cerebro no ha recibido la pista mañanera de que ya ha empezado el día) o en despertarte hecha polvo porque el ciclo de sueño-vigilia anda fuera de sintonía. A largo plazo, un reloj biológico desajustado puede alterar otras hormonas importantes, por ejemplo, desbalances en la insulina y la leptina, lo que dificulta el control del azúcar en sangre y del apetito.

✕ **Metabolismo perezoso y más grasa almacenada:** El cuerpo puede entrar en una especie de modo ahorro. La falta de luz temprana interfiere en los procesos metabólicos que queman energía, lo que los hace menos eficientes. En otras palabras, quemas menos calorías a lo largo del día y es más fácil que el exceso se almacene como grasa. Puede que notes más antojos de carbohidratos y dulces (es el cuerpo buscando energía rápida porque se siente desincronizado) y una tendencia a acumular grasita abdominal, incluso aunque la dieta no haya cambiado.

✕ **Ánimo decaído y menos vitalidad:** La diferencia entre una mañana luminosa y una pasada por alto se nota también en el humor. Sin la subida natural de serotonina, es más probable que te sientas chof, sin motivación e incluso algo de bajona. Muchas personas que trabajan encerradas todo el día entre fluorescentes y sin ver la luz del sol acaban más estresadas, distraídas y teniendo más bajones emocionales. Y, ojo: a largo plazo, la ausencia de luz natural está asociada con mayor riesgo de síntomas depresivos (piensa en esos inviernos largos y oscuros que disparan el famoso trastorno afectivo estacional). En resumen, sin tu dosis solar diaria, puedes andar más apagada, tanto a nivel físico (menos energía) como a nivel anímico.

Ideas fáciles para incorporar la luz de la mañana

La buena noticia es que **no necesitas mudarte a la playa** ni levantarte al amanecer tipo safari para beneficiarte de la luz matinal. Estos consejos prácticos te ayudarán a hacer de este hábito una parte natural de tu rutina, incluso si tienes mañanas ocupadas o el sol apenas se asoma:

1. **Abre las cortinas y las ventanas nada más despertarte:** Haz que entre la claridad en la habitación y en la casa temprano. Aunque sea luz indirecta, la retina captará que ya es de día. Si puedes, asómate un par de minutos a la ventana mientras respiras hondo. En lugar de revisar Instagram en la cama, corre las cortinas y deja que el exterior te dé los buenos días en lugar de los fotones. Este simple gesto envía una señal potente a tu cerebro: «Arrancamos».
2. **Desayuna con luz natural:** Tómate el café o el desayuno cerca de una ventana o, mejor aún, en un balconcito, terraza o patio si lo tienes. Combinas así dos placeres: comer algo rico y tomar el sol. Por ejemplo, si sueles desayunar tostadas, ¿por qué no te las tomas al aire libre o al lado

de esa ventana por la que entra el sol? Si vas con prisa, lleva tu vaso de leche o batido contigo mientras das unas vueltas por un parque o la acera de enfrente. Hasta cepillarte los dientes puede convertirse en momento de luz si te ubicas cerca de una ventana abierta. ¡Multitarea saludable!

3. **Muévete al aire libre a primera hora:** Sumar movimiento y luz es el combo ganador. Puedes sacar a pasear al perro durante 10-15 minutos, dar una vuelta a la manzana escuchando tu música favorita o hacer unos estiramientos suaves en alguna área cercana. No tiene que ser ejercicio intenso, la idea es exponerte al cielo abierto. Si eres de las que entrenan por la mañana, considera llevar tu rutina al exterior. Verás que no solo te despabilas tú, sino que tu metabolismo también acelera el ritmo con ese subidón de luz y movimiento combinados.
4. **Aprovecha cada rayo, incluso en días nublados:** «Hoy está nublado, ¿para qué voy a salir?». ¡Error! Incluso cuando el sol no se ve, la luz diurna atraviesa las nubes. Un día gris sigue brindándote muchos más lux (unidad de brillo) que cualquier bombilla interior. Así que ponte una chaqueta si hace fresco y sal igual. Eso sí, cuando el sol se asoma, aunque sea débil, intenta estar ahí unos minutos. En invierno, busca los momentos de claridad (a mediodía, por ejemplo) para dar una caminata corta. Cada poquito suma.
5. **Conviértelo en ritual: elige tu momento de luz.** Incorpora esta costumbre de forma que te resulte muy agradable. Por ejemplo, decide que todos los días, después de vestirte, subes a la azotea o sales al exterior con tu taza de té a disfrutar del fresco de la mañana. O que, al llegar a la oficina, antes de meterte entre las cuatro paredes, das una breve caminata alrededor del edificio si hay sol. Puedes incluso «enganchar» este hábito a otro ya establecido: después de dejar a los niños en el cole (o cuando sea), te regalas 10 minutos para andar sin prisa, cual *flâneur* curiosa. Busca ese huequito constante. Con el tiempo, el cuerpo te lo pedirá porque va a asociar esa luz con sentirse bien.

Alto y claro, hablemos sin vergüenza

Llegamos a un punto clave: la **comunicación**. Porque de poco sirve saber todo lo anterior si nos quedamos calladitas. Durante generaciones, a las mujeres nos enseñaron a sufrir en silencio, a no mencionar «esas cosas» (menopausia, menstruación, sexo...). Qué horror, ¡tabú! Pues ¿sabes qué? Ha llegado la hora de **hablar sin tapujos y sin vergüenza**. Tal cual: hablemos de la menopausia como quien habla del clima. Vale, quizá no con todo el mundo a la primera de cambio, pero, en general, es liberador sacar el tema de la sombra a la luz. Para quien lo saca y, muchas veces, para quien lo escucha, porque puede sentirse identificada.

¿Y qué implica comunicar en este contexto? Son varias cosas: comunicarles a tus seres queridos cómo te sientes, comunicar tus necesidades (físicas, emocionales) en diferentes entornos, comunicarte con tu médico para recibir la atención adecuada, e incluso comunicarte contigo misma con honestidad. Vamos por partes.

En CASA, comparte con tu pareja o familia lo que estás viviendo. No des por hecho que no les va a importar o que no lo entenderían. Muchas veces, subestimamos la capacidad de empatía de los demás. Por ejemplo, si les explicas:

> «Últimamente me noto diferente. A veces me dan unos calores horribles (sofocos) que me dejan agotada y otras estoy irritable sin razón y no me entiendo ni yo. Es la perimenopausia, mis hormonas están de fiesta. Quiero que lo sepáis para que me entendáis si estoy rara. Necesito vuestro apoyo, un poquito de paciencia y muchos abrazos».

Decir algo así desde el corazón ablanda a cualquiera. Lo más seguro es que tu familia te responderá con amor. Tu pareja tal vez diga «Claro, cariño, ¿qué puedo hacer por ti?», tus hijos quizá hagan bromas al respecto, pero en el fondo sabrán que mamá necesita cooperación (como no gritar «¡Mamá!» cincuenta veces si te ven abanicándote porque estás con un sofoco, por ejemplo). Y es importante también que les cuentes lo positivo:

«Chicos, esto es una fase natural. No estoy enferma, solo cambiando. Y prometo que sigo siendo yo, solo que a veces en versión dragón escupefuego. Vamos a reírnos y a aprender juntos, ¿vale?».

Una actitud abierta y hasta tomárselo con humor educa mucho a quienes te rodean. Rompe el misterio, quita el miedo o la incomodidad. Y hacerlo a una misma le ubica en una posición sanísima y muy útil de desdramatizar.

En el TRABAJO, comunicar puede ser delicado, pero necesario. Si tienes mucha confianza con tus colegas, puedes comentar con naturalidad:

«Ando en la edad tropical, cualquier día me veis sacando el abanico en mitad de la reunión, no os asustéis».

Esta broma sutil ya deja caer el tema. Algunos lugares de trabajo incluso están implementando políticas de menopausia (¡en Reino Unido varias empresas lo han hecho!). Si sientes que los síntomas te afectan en horario laboral (por ejemplo, sofocos que te distraen, necesitas ir más al baño o te sientes muy abrumada), considera hablar con RR. HH. o con un superior de confianza. No tiene que ser un drama:

«Estoy pasando por la menopausia y a veces tengo ciertos síntomas. Quiero que lo sepas porque quizá necesite ventilación extra o pequeñas pausas cuando me ocurra, pero luego sigo rindiendo como siempre».

Es una manera profesional y honesta de tratarlo. Por suerte, bastantes empresas grandes ya están siendo conscientes del tema, y es mejor decirlo y que puedas sentarte cerca de la ventana abierta o del aire acondicionado que aguantar en silencio sudando en mitad de una reunión importante. También con colegas directos: si un día por la mañana llegas con cara de zombi porque has dormido 3 horas, en vez de disimular, puedes decir medio en broma: «Traigo la menopausia colgada de las ojeras, ¿alguien más?». Quizá otra compañera diga «¡Yo también!» y acabéis compartiendo tips. O al menos sabrán por qué actúas algo más lenta ese día y empatizarán.

Con AMIGOS, como dijimos en el apartado de las relaciones, hablar de manera abierta crea lazos. No te avergüence por decir: «Estoy en menopausia» en una conversación o por contar alguna anécdota graciosa de tus despistes hormonales. Tus amigos de verdad lo tomarán con naturalidad y, si alguno reacciona mal, pues está claro que necesita actualizarse, le haces un favor enseñándole.

Comunicar sobre SEXUALIDAD es otro cantar importante. Muchas mujeres callan sus incomodidades sexuales en menopausia por pudor. ¡No lo hagas! Si tienes pareja, dile lo que te pasa:

«Últimamente siento sequedad y me duele al tener relaciones, necesitamos probar lubricantes o juegos previos más largos» o «Tengo la libido baja, pero no es que no te quiera, es hormonal. Vamos a buscar juntos cómo avivar la chispa, quizá con masajes o tan solo más besos, sin presión».

Comunicar en la intimidad evita malentendidos y frustraciones. Tu pareja no es adivina; si guardas silencio, puede pensar que ya no le deseas o cualquier otra cosa equivocada. En cambio, si lo habláis, podéis encontrar soluciones: desde lubricantes a probar horarios distintos (quizá en la mañana cuando tienes más energía) o incluso consultar a un especialista juntos. Lo mismo si hay problemas de incontinencia o imagen corporal. Expresar «Me siento un poco insegura con mi cuerpo ahora» permite que tu pareja te reafirme lo bonita que sigues siendo. La vulnerabilidad compartida fortalece la conexión.

Por último, la **comunicación con PROFESIONALES de la salud** es algo fundamental. Muchas mujeres sufren porque su médico minimiza los síntomas («Es normal, aguántese», «A partir de cierta edad es lo que toca»... Grrr, qué coraje da eso). No te conformes. Cuando vayas al médico o ginecólogo, ve preparada para hacerte escuchar. Describe tus síntomas con claridad, cómo afectan a tu vida y pregunta por opciones de tratamiento. Si sientes que te despachan sin darte respuestas («Esto es así, ya pasará»), insiste o busca una segunda opinión. Tienes todo el derecho a recibir alivio y cuidado. Por ejemplo, si tienes sofocos insoportables, pregunta sobre terapias hormonales o no hormonales. Si la sequedad vaginal te arruina la vida sexual, pide cremas de estrógeno locales o lo que corresponda.

Un consejo: comunicar con asertividad en la consulta es clave para que te tomen en serio. Puedes decir:

«Doctor, entiendo que la menopausia no es una enfermedad, pero mis síntomas me están afectando mucho en el día a día. No duermo, no me concentro, etc. Me gustaría que evaluáramos tratamientos o ayudas, porque la verdad es que lo estoy pasando mal y quiero mejorar mi calidad de vida».

Un planteamiento así es difícil de ignorar. Y, si aun así no obtienes ayuda, cambia de profesional o acude a otro especializado en menopausia. Tu salud importa, no aceptes el viejísimo: «Es cosa de mujeres, aguante». Por suerte, cada vez hay más médicos actualizados y empáticos.

EN DEFINITIVA, NO TE CALLES NADA QUE NECESITES DECIR.

El ikigai en la menopausia: tu brújula para lo que viene

Seamos sinceras: la mayoría de los días no nos levantamos de la cama porque nos espera algo ilusionante, sino por pura inercia. Obligaciones, rutinas, cosas pendientes... y así pasan los años. La menopausia, con todo lo que remueve, puede ser justo el punto de inflexión para preguntarte: «¿Y ahora qué quiero yo?».

En Japón, esta pregunta no es nueva: llevan siglos llamándola **ikigai**, que significa «razón de ser». Y, ojo, no nació como una fórmula rígida ni como un esquema de círculos, sino como algo mucho más sencillo: la razón por la que merece la pena levantarse cada mañana. Ese para qué no tiene por qué ser un gran proyecto ni un giro radical en tu vida. Puede ser tan simple como recuperar eso que antes te encantaba y que, entre las prisas y las obligaciones, quedó aparcado. Volver a bailar, aunque haga años que no lo haces, desempolvar ese instrumento olvidado o darle vida a un talento que quedó en pausa porque no era el momento. Se trata de hacer hueco a lo que te llena y lo que harías sin que nadie te lo pida, a lo que se te da bien y te sale de forma natural, y a lo que puedes mantener porque te aporta energía, calma o ilusión.

Lejos de ser otra carga, en realidad te descarga. Y, si algún día también genera ingresos, mejor, pero su valor no depende de eso.

Imagina que te gusta cocinar: lo disfrutas, se te da bien explicar trucos y, cuando compartes, juntas gente. Tu ikigai puede ser organizar comidas con amigas, dar talleres cortos en casa o en tu barrio, o abrir un blog de recetas con tus básicos infalibles y tus historias de cocina. O imagina que te encanta leer: disfrutas la calma del libro, pero también recomendar y abrir conversación. Tu ikigai puede ser montar un pequeño club de lectura mensual, que empieza como hobby y termina siendo tu mejor red social: un círculo de mujeres con las que hablar de libros... y de la vida.

No es filosofía barata: es gasolina. Y la menopausia es un momento perfecto para detenerse, redefinir y calibrar esa brújula a tu favor.

Un pilar extra: el arte de elegir (y aprovechar) a tu experto en salud hormonal

Puedes hacer todos los cambios de hábitos del mundo, pero si el profesional que te acompaña no está al día en menopausia, es como entrenar con un zapato de tacón: avanzas, sí, pero con dolor y a medio gas.

Ya lo contamos al inicio: durante años, la menopausia apenas aparecía en la carrera de Medicina, faltan aún muchos estudios y la mayoría de los profesionales no ha tenido formación específica en salud hormonal. ¿El resultado? Que encontrar a un verdadero experto en menopausia no siempre es fácil. Y, cuando no das con uno, la que lo paga eres tú. Por eso toca cambiar el chip: no des por hecho que todos saben de esto. Lo que sí importa es que aprendas a detectar a alguien que sí está preparado. Y ahí entra tu parte: preguntar, informarte, decidir... y no conformarte jamás con frases rancias, culposas o poco pragmáticas.

Cómo reconocer a un buen experto

- **Está formado y actualizado:** Usa guías recientes (como la NAMS o la EMAS), conoce la evidencia sobre terapia hormonal y alternativas no hormonales, no te habla desde mitos de hace veinte años.
- **Habla de prevención:** No se centra solo en los sofocos, sino también en huesos, corazón, cerebro y calidad de vida a largo plazo.
- **Comunicación y confianza:** Puedes hablar de todo, desde libido hasta escapes de pis, sin sentirte juzgada.
- **Te escucha sin prisas:** Si minimiza los sofocos, la sequedad o la ansiedad con un «es normal, ya pasará», levanta la ceja.
- **Apertura de mente:** Ni demoniza la THM sin matices ni la vende como cura mágica, y, sobre todo, te explica pros y contras.
- **Individualiza:** No aplica la misma receta a todas, sino que valora tu historia, tus riesgos y tus prioridades.

Cómo preparar la consulta: tus deberes

El especialista tampoco es adivino. Si quieres que te ayude, ponle las piezas clave sobre la mesa. Veamos qué está en tu tejado de cara a que ese encuentro sea lo más provechoso posible.

Antes de la consulta

↳ **Apunta los síntomas:** Anótalos con detalle: qué notas, desde cuándo y cómo te afectan en el día a día. Retoma la primera parte del libro si crees que puede venirte bien, en ella había muchos consejos al respecto. Así el médico puede ver la evolución y entender qué te preocupa más.

↳ **Revisa tus antecedentes familiares:** Cáncer de mama u hormonodependientes, osteoporosis, problemas de corazón, menopausia precoz... Estos datos cambian el enfoque y ayudan a decidir qué tratamientos son seguros para ti.

↳ **Haz una lista de los medicamentos y suplementos que tomas:** Todo cuenta, incluso los naturales o de herbolario, porque también pueden tener interacciones.

↳ **Ten claro qué síntomas te pesan más en tu calidad de vida:** No es lo mismo que lo peor sea el insomnio que la sequedad vaginal o la niebla mental. Señalar tus prioridades ayuda a personalizar mejor el tratamiento.

↳ **Lleva artículos o estudios que hayas leído:** No hace falta ser experta, pero si algo te genera dudas o te interesa, llévalo. Abre la puerta a una conversación más informada.

↳ **Prepara las preguntas por escrito:** En la consulta es fácil que los nervios o las prisas hagan que te olvides de la mitad de las cosas que querías comentar. Con la lista delante, no se te escapará lo importante.

Ejemplo de preguntas que merece la pena hacer:

- Yo estoy en plena menopausia... ¿qué experiencia tiene usted tratando a mujeres en esta etapa?
- He leído tantas opiniones sobre la THM que ya no sé qué pensar... ¿cuál es la suya?

- Con los síntomas que tengo (sofocos, insomnio, sequedad...), ¿qué opciones ve para mí? ¿Solo hormonas o también hay alternativas no hormonales?
- Para mí también es importante la parte sexual y cómo me siento de ánimo. ¿Usted aborda estos temas en la consulta o tendría que verlo con otro especialista?
- ¿Cada cuánto tendríamos que hacer controles si empiezo un tratamiento? ¿Qué revisiones incluirían?

Durante la consulta

↳ **Sé específica y concisa:** «Me despierto tres o cuatro veces por sudores nocturnos» es mejor que «No duermo bien».

↳ **Compara con lo normal:** Aporta referencias que tú misma has vivido, por ejemplo: «Siempre he tenido reglas regulares hasta hace seis meses».

↳ **Describe el impacto en tu vida:** Compartir en qué te afectan todos esos síntomas importa. «Me impide rendir en el trabajo» o «No tengo energía ni para jugar con mi hija o para quedar con una amiga».

↳ **Insiste si te minimizan lo que estás contando:** «Entiendo que es natural y que cada mujer vive la menopausia de una manera, pero, en mi caso, me está afectando a mi calidad de vida más de lo que querría».

↳ Si tienes opción, **pide derivación a un especialista:** Si no te sientes cómoda o sientes que el médico tampoco lo está, no pierdes nada por solicitar un cambio.

Después de la consulta

↳ **Haz seguimiento:** Observa (y a ser posible anota) cómo te sientes con lo que te han pautado. Obviamente, no esperes resultados de un día para otro, los tiempos dependerán de lo que te hayan pautado y las mejorías pueden tardar más o menos.

↳ **Deja agendada la siguiente consulta:** De ese modo, podrás compartir con el médico tu evolución, evaluar la situación actual y dibujar una hoja de ruta o de mantenimiento correcta.

No se trata de cruzar los dedos y esperar a dar con el médico adecuado. Esto es un **partido de dos**: que tu profesional esté formado y que tú llegues con los deberes hechos. Pregunta, comparte tu historia, exige respuestas claras. Porque tu salud hormonal no merece ni improvisaciones ni silencios.

Y hablando de silencios... Ha llegado el momento de poner sobre la mesa una de las herramientas más calladas, más efectivas (para algunos síntomas), y, a la vez, más polémicas: la **THM, la terapia hormonal de la menopausia**.

Terapia hormonal de la menopausia: decide con datos, no con miedo

Además de esos pilares imprescindibles que tienes que cuidar sí o sí (aunque algunos días cueste, lo sabemos de sobra), toca sacar ya del cajón de los mitos y del miedo una herramienta clave que lleva demasiados años guardada bajo llave: la terapia hormonal de la menopausia (la THM), también conocida como terapia de reemplazo hormonal o terapia hormonal sustitutiva.

La ciencia lo dice claro: bien pautada y a tu medida, la THM es segura y puede cambiarte el día a día. Se prescribe cuando los síntomas te restan calidad de vida, ya que es lo más eficaz contra los sofocos (y el insomnio que acarrean) y trata la sequedad vaginal. Además, protege el hueso y a largo plazo ayuda a prevenir fracturas en mujeres con alto riesgo. ¿Y qué pasa con el corazón, el cerebro o la falta de energía? Una pena, porque **todo apunta en buena dirección**, pero **no se indica con ese fin** porque **faltan estudios robustos que lo avalen. Paso a paso.**

La FDA por fin retira la advertencia de riesgo más estricta de las etiquetas en más de veinte fármacos de la THM en octubre de 2025. Si bien esta noticia afecta únicamente a EE.UU., es un gran precedente para los demás países y un gran hito para la calidad de vida de millones de mujeres.

Prepárate, porque este dato es para sentarse a pensar muy en serio: aunque cerca del 80% de las mujeres podrían beneficiarse claramente de la THM, menos del 15% la usan a nivel mundial. Y, si bajamos al detalle, es todavía más llamativo: en países como España o Argentina apenas alcanza el 4%, en Estados Unidos ronda solo el 5%, y así, suma y sigue. ¿Cómo es posible que una solución tan potente siga pasando tan desapercibida? ¿Será que los médicos no están suficientemente actualizados, que nosotras no tenemos información clara, que el miedo nos frena, aunque sepamos que funciona, o tan solo que

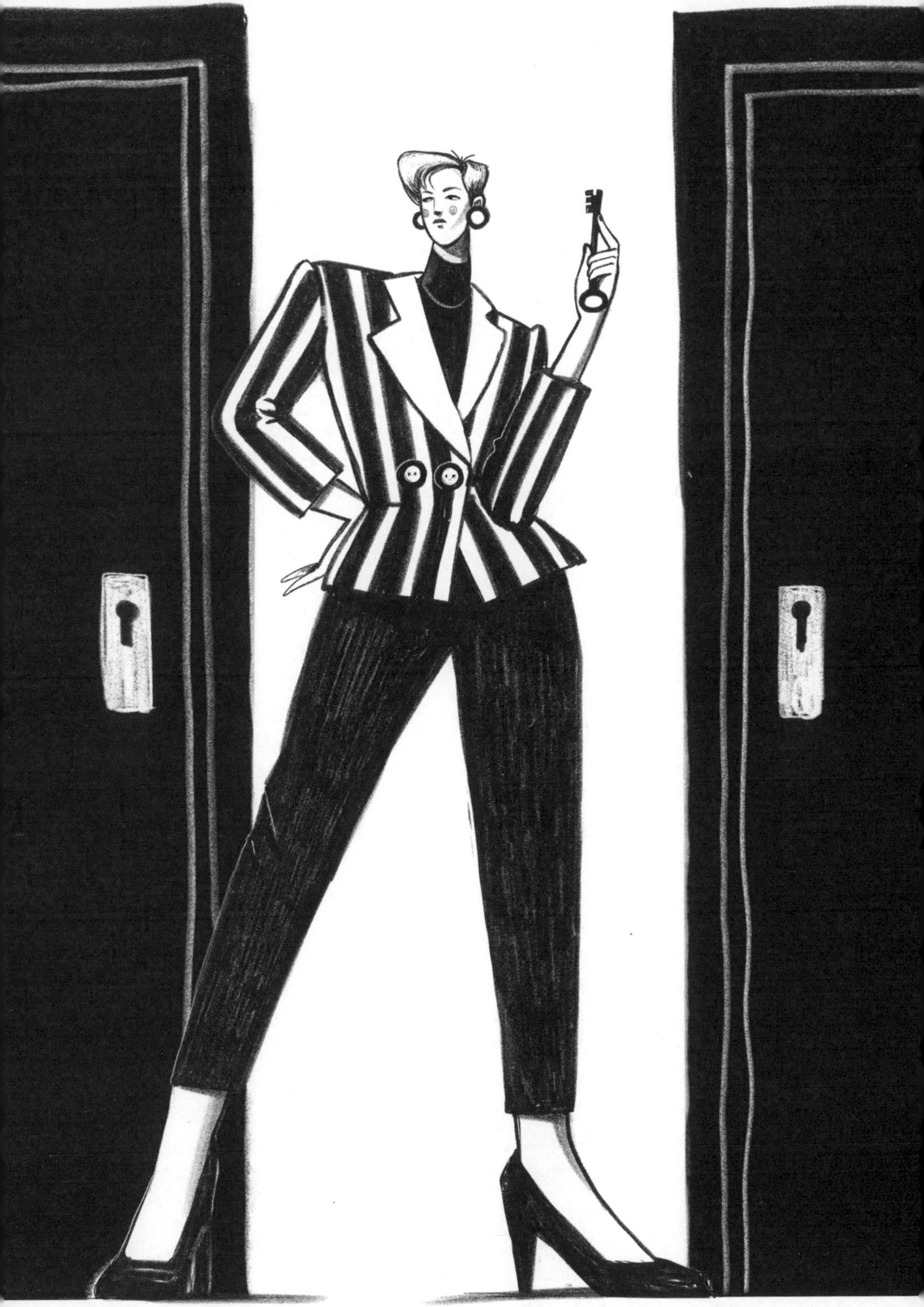

nadie nos lo ha explicado bien hasta ahora? Date las gracias por tener este libro entre las manos, porque ha llegado el momento de abordarlo como es debido, de forma cercana y comprensible.

Al grano: ¿cuál es el origen de esta hormonofobia?

Gran parte del problema viene de un estudio muy famoso que marcó un antes y un después: el estudio WHI (Women's Health Initiative). Pero, como tú no tienes por qué saber de qué estudio estoy hablando, lo resumo. El WHI fue un macroestudio clínico en Estados Unidos iniciado en 1991 con más de ciento sesenta mil mujeres posmenopáusicas que buscaba evaluar si la terapia hormonal sustitutiva podía prevenir enfermedades crónicas como cardiopatías, osteoporosis o cáncer. La prensa (especializada o no) lo compartió y no lo contó bien, lo que terminó de encender la mecha en julio de 2002. En menos de dos días, las portadas más influyentes lanzaron un mensaje unánime: **la terapia hormonal multiplica el riesgo de cáncer y problemas cardiovasculares.** *The Washington Post* advertía que «eleva los riesgos para la salud», la *BBC* hablaba de un «aumento del riesgo de cáncer», *The Times* titulaba que «duplica el riesgo de cáncer de mama»;y medios como *The Guardian*, *Daily Telegraph*, *USA Today* o *The New York Times* repetían que los beneficios no compensan los peligros.

¿Qué pasó? Millones de mujeres dejaron de inmediato los tratamientos y la desconfianza se extendió como la pólvora, lo cual creó un efecto dominó que, más de veinte años después, sigue influyendo en cómo se percibe la terapia hormonal. Conviene recordar el contexto: veníamos de años en los que su uso estaba muy extendido, sobre todo en Estados Unidos. Y sí, la prensa fue alarmista, pero también es cierto que, en la etapa previa, la industria y parte del ámbito médico **la presentaban con poco rigor, casi como si fuera un «elixir de la eterna juventud»**. Con ese péndulo tan cargado, los titulares de 2002 hicieron el resto: pasamos del «todo bien» al «todo mal» en cuestión de días.

Pero hubo una pieza que quedó fuera de foco. Lo que la prensa no contó entonces con la misma claridad (ni muchísimo menos con el mismo impacto mediático) fue algo clave y que, básicamente, era un sesgo de primero de investigación:

- **Las mujeres del estudio tenían una edad promedio de 63 años** y llevaban más de diez años sin menstruar, lejos del momento ideal para empezar este tratamiento.
- **El estudio no incluyó a mujeres en perimenopausia** (solo mujeres en posmenopausia de 50 a 79 años).
- **Se mezclaron perfiles de riesgo muy distintos**: mujeres sanas junto a otras con obesidad, hipertensión, antecedentes cardiovasculares o que fumaban.

¿El resultado? Se sacaron conclusiones demasiado generales que provocaron más confusión y miedo que claridad y esperanza.

En mayo de 2023, la propia doctora JoAnn Manson, investigadora principal del WHI, reconoció en una conversación con el doctor Peter Attia que los titulares sensacionalistas amplificaron el miedo y que provocaron una distorsión de la percepción de la terapia hormonal. Mostró su preocupación por la visión excesivamente simplificada que se transmitió tanto a los medios como a la consulta médica, y defendió la necesidad de un enfoque más equilibrado, que tenga en cuenta los matices clínicos y el contexto antes de encender todas las alarmas. Cuando estos matices salieron a la luz, ya era tarde: no hubo rectificaciones que hicieran fuerza suficiente para revertir el ruido inicial. A ello le siguió que muchos médicos se quedaron sin una actualización clara y, sobre todo, realista, mujeres sin información fiable y un miedo que todavía condiciona decisiones importantes.

Hoy, por suerte, la THM ha evolucionado muchísimo: está más estudiada, es más segura y es mucho más personalizada. Por eso, es hora de pasar página, dejar atrás malentendidos que nos han perseguido durante décadas y decidir con información real. Porque mereces tomar decisiones sin arrastrar sustos heredados del pasado.

Una reflexión del doctor Cubedo (oncólogo y divulgador científico)

«Nadie se escandaliza cuando tratamos un hipotiroidismo con tiroxina de por vida, cuando recetamos testosterona a un hombre con déficit androgénico o cuando un pediatra prescribe hormona de crecimiento a un niño que la necesita. Todas son —simplemente— terapias de reemplazo hormonal. ¿Por qué, entonces, nos llevamos las manos a la cabeza cuando la paciente es una mujer en menopausia? Quizá sea hora de revisar nuestros prejuicios y aplicar el mismo criterio científico y de seguridad que aceptamos para cualquier otra glándula del cuerpo».

THM: tres letras, mil dudas. Vamos a aclararlo todo

La THM consiste en reponer de forma personalizada esas hormonas sexuales femeninas (estrógenos, progesterona y, a veces, testosterona) que el cuerpo empieza a perder cuando entran en juego esas fluctuaciones hormonales tan evidentes durante la perimenopausia (tal y como ves claramente en el gráfico de la página 27). Más que un simple reemplazo, se trata de una auténtica **restauración hormonal**: un ajuste preciso diseñado para recuperar ese equilibrio que tu cuerpo echa tanto de menos.

Y aquí viene algo crucial que no siempre se explica con claridad: la THM no solo está pensada para aliviar síntomas visibles, esos que notas de manera inequívoca y que tanto te complican la vida (como los sofocos, el insomnio o la sequedad vaginal), sino también para proteger el cuerpo frente a esos cambios silenciosos que ocurren sin hacer ruido:

📈 El colesterol que empieza a subir poco a poco.
🦴 Los huesos que van perdiendo densidad.
🧠 La concentración y la memoria que comienzan a dispersarse casi sin que lo notes.
🖤 La salud cardiovascular que pierde parte de su protección natural.

No te levantas un día diciendo: «¡Hoy me noto baja de estrógenos!» ni tampoco pensando: «¡Parece que he perdido masa ósea esta semana!». Por eso, lo más importante no es esperar a que solo los síntomas visibles lleguen o sean insoportables, sino que lo suyo es adelantarte a ellos (a todos) entendiendo lo que el cuerpo está viviendo en realidad. ¿Y cómo se puede hacer en la práctica?

- ✔ Con controles médicos periódicos: analíticas generales (colesterol, glucosa, función hepática), densitometrías óseas, control de presión arterial, entre otras.
- ✔ Y, sobre todo, escuchando de verdad al cuerpo, prestando atención incluso a esos síntomas más sutiles que quizá has normalizado, como fatiga, apatía, irritabilidad, cambios sutiles en el sueño o esa niebla mental que aparece sin avisar.

Recuerda siempre esto: la THM no busca rejuvenecerte ni ofrecer resultados milagrosos, sino darte calidad de vida hoy y protegerte a largo plazo. Y, sobre todo, la clave está siempre en ponerte en manos de profesionales que sepan de verdad de lo que hablan.

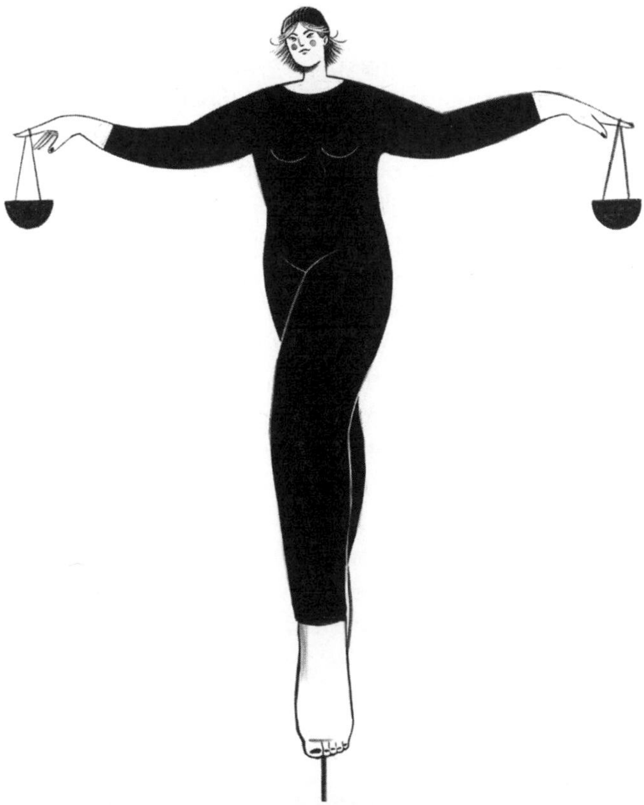

LA THM NO ES ALGO EXPERIMENTAL, ES UN TRATAMIENTO MÉDICO REGULADO QUE RESTAURA EL EQUILIBRIO HORMONAL QUE EL CUERPO HA PERDIDO DE FORMA NATURAL.

Hormonas y THM: el quién es quién que debes conocer

La mayoría de los tratamientos actuales utilizan hormonas **bioidénticas**, esto quiere decir que están fabricadas en laboratorio, pero tienen una estructura molecular idéntica a las que el cuerpo siempre produjo de forma natural. Esto hace que, por lo general, sean mejor toleradas y provoquen menos efectos secundarios que las versiones sintéticas más antiguas.

En la THM convencional se utilizan tres tipos principales de hormonas combinadas de manera personalizada según lo que necesites en realidad:

- **Estrógenos:** Son las hormonas principales para controlar síntomas como sofocos, sequedad vaginal o molestias urinarias. Además, su efecto no termina ahí, también tienen un papel clave en el cuidado de la piel, los huesos, el corazón y el cerebro desde dentro.
- **Progesterona:** Es inseparable de los estrógenos si aún conservas el útero. Su función principal es proteger el endometrio (el revestimiento interno del útero), pero también te aporta un plus de tranquilidad, mejor descanso y equilibrio emocional.
- **Testosterona:** No es la estrella, pero cuenta. Puede ser una opción cuando notas un bajón claro del interés por el sexo (a veces sin razón aparente), conocido como trastorno del deseo sexual hipoactivo (TDSH). ¿Hola? ¿Y esto qué significa? Que el interés es muy bajo o nulo de forma persistente y te genera malestar (personal o en la pareja). No es una racha y suelen disminuir las ganas de iniciar, las fantasías y la respuesta al estímulo. Ojo: el diagnóstico lo hace un profesional y primero descarta causas probables (fármacos, depresión, dolor, problemas de pareja, enfermedades...). Y, aunque la testosterona no está indicada para la fatiga ni para sentirse mejor en general, algunas mujeres sienten más vitalidad. A

fecha de hoy, falta evidencia científica y es un tema rodeado de mucha polémica (sí, de nuevo faltan estudios y hay que decirlo). Así que ese extra de energía hay que tomárselo como un bonus, no la razón del tratamiento como tal.

Por último, no quiero que olvides esto: no todas necesitamos las tres hormonas ni en las mismas cantidades. Ahí está justo la clave: encontrar la combinación exacta que tu cuerpo (y tú) estáis pidiendo a gritos.

Pellets hormonales: ¿revolución o solo otro formato? Te lo aclaramos en 60 segundos

Primero, un punto clave: *pellet* no es sinónimo de «hormona bioidéntica». El *pellet* es solo **el formato**, como el envase: un pequeño cilindro del tamaño de un grano de arroz que se coloca bajo la piel y libera hormonas poco a poco.

¿Qué lleva dentro? Utilizan hormonas bioidénticas y de ahí la confusión, porque muchos se comercializan como «bioidénticos», pero en realidad **este término** se refiere al tipo de hormona, **no** al envase que la contiene.

Ahora sí, conozcamos las diferencias entre la THM convencional y los *pellets*. Spoiler: no es solo una cuestión de formato.

THM convencional

Se administra mediante diferentes formatos (parches, geles, comprimidos...). Permite ajustes personalizados como pueden ser la dosis o el formato, o interrumpir el tratamiento si es necesario.

↳ **Respaldo:** Está aprobada por agencias regulatorias como la EMA en Europa o la FDA en Estados Unidos y también viene recomendada por sociedades científicas internacionales (AEEM, NAMS, EMAS...).

↳ **Ventajas:** Flexible, ajustable y reversible.

↳ **Inconvenientes:** Requiere constancia diaria o semanal según el formato, además de revisiones periódicas porque, a diferencia de los *pellets*, tienes que administrártelo todos los días o según te lo paute el médico.

Pellets hormonales

Son pequeños implantes subcutáneos que se colocan bajo la piel y liberan hormonas de forma continua durante de 3 a 6 meses.

↳ **Respaldo:** Su regulación es muy desigual: en algunos países están prohibidos, en otros solo se permiten como fórmula magistral y en varios más siguen bajo revisión. No cuentan con una aprobación formal por parte de organismos como la EMA o la FDA para tratar síntomas de menopausia, aunque sí son utilizados por algunos médicos que los respaldan en su práctica clínica.

↳ **Ventajas:** Comodidad, no hay que aplicarlos cada día.

↳ **Inconvenientes:** La liberación es caprichosa (más alta al principio, más baja al final) y sensible al peso, la temperatura y la actividad de cada cual. Además, no son de quita y pon. Es decir, si la dosis no es adecuada o aparecen efectos adversos, no se ajustan con facilidad. Hay que esperar a que se agoten o retirarlos con un pequeño procedimiento. Y esto no es tan fácil porque se mezclan con la grasa subcutánea.

¿Por qué son tan polémicos?

La controversia alrededor de los *pellets* no se debe solo a que falten estudios amplios y bien diseñados que confirmen su seguridad y eficacia a largo plazo (estudios que ojalá lleguen, porque hacen mucha falta). También pesa que, en algunos contextos, se presenten más como una promesa casi milagrosa, bajo nombres como el «chip de la juventud», que como una opción médica con respaldo científico sólido.

Y, claro, si incluso la THM convencional, con toda la evidencia que tiene detrás, todavía genera reticencias en parte del sector sanitario, es comprensible que un formato menos estudiado y más asociado al marketing despierte aún más debate. En el fondo, la cuestión no es solo si funcionan, sino para qué se usan y si en realidad se están ofreciendo a la persona adecuada en el momento apropiado.

Por eso, lo importante no es dejarse seducir por modas, promesas fáciles o titulares llamativos, sino tomar decisiones informadas, acompañada de profesionales que te expliquen cada opción, escuchen tus necesidades y te recomienden lo que de verdad encaja contigo. Al final, lo que da seguridad no es solo el tratamiento en sí, sino el respaldo de la ciencia y la experiencia de quien lo prescribe.

¿Existe un «ahora sí» para empezar con la THM?

CUANDO SÍ Y POR QUÉ

La clave está en lo que se llama **ventana de oportunidad**, que es cuando el cuerpo está más receptivo al tratamiento hormonal. Esta ventana ideal es:

- Entre los 45 y los 60 años.
- O durante los primeros 10 años desde la última regla.

¿Por qué justo este periodo?
Porque es ahí cuando el cuerpo aprovecha mejor todos los beneficios que aporta la THM y los posibles riesgos están claramente minimizados. Es decir, es el momento perfecto para sacarle partido a las hormonas y proteger tu calidad de vida ahora, pero también a largo plazo.

> **Recuerda:** Cuanto antes entiendas qué necesitas y lo pongas en marcha, mejor será el resultado. ¡No esperes demasiado para preguntar y poder decidir estando bien informada!

THM: ¿tratamiento exprés o compañero de largo recorrido?

Aquí va la buena noticia: no existe un límite rígido ni obligatorio. Esa antigua idea de que «solo puedes tomarla 5 años como máximo» es un mito que, por suerte, la evidencia científica actual ya ha dejado atrás.

Entonces, ¿cuánto tiempo es seguro en realidad?
Pues, básicamente cuando se cumplan estos supuestos:

1. Mientras la THM siga aportándote beneficios claros y no tengas contraindicaciones médicas, puedes seguir con ella tranquila.
2. No hay una «fecha de caducidad» estándar para todas: algunas mujeres necesitan la terapia solo unos pocos años, mientras que otras deciden mantenerla más tiempo, sobre todo si continúan teniendo síntomas persistentes o necesitan protección a largo plazo para los huesos, el cerebro o el corazón.
3. Lo que de verdad importa es que el tratamiento esté siempre bien adaptado a ti, ajustado de manera cuidadosa y supervisado por profesionales expertos que lo revisen con regularidad según cómo te encuentres.

¿Y si decido dejarla?

Puedes hacerlo en cualquier momento que tú y tu médico consideréis oportuno. Y tranquila, no hace falta que sea de golpe: la THM puede retirarse gradualmente, observando con calma cómo responde el cuerpo y asegurándote de que los síntomas no vuelven a aparecer. Aquí mandas tú, siempre acompañada y bien asesorada.

THM: ¿aliada con letra pequeña? Hablemos de los riesgos

La THM tiene riesgos, por supuesto, como cualquier tratamiento médico. Pero es clave ponerlos en contexto, entender los matices y aclarar la enorme cantidad de desinformación que aún existe alrededor de este tema.

Vamos por partes para que quede clarísimo:

¿De qué dependen los riesgos de la THM?

- **Edad:** Cuanto mayor eres al empezar con la THM, más atención y cuidado requiere el planteamiento. Sobre todo a partir de los 60 años, o si han pasado más de diez años desde la última regla, los beneficios podrían no compensar claramente los riesgos.

- **Historial médico personal:** Si tienes o has tenido enfermedades como cáncer hormonodependiente (mama o endometrio), trombosis, embolia pulmonar o enfermedades cardiovasculares no controladas, la THM podría no ser la opción ideal.

Tipo de hormonas y vía de administración

- La vía oral (comprimidos) puede aumentar ligeramente el riesgo de trombos en algunas mujeres.
- En cambio, la vía transdérmica (parches o geles aplicados en la piel) reduce de manera notable ese riesgo.
- Las hormonas bioidénticas dosificadas de la forma correcta también tienden a ofrecer mejor perfil de seguridad que las hormonas sintéticas más antiguas.

***Falta de seguimiento adecuado:** Si tomas THM sin controles regulares con profesionales cualificados, los riesgos pueden aumentar significativamente. Aquí, el seguimiento médico periódico es fundamental para ajustar bien el tratamiento tantas veces como sea necesario, si es que lo fuese. Un buen mantenimiento preventivo es clave.

¿Los riesgos son tan altos como dicen?

Desglosemos los principales:

- **Cáncer de mama:** El riesgo asociado al uso de THM combinada (estrógenos y progesterona) es pequeño en mujeres sanas que comienzan en la edad adecuada y con seguimiento apropiado. Para ponerlo en perspectiva, este aumento es similar al que puedes tener si consumes alcohol de manera regular o tienes sobrepeso. En cambio, mujeres sin útero (por ejemplo, tras una histerectomía) que usan solo estrógenos no han mostrado este aumento de riesgo en múltiples estudios.
- **Riesgo cardiovascular:** Si empiezas la THM dentro de los primeros 10 años después de la menopausia, sobre todo usando parches o geles

(vía transdérmica), no se observa un aumento del riesgo cardiovascular. El riesgo podría ser mayor solo si inicias el tratamiento muy tarde (más de diez años tras la menopausia o después de los 60 años, como ya hemos visto).

Conclusión clave: La THM no es peligrosa por definición. Lo peligroso es generalizar, no individualizar o seguir arrastrando titulares alarmistas del pasado.

No siempre es un «sí». ¿Quién NO debería utilizar la THM?

Aunque la THM es segura y puede ser muy eficaz para muchas mujeres, también es cierto que no es la opción ideal para todas. Y conocer cuándo no usarla es tan importante como entender sus beneficios.

En general, la THM no se recomienda si tienes (o has tenido hace poco) alguna de estas condiciones médicas:

- **Cáncer de mama hormonodependiente**, actual o pasado reciente.
- **Cáncer de endometrio** no tratado.
- Historial previo de **trombosis venosa profunda o embolia pulmonar**.
- **Enfermedad hepática grave** o activa.
- **Sangrado vaginal** que no ha sido estudiado ni diagnosticado de manera clara.
- **Enfermedades cardiovasculares graves**, en especial si están descontroladas.

¿Significa esto que si has tenido alguno de estos diagnósticos ya no tienes alternativas? **En absoluto.** Cada caso es un mundo y merece una evaluación médica individualizada. Por ejemplo, incluso en estas situaciones podría valorarse el uso de **estrógenos vaginales**, que son tratamientos locales (no sistémicos), indicados de forma específica para síntomas como sequedad, molestias íntimas o dolor en las relaciones sexuales. Este tipo de THM local no presenta los mismos riesgos sistémicos que la terapia hormonal general.

En resumen: La THM no siempre es una opción para todas, pero eso no significa que no tengas otras alternativas para mejorar la calidad de vida. Lo fundamental es evaluar la situación particular de cada una con profesionales que sepan de verdad, sin prejuicios ni miedo, para que ninguna mujer tenga que vivir con síntomas incómodos o incapacitantes por culpa de una decisión precipitada o mal informada.

Las rutas secretas de la THM

Es el turno de ver cómo se administran estas hormonas. Una de las grandes ventajas de la THM es que no tienes que adaptarte tú al tratamiento, sino que él se adapta a ti. No existe una única forma de administrarla, así que puedes elegir según los síntomas, tu historia médica y cómo encaje mejor en tu vida. Después de esta miniintro, conozcamos cuáles son las principales vías, casuísticas e información útil al respecto:

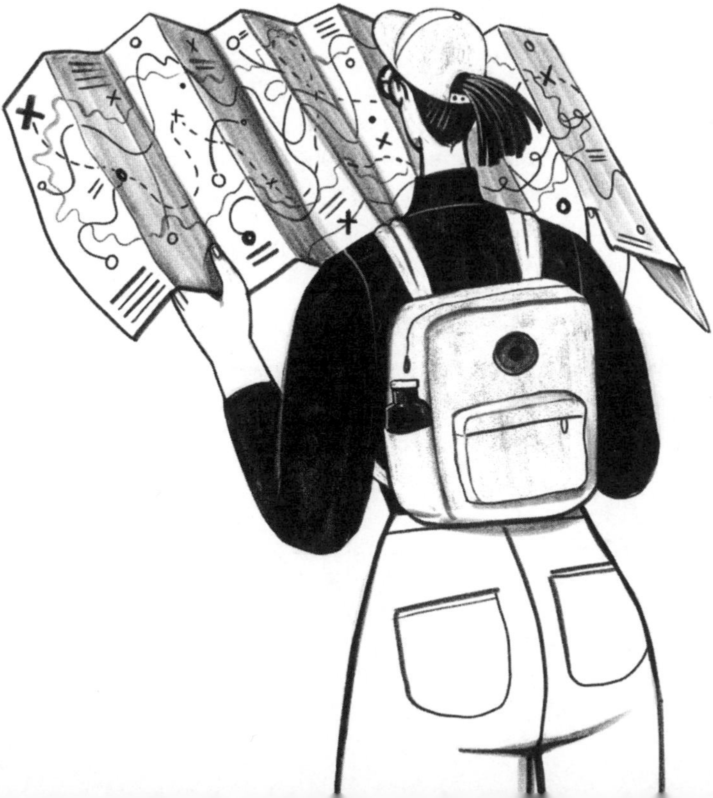

❶ A través de la piel (transdérmica)
(Parches, geles o espráis que se aplican directamente sobre la piel).

- Es la opción estrella hoy en día, pues es cómoda y segura.
- Evita el primer paso hepático y reduce riesgos como los trombos.
- Mantiene niveles estables y continuos de estrógenos.
- Ideal si buscas practicidad y seguridad en tu día a día.

❷ Uso local (vaginal)
(Óvulos, cremas, tabletas o anillos vaginales con estrógenos).

- Perfecta para aliviar síntomas concretos como sequedad, irritación, picor o molestias al tener relaciones.
- Actúa a nivel local sin apenas afectar al resto del cuerpo.
- La mejor opción incluso si no puedes tomar tratamiento sistémico.
- Ideal si las molestias están claramente localizadas en la zona íntima.

❸ Por vía oral (comprimidos)
(Pastillas que tomas diariamente por boca).

- Puede usarse si no tienes riesgo hepático ni cardiovascular.
- Combina estrógenos y progesterona (si tienes útero).
- Puede aumentar ligeramente el riesgo de trombosis en algunas mujeres, dado que pasa por el hígado.
- Menos habitual en la actualidad, pero puede funcionar bien en ciertos perfiles.

Recuerda: No hay una opción «mejor» en general, sino una opción mejor para ti. La clave está en conocer todas las posibilidades y, sobre todo, hablarlo bien con tu especialista.

La persona correcta importa, y mucho, en la terapia hormonal

A nivel legal, cualquier médico colegiado puede recetar la THM. Ahora bien, que alguien pueda pautarla no significa que necesariamente deba hacerlo. Lo ideal, y lo que de verdad es importante para tu seguridad y tranquilidad, es que te la prescriba un médico que tenga formación específica y experiencia real en menopausia y salud hormonal femenina.

¿Por qué importa tanto esta distinción? Porque la THM no es un tratamiento estándar que sirva igual para todas, sino algo que debe ajustarse con cuidado según el historial médico, los síntomas específicos, la etapa hormonal en la que estés y la evolución personal. Además, un especialista en menopausia sabrá explicarte de manera clara los beneficios y los riesgos, responder a todas tus preguntas sin prejuicios, y hacer un seguimiento regular para adaptar el tratamiento a lo largo del tiempo.

Consejo: si en consulta te dicen frases como «Eso es lo que hay», «Mejor no tocar las hormonas» o «Aguanta, ya pasará», lo más probable es que no estés en el sitio adecuado. Y ya sabes que no eres un árbol, así que... a moverse y llamar a otra puerta. Siempre hay esperanza.

Alternativas no hormonales, síntoma por síntoma

Acabamos de hablar de la terapia hormonal de la menopausia: una opción segura, efectiva y con muchísimos beneficios. Pero seamos sinceras: **no todas las mujeres pueden ni todas quieren**. Y aquí es donde surge la gran pregunta: «Vale, ¿y entonces qué? ¿Me aguanto?». Pues no.

Eso sí, un aviso antes de seguir. Lo que vas a leer a continuación no tiene sentido sin los básicos. Los pilares que ya hemos visto son la base de la pirámide: lo sostienen absolutamente todo. Por eso no los vamos a repetir síntoma a síntoma, porque se aplican a todos sin excepción. A partir de aquí, hablamos de refuerzos extra, pero recuerda: sin lo esencial, lo demás cojea.

Y ahí viene la buena noticia: existen alternativas no hormonales con respaldo científico que pueden ayudarte a sobrellevar esta etapa, desde sofocos e insomnio hasta sequedad, dolor articular, cambios de ánimo, ansiedad... y un largo etcétera.

El abanico de alternativas es amplio y real. Hablamos de **plantas con evidencia**, porque muchas se han usado durante siglos para aliviar síntomas y la ciencia moderna empieza a confirmar que, en algunos casos, no eran solo cuentos de abuela. De **suplementos bien estudiados**, porque hay nutrientes y compuestos que, en dosis adecuadas, pueden marcar la diferencia donde la dieta no llega. De **aromaterapia**, que no es solo oler bien: es un recurso sensorial capaz de relajar, estimular o dar alivio puntual si se sabe usar bien. De **técnicas cuerpo-mente**, porque lo que pasa en la cabeza y lo que pasa en el cuerpo están mucho más conectados de lo que pensamos. Y de **recursos médicos no hormonales**, que van desde tratamientos locales hasta tecnologías dermatológicas o de fisioterapia respaldadas con evidencia.

No son pócimas mágicas ni funcionan igual en todas las mujeres, pero pueden marcar una gran diferencia cuando se eligen con criterio, de forma individualizada y bien pautadas.

Un apunte importante antes de lanzarse: Que algo sea «natural» no significa que sea inocuo. Los suplementos, extractos de plantas o aceites esenciales de aromaterapia se compran sin receta, pero eso no quiere decir que puedas usarlos sin pensar. Hay puntos delicados que conviene tener en cuenta:

- **Interacciones** con medicación habitual (antidepresivos, anticoagulantes, anticonceptivos, tamoxifeno…).
- **Incompatibilidad** en mujeres con antecedentes de cánceres hormonodependientes (como mama o endometrio).
- **Problemas hepáticos o tiroideos** que pueden empeorar con ciertos compuestos.
- Y con la **aromaterapia**, ojo: algunos aceites pueden irritar la piel o, si los aplicas antes de exponerte al sol, dejar manchas (pasa con los cítricos). La clave está en la calidad y la seguridad: aceites esenciales cien por cien puros, de origen fiable y siempre usados con las reglas básicas en mente.

Por eso, aunque sea tentador llenar el carrito con todo lo que ves y probar por tu cuenta, lo sensato es hablarlo antes con un profesional que conozca tu historial y sepa de salud hormonal. No solo por las posibles interacciones: también porque cada cuerpo responde de manera distinta. Lo que a tu amiga le funcionó de maravilla, a ti puede no hacerte nada… o incluso sentarte mal. Así te aseguras de que lo que vayas a usar juegue a tu favor y no en tu contra.

Ahora sí, vamos a ver qué puedes hacer, síntoma por síntoma. Dejamos fuera la lista infinita y nos vamos a centrar en los más comunes y que más afectan a la calidad de vida. Porque lo importante no es saber que existen…, sino qué puedes hacer con ellos.

📌 Cómo leer la leyenda

A continuación, vas a encontrar alternativas no hormonales explicadas síntoma a síntoma. Para que se entienda de un vistazo, usamos esta leyenda:

● **Evidencia sólida** → bien estudiado y respaldado por guías clínicas
◐ **Evidencia mixta/prometedora** → con estudios, pero aún no son concluyentes
○ - ◐ **Evidencia preliminar** → primeras pruebas, datos limitados o en fases iniciales

⚠ **Importante:** Que algo no tenga evidencia no significa que no funcione. Muchas veces lo que falta son estudios de calidad que lo confirmen. Puede que ciertas plantas o técnicas ayuden a algunas mujeres, pero como la ciencia aún no puede asegurarlo, no las hemos incluido aquí. Hemos elegido centrarnos solo en las opciones que cuentan con al menos algún respaldo científico.

☞ Para no convertir esto en un manual infinito, dejamos distintos **códigos QR** con la información completa. En cada uno encontrarás las fichas técnicas de **extractos**, **suplementos** o **aceites esenciales** de aromaterapia (con uso, dosis y precauciones). Aquí te los adelantamos organizados por síntomas, para que tengas la foto general y sepas cuál mirar después.

Sofocos y sudores nocturnos

«De repente estás bien... y al minuto parece que acabas de salir de la sauna».

Es como si alguien encendiera un horno dentro de ti. El calor sube de golpe, la cara se te enciende, la camiseta se te empapa. De noche es peor: te despiertas sudada, cambias las sábanas como si hubieras corrido una maratón bajo el edredón. Les pasa a muchísimas mujeres durante esta etapa, aproximadamente al 80%

Plantas y extractos que merecen la pena

Cimicífuga racemosa (ICR) ●

Uno de los extractos vegetales con mayor evidencia clínica para aliviar sofocos y sudores. No actúa como un fitoestrógeno clásico, sino modulando receptores en el sistema nervioso central (sobre todo los de serotonina y dopamina), lo que explica que funcione incluso en mujeres que no metabolizan bien las isoflavonas. La evidencia muestra mejoras claras en sofocos, sudores nocturnos y calidad del sueño. Importante: debe usarse en extractos estandarizados y de calidad farmacéutica, pues no todos los preparados han demostrado eficacia ni seguridad.

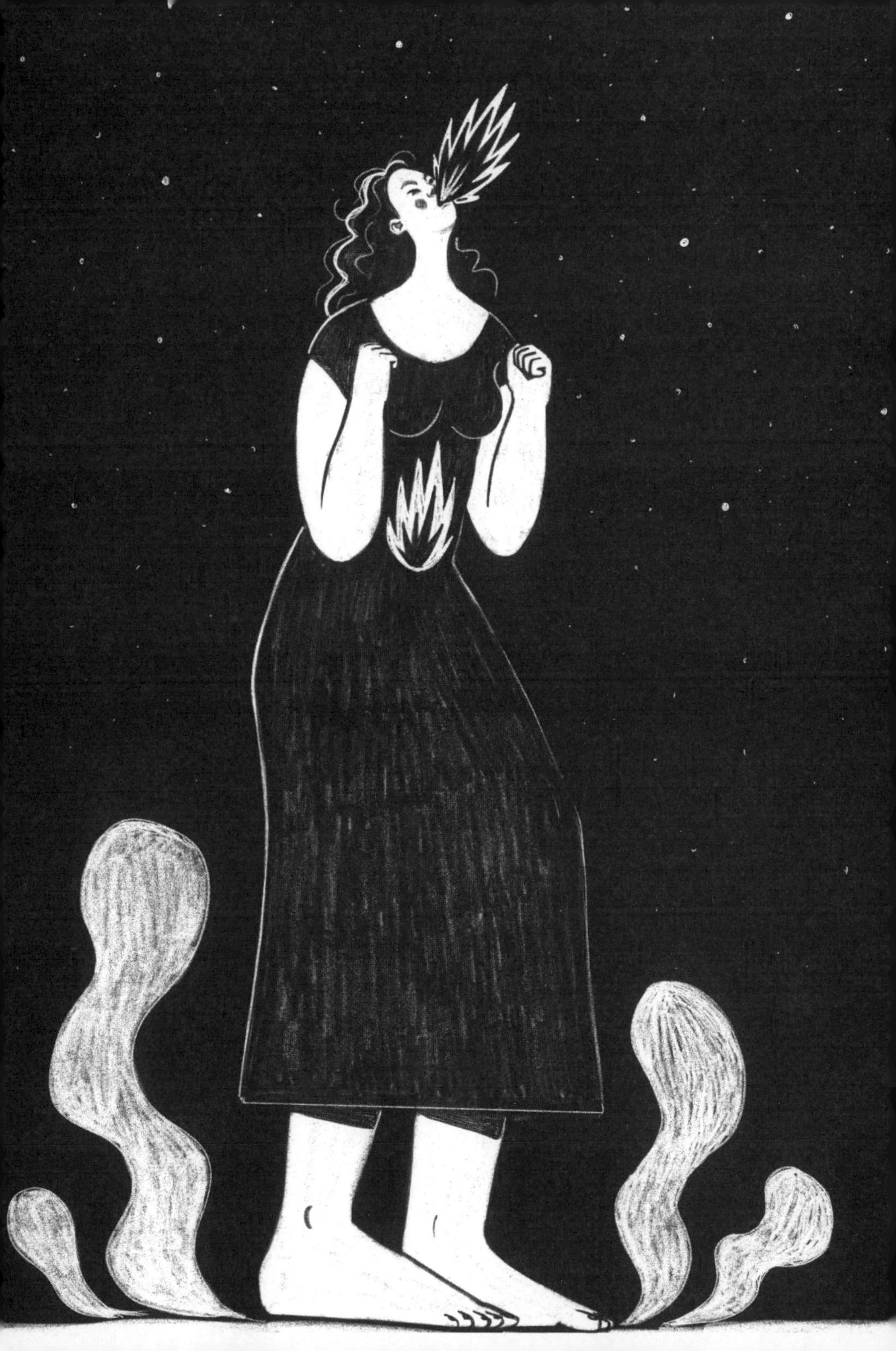

Ruibarbo ◐
Uno de los extractos más estudiados y consistentes en Europa para sofocos. Eso sí, no vale cualquier ruibarbo: solo el estandarizado ERr 731 ha demostrado eficacia y seguridad.

Isoflavonas de soja ◐
El fitoestrógeno más conocido. Puede suavizar sofocos y sudores al actuar como un «eco» suave de los estrógenos en el cuerpo. No hacen milagros, pero a muchas les dan un respiro (ese 25-30% menos de sofocos se agradece: es decir, en vez de 10, tienes 7). El problema es que solo funciona en un 30% de la población occidental y en un 60% en la población asiática (ya que tiene una microbiota intestinal adecuada para metabolizar las isoflavonas).

Extracto de polen («polen sueco») ◐
No es el polen en grano de las abejas, sino un extracto purificado que suele tolerarse mucho mejor (se le quita la «cáscara» donde van la mayoría de los alérgenos y se concentra lo útil) y por eso **suele venir en cápsulas o comprimidos**. A muchas mujeres les **mitiga los sofocos** y de propina notan **menos cansancio** y **mejor ánimo.**

Lúpulo ◐
Es uno de los fitoestrógenos más potentes del mundo vegetal. Puede bajar sofocos y mejorar el sueño, sobre todo en fases iniciales de la menopausia.
La evidencia es moderada (funciona en algunas, no es milagro).
Clave práctica: elige extracto estandarizado que indique 8-PN.
Referencia útil: 100 µg/día. Suele tolerarse bien y puede combinarse con cimicífuga o melisa para un efecto más redondo.

Trébol rojo ◐
Otro fitoestrógeno clásico. Puede aliviar sofocos y sequedad, pero los resultados son irregulares: a algunas mujeres les funciona, a otras les pasa desapercibido.

Salvia ◐
El clásico remedio de la abuela que ahora tiene algo de ciencia detrás: en muchas mujeres ayuda a reducir la frecuencia o la intensidad de los sofocos.

Si echas de menos algunas sustancias de moda...

No es que se nos hayan olvidado, es que aquí priorizamos lo que tiene respaldo sólido. Por eso no encontrarás el aguaje, la onagra o la cúrcuma como protagonistas. El aguaje apenas cuenta con estudios en mujeres para sofocos, la onagra arrastra ensayos pequeños y contradictorios, y la cúrcuma, aunque es un buen apoyo antiinflamatorio, tiene evidencia muy limitada en sofocos. ¿Nuestro consejo? Empieza siempre por lo que mejor está estudiado. Si aun así quieres probar alguna de estas modas, hazlo con criterio y acompañado por un profesional.

☞ **Resumen práctico:** Aunque las isoflavonas de soja son de las que más evidencia tienen, ojo porque puede que a ti no te funcionen.

Opciones integrativas

Hipnosis clínica ●

Dentro de las opciones sin hormonas, es de las que mejor resultado da. Los estudios muestran que los sofocos bajan tanto en número como en intensidad y, en muchos casos, la mejora ronda el 70%. En otras palabras: de cada 10 sofocos, 7 pueden desaparecer. Por eso varias sociedades de menopausia en Estados Unidos la incluyen ya entre sus recomendaciones.

¿Cómo actúa? Con la hipnosis entras en un estado de relajación profunda en el que, a través de imágenes y sugerencias de frescor, el cerebro aprende a bajar el volumen del termostato interno. El resultado: sofocos más suaves y, de regalo, muchas mujeres cuentan que también duermen mejor y se sienten más tranquilas.

La hipnosis clínica la guía un **terapeuta acreditado y no es un proceso interminable**: suele bastar con **4-6 sesiones** y muchas notan el cambio **hacia la cuarta semana**. Lo mejor es que no te quedas solo con lo de la consulta: aprendes técnicas sencillas de autohipnosis y relajación que puedes usar en el día a día para mantener y potenciar los avances (y desde casa).

Acupuntura ◐

Algunas mujeres encuentran en la acupuntura un respiro: relaja, ayuda a dormir y, en ciertos casos, también baja la frecuencia e intensidad de los sofocos. ¿El pero? Los estudios no siempre son claros porque, comparada con la acupuntura simulada, parte del efecto podría venir de la relajación o del famoso placebo. Aun así, en la práctica real hay mujeres que sí notan cambios: menos sofocos (hasta un 30-40% menos) y mejor descanso, con muy pocos efectos secundarios.

Se realiza con un profesional acreditado. Lo habitual es una sesión a la semana durante 6-8 semanas; si notas alivio, luego basta con un mantenimiento cada 3-4 semanas. Solo un par de cosas que hay que tener en cuenta: ir bien hidratada, comer algo ligero antes y avisar si tomas anticoagulantes.

La terapia cognitivo-conductual (TCC) ●

La TCC no quita sofocos ni apaga calderas internas, pero sí cambia la forma en que los vives. Los estudios en menopausia muestran que, aunque no reduzca mucho la frecuencia de los sofocos y sudores nocturnos, consigue que se perciban como menos molestos y mejora la calidad de vida. ¿Cómo? Con técnicas para manejar pensamientos y reacciones frente al calor y al estrés, de modo que el síntoma no arrastre angustia ni sensación de pérdida de control.

Suele ser un programa breve (6-8 semanas), con tareas diarias de pocos minutos y un psicólogo formado que puede acompañarte de manera presencial u online. No tiene efectos secundarios físicos y se puede combinar con otras estrategias integrativas como hipnosis, acupuntura y, por supuesto, con tus trucos de siempre.

Otras técnicas de relajación

Otras técnicas como el ***mindfulness*** (meditación de atención plena) o ejercicios de **respiración lenta y profunda** antes y durante un sofoco pueden ayudar. La investigación formal muestra que *por sí solos* no eliminan los sofocos, pero sí **los hacen más llevaderos**.

Miniguía de respiración:

- **Cuando notes que sube (1-2 min):** respira con la técnica **4-7-8** (inspiras durante 4 segundos, mantienes el aire 7 segundos y lo sueltas en 8 segundos). Haz 4 ciclos y, al exhalar, imagina **aire fresco** por la piel.
- **Antes de dormir (3 min):** Manos en el vientre, **6 respiraciones** lentas contando 5-5 (entra en 5 segundos, sale en 5 segundos). Luego **relaja** hombros, mandíbula y frente.

- **En público (60 segundos):** Mira un punto fijo, **exhala largo**, suelta los hombros y di por dentro: «**Pasa en un momento**». Repite 3 veces.
- **Visual frío (1-2 min):** Imagina un **paño frío** en la nuca y en las muñecas o caminar por la orilla del mar al atardecer. Siente el **fresco** en la piel.

Aromaterapia

La lavanda (Lavandula angustifolia) ◐

No tiene un olor fuerte ni pesado: es ligero, floral y un poco herbal. No actúa como una fitohormona, pero es muy útil para calmar los nervios, mejorar el sueño y reducir la tensión acumulada. Puede ayudar cuando el insomnio aparece en la menopausia o cuando el estrés hace que los sofocos se noten más.

La salvia esclarea ◐

No es el frescor de la menta, sino algo más templado. Tiene ese efecto fitohormónico que a muchas les ayuda a que los sofocos bajen un poco la intensidad y a soltar la tensión que traen de regalo. Funciona bien sobre todo de noche, así que puedes poner el difusor 10-15 minutos antes de acostarte o aplicar una mezcla muy suave (≈1-2%) en la nuca y las clavículas. Eso sí, si has tenido un cáncer hormonodependiente o tomas medicación compleja, conviene consultarlo primero.

Reglas básicas para usar aceites esenciales sin sustos

- **En la piel** → Nunca a pelo. Mezcla siempre unas gotas en un aceite vegetal (almendra, jojoba, coco...) antes de aplicarlo. Y cuidado con los cítricos (limón, naranja, bergamota): si luego te da el sol, pueden dejar manchas.
- **En difusor** → Con 2-3 gotas tienes de sobra. Enciéndelo unos minutos para ambientar y relajar, pero no hace falta tenerlo funcionando toda la tarde.
- **En pañuelo o almohada** → Pon 1-2 gotas en una esquina, lejos de la cara. Otra opción es preparar un espray casero diluido en agua desti-

lada, así la aplicación es más uniforme, no deja manchas y tiene el mismo efecto.

- **En masaje o baño** → Mezcla las gotas con aceite base o con la base del baño (sales, leche, avena). Nunca lo viertas directamente en el agua, pues no se disuelven y pueden irritar la piel.

Y recuerda: En aromaterapia, menos es más. Busca aceites cien por cien puros y de marcas fiables.

Trucos de toda la vida

Esto tómatelo como una pequeña ayudita. La North American Menopause Society señala que la evidencia de muchas de estas medidas es limitada, pero no hacen daño y muchas mujeres las encuentran útiles como apoyo diario. Así que, como poco, hay que considerarlas. ¿Qué buscan? Mantener una temperatura fresca corporal para reducir las molestias de los sofocos.

✔ **La ropa es tu mando a distancia:** Elige **tejidos frescos** (algodón, lino, bambú, modal) y **prendas que se abran por delante**. Así, cuando suba el calor, **sales del horno en un segundo** sin dramas.

✔ **El abanico o un ventilador serán tu nuevo imprescindible: llévalos siempre en el bolso, pues te salvan en segundos.** Hay abanicos alucinantes, así que presume de ellos. Súmalo a tus básicos. ¿Bolso y zapatos? Ahora son tres.

✔ **Cazadisparadores: identifica lo que te dispara el sofoco (alcohol, café, picante, sauna...)**. Haz minipruebas de 7-10 días, quita y pon uno cada semana y quédate con lo que te sienta bien. Sin culpa, con datos.

✔ **Apagasofoco (rescate rápido): cuando notes que sube el calor, aplica frío exprés en muñecas, nuca y codos durante 3-5 min.** También puedes usar un espray térmico en la cara y dar sorbos de agua fría. No quita el sofoco, pero ayuda.

✔ **Plan A social (cero vergüenzas):** Si puedes, **siéntate cerca de una puerta o ventana** y normaliza preguntas tipo: **«¿Abrimos un poco?»**. **Esto no es un capricho**, es autocuidado.

Y, si durante el día los sofocos incomodan, de noche se convierten en el peor ladrón de sueño. El siguiente reto es justo ese: cómo volver a descansar.

Insomnio

«Te tumbas hecha polvo y tu mente decide correr una maratón».
La cama se convierte en un campo de batalla nocturno: das vueltas, miras el reloj cada 10 minutos, cuentas ovejas, cabras y hasta unicornios. El cuerpo está rendido, pero la mente no encuentra el interruptor. Y cuando al fin caes, zas: a las tres de la mañana te despiertas como si ya fuera hora de empezar el día. ¿El resultado? Amaneces hecha polvo. Y sí, le pasa a casi 6 de cada 10 mujeres en la menopausia.

Cambio de hábitos: la base de todo

Antes de mirar al cajón de las infusiones y las pastillas, hay que recordar lo esencial: dormir no se receta, se reaprende. Y el primer tratamiento es enseñarles de nuevo al cuerpo y a la mente cómo descansar. Sí, suena a cliché, pero funciona. No es magia inmediata, pero al cabo de 2 o 3 semanas, los cambios se notan. Piensa en estas rutinas como una inversión a largo plazo. Algunas claves:

Lo no negociable: sincroniza el reloj biológico

- ✔ **Levántate y acuéstate más o menos a la misma hora.** Sí, también los fines de semana. Esa regularidad es la señal que tu cuerpo necesita para saber cuándo toca descansar y cuándo toca activarse.
- ✔ **Busca luz nada más abrir los ojos.** Regálate 15-30 minutos de luz natural por la mañana: Esto ayuda a «resetear» tu reloj biológico y a que el cerebro entienda que empieza el día. Si cuando te levantas aún es de noche, al menos evita que lo primero que vean tus ojos sea la pantalla del móvil.
- ✔ **Convierte tu dormitorio en tu «cueva del sueño».** Fresco (18-20 °C), oscuro y silencioso. Tres básicos que parecen poca cosa, pero cambian el descanso.
- ✔ **Si te desvelas, no te quedes peleando con la almohada.** Quedarte en la cama dando vueltas solo genera más tensión. Prueba con algún ejerci-

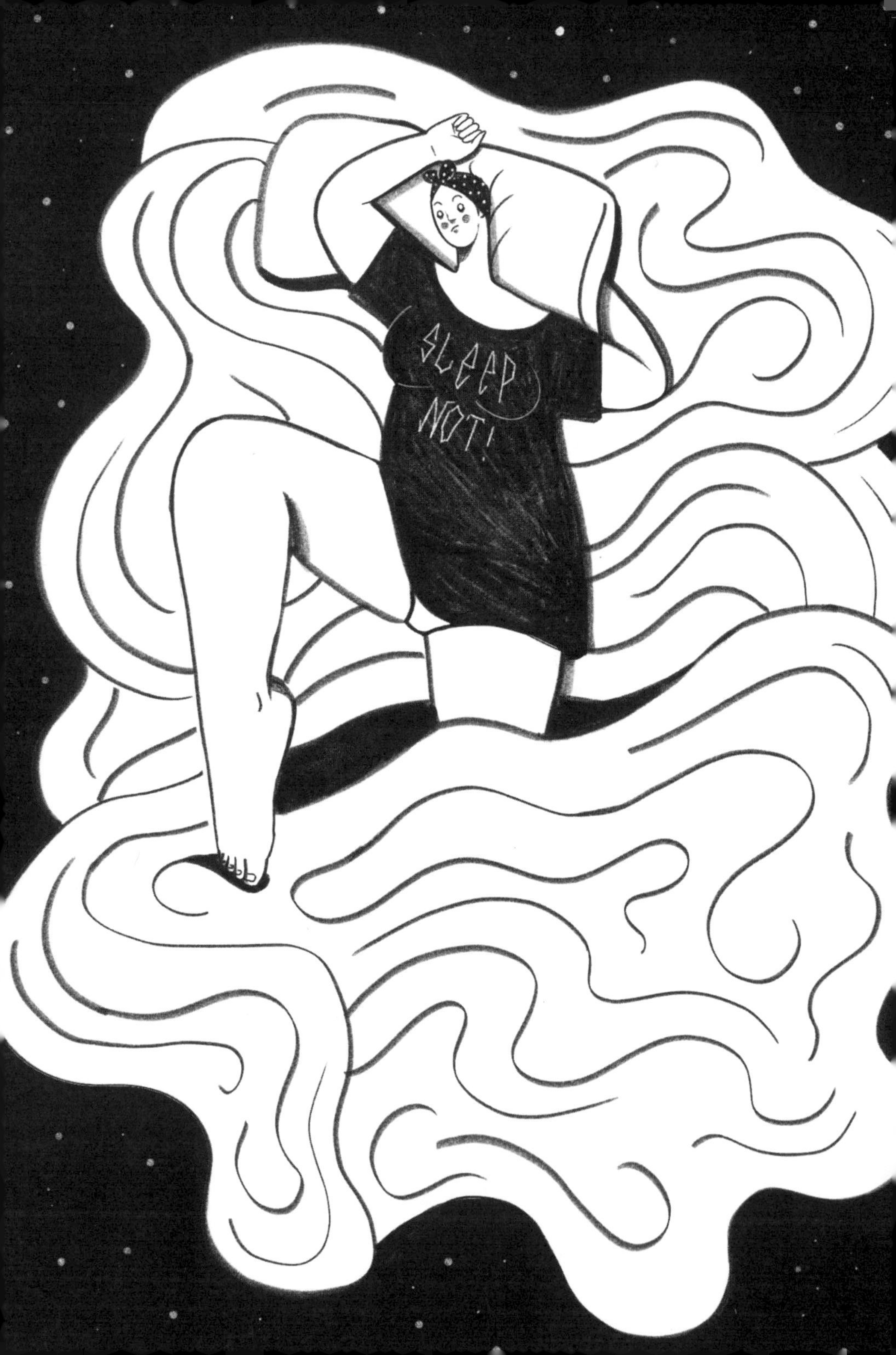
SLEEP
NOT!

cio de respiración o meditación. Si pasados 20-30 minutos no consigues relajarte y dormirte, no entres en pánico. Levántate, haz algo tranquilo —lee en papel, escucha música suave— y vuelve cuando tengas otra vez sueño.

Otros hábitos que suman de verdad

- ✔ **Pantallas fuera (mínimo 1 hora antes).** Tele, ordenador, tablet, móvil... todas juegan en el mismo equipo: boicotear el sueño. La luz azul manda el mensaje equivocado al cerebro («Es de día, no duermas», te dice) y frena la melatonina. Moraleja: te cuesta más dormir y descansas peor. Así que echa el cierre por hoy al menos **una hora antes de acostarte.**
- ✔ **El móvil, mejor fuera de la habitación.** No solo por la tentación de mirar notificaciones a media noche, sino porque sigues rodeada de señales que el cuerpo no necesita: wifi, bluetooth, ubicación, alarmas... Tu dormitorio debería ser un territorio libre de estímulos. Sácalo de la habitación y, si necesitas despertador, mejor usa uno analógico.
- ✔ **Crea un ritual relajante.** Dedica la última hora del día a bajar revoluciones con actividades sencillas:
    - Una ducha tibia
    - Leer en papel
    - Escuchar música tranquila
    - Hacer 10 minutos de meditación guiada
    - Probar respiración lenta (inhala en 4 segundos y exhala en 6). Así el cuerpo entiende rápido la señal de modo descanso.

Cuidado con lo que bebes. La cafeína y el alcohol son los típicos falsos amigos del sueño. Ese café de la tarde o esa copa de vino que parece «relajante» pueden dejarte la noche patas arriba. Y ojo con los líquidos en general: si bebes demasiado justo antes de acostarte, la interrupción está garantizada (¡hola, visitas al baño!).

- Hora límite para la cafeína: **que el último café o bebida estimulante sea sobre las 15.00 h**. ¿Por qué tanto margen? Porque en menopausia la cafeína se metaboliza más lento. Resultado: cuando quieres dormir, tu cerebro todavía está en modo expreso doble.

Que la siesta no se te vaya de las manos. Úsala cuando de verdad no puedas más, que sea corta (15-30 minutos) y nunca demasiado tarde: mejor antes de las 15.00.

Por la noche cena ligero. Porque si un martes cualquiera cenas como en Nochebuena, lo que firmas es una pelea con las sábanas. Además de mantener la cena ligera, ¿sabías que la ciencia ha identificado nutrientes como el triptófano, la melatonina, el magnesio o la vitamina B& influyenn en cómo conciliamos y mantenemos el sueño? Te dejamos una lista de alimentos que pueden ser tus aliados a la hora de descansar mejor.

Alimentos que ayudan a dormir

- **Plátano:** Aporta magnesio y triptófano, dos claves para relajar el cuerpo y preparar el terreno para dormir.
- **Kiwi:** Fuente natural de serotonina, puede ayudarte a conciliar más rápido el sueño y mejorar su calidad.
- **Cerezas ácidas:** Ricas en melatonina, regulan el ciclo sueño-vigilia de forma natural.
- **Nueces:** Contienen melatonina, la cual ayuda a sincronizar el reloj interno.
- **Almendras:** El magnesio contribuye a relajar la tensión muscular y favorece un descanso profundo.
- **Espinacas:** Otro alimento rico en magnesio que apoya la relajación muscular.
- **Salmón:** Los ácidos grasos omega-3 estimulan la producción de melatonina y mejoran la calidad del sueño.
- **Pavo:** Contiene triptófano, precursor de la melatonina, el cual facilita un sueño más profundo.

Plantas y extractos que merecen la pena

Lavanda (Lavandula angustifolia) ●
También conocido como Silexan®, que es el nombre comercial del principio activo consistente en un aceite extraído de las flores de la lavanda. Ayuda a reducir la irritabilidad y el nerviosismo, disminuyendo la hiperactividad neuronal sin causar sedación.

Valeriana ◐
Para esas noches en que la cabeza no se apaga y va a mil. La valeriana ayuda a bajar revoluciones y, en muchas mujeres, facilita quedarse dormida y mantener un sueño más seguido.

Ashwagandha ◐
Un adaptógeno clásico de la medicina ayurvédica. Si el insomnio viene acompañado de estrés y nervios, ayuda a rebajar la tensión y a que el sueño sea más continuo. Y lo mejor: tras unas semanas, muchas mujeres notan que los despertares son más frescos y con mejor energía.

Pasiflora ◐
Menos popular que la manzanilla o la valeriana, pero tiene su público fiel. Cuando el insomnio viene de la ansiedad y la mente se queda en bucle, la pasiflora ayuda a bajar una marcha: menos rumiación, menos tensión y, para muchas, un sueño más fácil de conciliar y más seguido.

Suplementos clave

Melatonina ●
Es la reina de los suplementos para dormir mejor. También es uno de los más pautados por los profesionales y el que más respaldo tiene para esas noches en que lo difícil es quedarse dormida. (Desarrollado en las páginas 97-98).

Magnesio (bisglicinato) ◐
Es el mineral que descomprime, pues relaja los músculos y el sistema nervioso. También está entre los suplementos más pautados en consulta. (Desarrollado en las páginas 100-101).

Glicina ◐
Es un aminoácido sencillo pero eficaz que **apacigua**. Tiene menos estudios que la melatonina y el magnesio, pero está bien respaldada. Si se toma antes de acostarte, ayuda a **bajar un punto la temperatura, acortar la espera** y hacer el sueño **más profundo**. Muchas mujeres amanecen con menos «niebla mental». Para ver si es tu aliada, prueba a tomar **2-3 g** disueltos en agua o en una bebida caliente, **30-60 min antes de la cama**, a diario y du-

rante **2-3 semanas** para ver si es tu aliada. Va de maravilla con **magnesio** o **L-teanina.**

L-teanina ◐
Conocido como el zen del té (sin cafeína). Es ideal cuando el sueño se te estropea por runrún y nervios. Relaja sin adormecer, ayuda a entrar más fácil en la noche y a que el descanso sea más estable. De todos los componentes aquí nombrados, es el menos potente por sí solo, pero funciona bien cuando va combinada con magnesio o glicina. Prueba 100-200 mg 30-60 min antes de acostarte (en días movidos, puedes subir a 200 mg). Si tiras de infusión, que sea descafeinada, pues tomar teína cerca de la noche juega en contra.

Opciones integrativas

Terapia Cognitivo-Conductual para el Insomnio (TCC-I). La estrella de las terapias ●

Ya vimos cómo la TCC puede ayudarte a sobrellevar los sofocos de otra manera. Pero, cuando hablamos de sueño, el enfoque se vuelve todavía más afinado: aquí entra en juego la **TCC-I**, la versión específica y más estudiada para tratar el insomnio.

Es la terapia de referencia en todas las guías, tiene resultados muy sólidos tanto en rachas puntuales como cuando el insomnio ya lleva meses (o años) instalado. No es magia ni un único truco, sino un programa muy estructurado (4-8 sesiones, a veces en versión exprés) que se apoya en tres pilares:

- **Reeducar la cama:** Devolverle su papel de dormir o tener relaciones, sin móviles ni series ni dar vueltas eternas.
- **Abrir la ventana de sueño:** Acostarse cuando de verdad llega el sueño, incluso recortando horas al principio para reactivar el «hambre de dormir».
- **Ordenar la mente de madrugada:** Aprender a bajar el volumen de los pensamientos de las tres de la mañana y no engancharse al bucle.

Eso sí, la TCC-I rara vez es suficiente por sí sola. Es la base sobre la que se construye el tratamiento, pero si detrás hay otros síntomas (como sofocos intensos, apnea o ansiedad), también hay que abordarlos.

Aromaterapia

Lavanda ◐

Es el clásico que nunca falla. No te duerme como una pastilla, pero el aroma calma, baja revoluciones y prepara el cuerpo para descansar. Huele a relajación: los hombros se sueltan, la mente se afloja. Puedes usar 2-4 gotas en un difusor o en un pañuelo 20-30 min antes de dormir, o incluso un espray de almohada. Si prefieres piel, diluye al 1-2% en aceite vegetal y aplícalo en muñecas o nuca, luego respira hondo 1 minuto. Y, si eres de rituales, unas gotas bien diluidas en un baño tibio convierten la rutina en un spa casero.

Salvia esclarea ◐

Más que relajar, equilibra. Es esa planta aromática que calma la mente, destensa y ayuda a soltar tensión. Además, tiene un guiño extra en menopausia: los fitoestrógenos suaves pueden aliviar despertares ligados a sofocos. Puedes usar 2-3 gotas en un difusor o un pañuelo antes de acostarte, o diluida al 1-2% en aceite para aplicar en la nuca y las muñecas mientras respiras hondo. Y, si quieres un plus, echa unas gotas bien diluidas cuando te bañes por la noche para dejar cuerpo y mente en modo descanso.

Combo nocturno antiinsomnio

La pareja clásica para calmar mente y cuerpo: **lavanda y salvia esclarea**.

Cómo prepararlo:

- En difusor: 2 gotas de lavanda + 2 gotas de salvia esclarea, 20-30 min antes de acostarte.
- En espray de almohada: mezcla 100 ml de agua + 10 gotas de lavanda + 10 de salvia esclarea + 1 cucharadita de alcohol (para dispersar). Agita bien antes de usar.

Resultado: Un aroma suave que baja revoluciones, aligera el runrún y ayuda a que el cuerpo entre en modo noche.

Otros trucos

Manta con peso. Sí, es lo que parece: un edredón más pesado que genera una presión uniforme en el cuerpo. Tiene un efecto calmante y ayuda a reducir la ansiedad nocturna. Elige una manta que pese entre el **8 y el 12% de tu propio peso corporal:**

- Si pesas **50 kg** → manta de **4-6 kg**
- Si pesas **60 kg** → manta de **5-7 kg**
- Si pesas **70 kg** → manta de **6-8 kg**

Consejo: empieza siempre por el rango más bajo (≈ 8%). Si te resulta cómoda y no te da calor extra, puedes subir un poco el peso. Y si te agobia o sientes que no es para ti, ¡no te preocupes! Cada persona es distinta, puedes probar con otro método que encaje mejor contigo.

Nota: No están recomendadas en personas con problemas respiratorios, cardiacos graves o movilidad reducida sin consultar antes al médico.

Sequedad vaginal y de mucosas

«SOS en cadena: sientes que nada hidrata como antes».

Donde antes había humedad natural, ahora hay sensación de desierto. Vagina, ojos, boca... Es como si tu cuerpo hubiera cambiado el gel hidratante por papel de lija. Y no, no solo es «un poco de sequedad»: puede ser picor, tirantez, escozor al ir al baño, sexo que duele o esa sensación de arenilla constante. Tranquila, no eres ningún bicho raro, le pasa a más de la mitad de las mujeres en esta etapa.

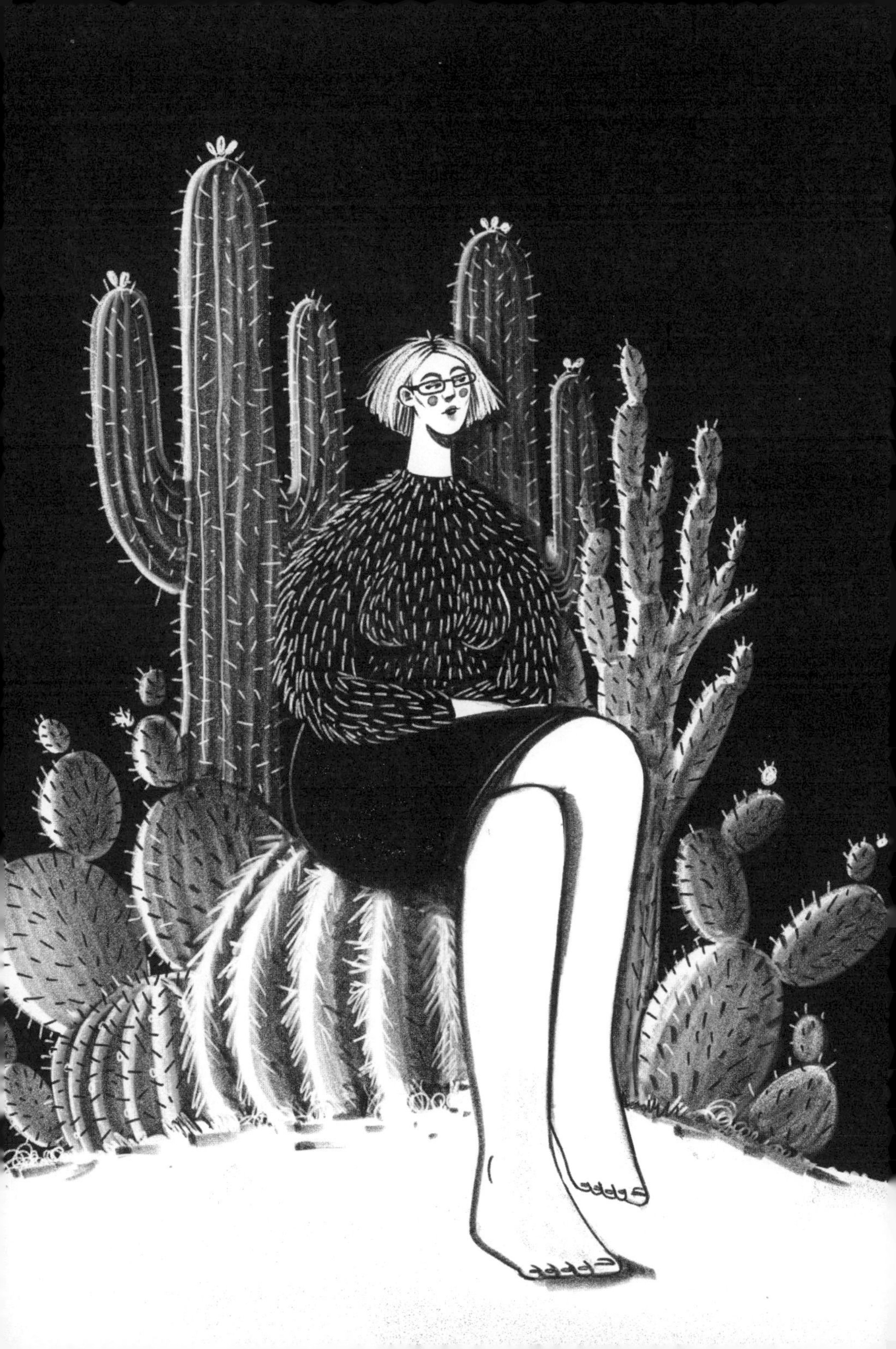

La base: rutina zona vip (tu Very Important Place)

Hidratantes vaginales (con ácido hialurónico) ◐
¿A que no sales de casa sin ponerte crema facial? Pues con la vulva y la vagina pasa lo mismo: también necesitan su rutina de hidratación. Los productos con ácido hialurónico rellenan de agua, ayudan a recuperar la acidez natural y devuelven elasticidad a la piel. ¿Qué notas? Menos tirantez, menos escozor y relaciones con menos dolor.

Suelen venir en formato gel u óvulos y lo ideal es usarlos 2-3 veces por semana de forma continua (mejor por la noche para que actúen mientras duermes). En 2-4 semanas, ya deberías empezar a notar la diferencia.

Vitamina E (vaginal) ◐
Cuando la zona se siente tirante, sensible y como de papel, la vitamina E puede ser una buena aliada. Aporta una capa nutritiva que suaviza y ayuda a proteger el tejido, lo que se traduce en menos molestias en el día a día y en relaciones más fáciles. Suele venir en forma de óvulos y lo ideal es usarla como complemento al hidratante con ácido hialurónico (puedes usar ambos en noches alternas). En 4-8 semanas deberías notar el cambio.

Tip: Muchos óvulos son aceitosos, así que si usas preservativo de látex, evita aplicarlos justo antes del encuentro.

Cremas y geles para la zona íntima externa ◐
La vulva también quiere hidratación diaria. Y no, no vale echarle la crema del cuerpo pensando: «Total, hidrata igual». Aquí entran en juego cremas, aceites y geles pensados justo para esta zona, los cuales calman la tirantez, los picores y esa sequedad tan molesta. Están formulados para respetar el pH y la sensibilidad de la vulva, así que puedes usarlos sin miedo, como haces con la crema hidratante de la cara. Así la rutina de *skincare* queda redonda: por dentro y por fuera.

Lubricantes para las relaciones ●
Reducen el dolor al instante y hacen que el sexo sea mucho más cómodo. Es una equitación básica. Hay tres tipos y cada uno tiene una función:

- **Base de agua:** El todoterreno. Se parece mucho a tu lubricación natural; de hecho, es el que más se recomienda.

- **Base de silicona:** El maratoniano. Supersedoso y de larga duración, así que es perfecto para sequedad intensa o cuando el de agua se te queda corto.
- **Híbridos (agua y silicona):** El crossover. Más deslizante y duradero que el de base de agua, sin llegar al «para siempre» de la silicona.

¿Y cómo saber cuál necesitas tú? Haz pruebas: cada cuerpo es un mundo. No son incompatibles; de hecho, muchas tenemos dos a mano (agua + silicona) y usamos **uno u otro** según el día. Incluso puedes combinar: empieza con agua y, si se queda corto, refuerza con un toque de silicona o tira de híbrido. A la hora de elegir, presta atención a la etiqueta, pues estos imprescindibles no se te pueden pasar:

- **Sin perfumes ni sabores** → menos irritación
- **pH vaginal 3,8-4,5** o **«pH equilibrado»** → respeta la mucosa
- **Iso-osmolar** o **≤ 400 mOsm/kg** (ideal ~300) → no te «roba» agua de la mucosa (si la etiqueta no indica osmolaridad y ves mucha glicerina arriba en ingredientes, suele resecar más, así que elige otro)
- **Compatible con preservativos** (látex o poliisopreno)
- **Sello CE como producto sanitario** → ha pasado control y calidad europeos

Suplementos clave

Aceite de espino amarillo (omega-7) ◐

Se pauta mucho cuando la sequedad deja de ser un detalle y empieza a dar guerra, ya sea en la vagina, los ojos, la boca o todo a la vez. Funciona como un riego interno: con constancia nutre las mucosas y devuelve confort. No es efecto inmediato, pero bien elegido marca diferencia. La clave está en la etiqueta, así que busca «aceite de la pulpa/baya (*Hippophae rhamnoides*)» con un 30-35% de omega-7, pues es señal de que compras calidad.

Probióticos (Lactobacillus) ◐

La flora íntima es como un ejército microscópico que mantiene el pH en equilibrio y dificulta la entrada de infecciones. Al reponerla, muchas mujeres notan menos escozor, menos cistitis y, en general, una vagina más cómoda y «respirable». La clave está en la etiqueta: busca cepas concretas como *L. rhamno-*

sus GR-1 y *L. reuteri* RC-14, en dosis garantizadas hasta la caducidad. Y no olvides su comida favorita: verduras, legumbres, avena y fruta.

Opciones integrativas

Actividad sexual regular (sola o con pareja) ●
La excitación pone la zona en modo riego y lubricación natura, y esto es auténtica gimnasia para la mucosa. Lo importante es ir al ritmo que necesites en este momento, con calentamiento y sin prisas. Si aparecen molestias, usa siempre lubricante y, si duele, se para y se busca ayuda. El objetivo es disfrutar, no resistir: esto no va de heroísmos.

Uso de vibradores sexuales ◐
Más allá de la actividad sexual en sí, los vibradores son una herramienta muy útil: favorecen la circulación, estimulan la lubricación y ayudan a mantener la elasticidad del tejido. Es como darle al cuerpo un extra de entrenamiento localizado: directo, eficaz y, además, con placer incluido.

Opciones médicas: lo clásico que funciona

Sí, estas opciones médicas son «hormonales», pero conviene conocerlas porque actúan donde está el problema y suelen tener una absorción mínima. Así que, por lo menos, ten esta información y pregunta a tu médico sin son adecuadas para ti.

Estrógenos vaginales de dosis baja (hormona local) ●
La opción **más eficaz** cuando el problema fundamental es la sequedad es intensa. Se presentan en crema, comprimidos o anillo. La absorción sistémica es **muy baja** y se decide **caso a caso** junto con un profesional de la salud. Además, si te alivian, se pueden usar a largo plazo.

DHEA vaginal (prasterona) (hormona local) ●
Se suele pautar sobre todo cuando el síntoma bandera es el dolor con la penetración (dispareunia) y se busca algo local distinto al estrógeno. Son óvulos de DHEA que tus propias células convierten *in situ* en pequeñas cantidades de estrógenos y andrógenos. Resultado: más hidratación, más elasticidad y menos dolor al mantener relaciones.

Y también conviene mencionar esta otra de aplicación por vía oral:

Ospemifeno (SERM oral) ●
El ospemifeno es una pastilla y actúa de forma parecida al estrógeno solo en la zona vaginal, lo que mejora la sequedad, el picor y el dolor en las relaciones. Se usa en mujeres con síndrome genitourinario de la menopausia cuando las molestias son moderadas o intensas y, además, no están usando estrógenos locales (cremas u óvulos vaginales). No se prescribe si tienes o has tenido cáncer de mama o cáncer de endometrio. Y hay que tener especial cuidado si tienes riesgo de trombosis (es decir, tendencia a formar coágulos en las venas). En esos casos, es imprescindible comentarlo con tu médico antes de empezar.

Tratamientos de última tecnología: lo más nuevo, directo a la zona

Si hablamos de tratamientos médicos y de última tecnología para la sequedad vaginal, hoy el abanico es mucho más amplio de lo que se piensa. No se trata solo de cremas o lubricantes: hay opciones que trabajan directamente sobre el tejido y lo regeneran. Y, por supuesto, las vamos a ver.

El **láser vaginal** y la **radiofrecuencia** son ya clásicos en este terreno. Actúan como un recordatorio para la mucosa: estimulan el colágeno, mejoran la irrigación y, con ello, devuelven la elasticidad y la hidratación. No es inmediato, pero tras unas sesiones, muchas mujeres notan que la zona responde mejor y deja de sentirse tan «apagada».

Luego está el **ácido hialurónico infiltrado**. Igual que lo usamos en la cara para dar jugo y elasticidad, aquí se aplica en la mucosa para hidratar desde dentro. El efecto suele notarse en semanas y dura varios meses.

Y hace poco se ha incorporado también el uso de los **exosomas**: pequeñas vesículas cargadas de factores de crecimiento que regeneran el tejido desde dentro. Es lo más puntero y ha dado resultados prometedores, aunque todavía hay menos evidencia científica que en las opciones anteriores.

Pérdida de la libido y de energía sexual

Lo que antes era automático ahora necesita manual de instrucciones

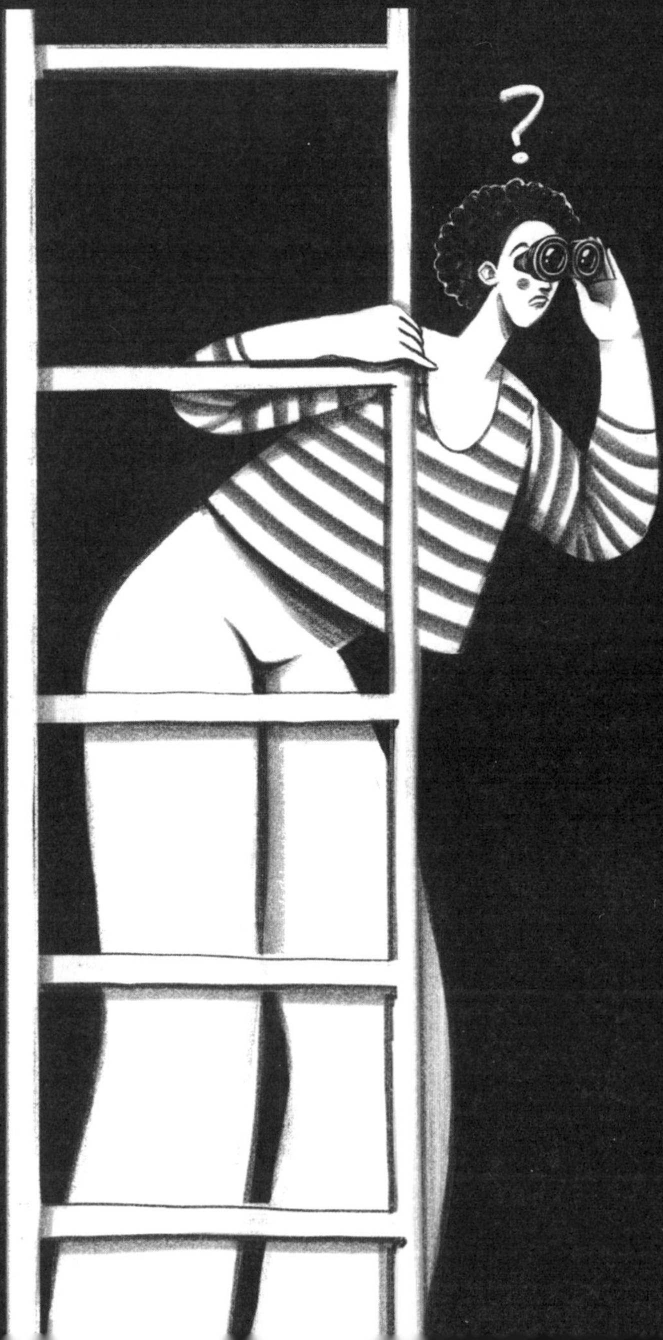

El deseo no desaparece de golpe, pero sí empieza a esconderse, como una bombilla que parpadea y tarda cada vez más en encenderse. No es falta de amor ni de ganas, es que tu cuerpo pisa el freno cuando tú quieres acelerar. Hay menos lubricación, menos respuesta, cansancio, dolor, estrés, años con tu pareja, la mochila personal... y un silencio cultural enorme, a pesar de que afecta a 1 de cada 2 mujeres en menopausia.

La base: descubrir de nuevo el lenguaje del deseo

Ampliar la intimidad ●
El sexo no se mide solo en penetración. También es besarse, acariciarse, reírse, compartir fantasías... o algo tan simple como una mirada que conecta. La intimidad puede ser conversación, contacto, juego o ternura: todo lo que sume. Muchas veces, cambiar la idea de «lo que debería ser» por «lo que disfruto de verdad» es lo que desbloquea la libido.

Conocer las nuevas reglas del juego ●
El deseo ya no funciona igual... y ahí empieza el reto. La clave es bajar la exigencia y subir la curiosidad: más juego, menos guion y también más ratos contigo. ¿Has oído hablar de la autoerotización? Es tu nuevo campo de pruebas sin presión. El truco está en atreverte a cambiar rutinas: probar, explorar, descubrir. Porque el deseo no se pierde, se reinventa. Y recuerda: el cerebro es el principal órgano sexual; cuando él entra en la fiesta, el cuerpo lo sigue.

Autoerotización: algunas ideas para encender el deseo (para quien quiera)

Leer

- Relatos eróticos o novelas sensuales que activen la imaginación y despierten fantasías.

Escuchar

- Audios eróticos o pódcast sensuales: la voz y el ritmo hacen su parte.
- Música que te conecte con tu lado más corporal.

Ver

- Películas o series eróticas (o simplemente escenas que te enciendan).
- Imágenes sensuales que te resulten atractivas, sin filtros de «debería o no debería».

Sentir

- Caricias lentas con las manos, aceites o diferentes texturas (pluma, seda, agua).
- Respiración acompasada con movimiento pélvico: más oxígeno, más sensación.
- Jugar con la temperatura: hielo, calor suave, contrastes que despiertan la piel.
- Baño o ducha sensual, convierte lo rutinario en un ritual.

Provocar

- Lencería que te guste, tu perfume más sensual, luces tenues o poner música.
- El espejo como cómplice: mirarte, posar y descubrir cómo responde tu cuerpo.
- Situaciones que cambian el guion: bailar sola, cocinar ligera de ropa, dejar que lo cotidiano se vuelva excitante.

Jugar

- Juguetes eróticos: Vibradores, succionadores o estimuladores de clítoris. Si nunca has probado, tranquila, nos ha pasado a muchas. Puedes empezar jugando con lo que ya tienes (la ducha, un cojín, tus propias manos) para ir soltándote. Además, ¿sabías que cada vez más profesionales pautan vibradores? Es como «gimnasia íntima» para la zona vip. Y en Womanhood lo decimos sin rodeos: esto también es medicina. La vibración mejora la circulación, favorece la hidratación vaginal y mantiene la respuesta sexual activa.

  Lo bueno es que ahora están supernormalizados y, además, son bonitos y discretos. Nada que ver con los de antes, que parecían salidos de una ferretería. Hoy hay diseños que parecen hasta joyas.

Y la gran pregunta: ¿sola o en pareja? Jugar en dúo es divertido y, si nunca lo has usado con tu pareja, puede ser parte de una nueva intimidad compartida, pero en solitario es imprescindible: tu laboratorio íntimo, sin testigos ni guion.

- Otros juegos: dados eróticos, cartas con retos sensuales o inventarte un personaje frente al espejo, ¿por qué no?

Crear

- Escribe tu propio guion erótico: relatos, cartas o escenas inventadas.
- Fantasea sin censura: guiones nuevos, recuerdos viejos o lo que nunca contarías en voz alta.

La clave es la curiosidad. El deseo se reinventa cuando le das espacio para jugar.

Plantas y extractos que merecen la pena

Abrojo *(Tribulus terrestris)* ◐-●

Es una planta mediterránea/asiática que diversos estudios asocian con un mayor deseo sexual y lubricación, así como mayor comodidad durante el sexo, y suele tolerarse bien.

Maca *(Lepidium meyenii)* ◐

Esta raíz andina de toda la vida que aquí se usa en extracto. Piénsala como una «gasolina suave»: no te va a disparar como un cohete, pero a muchas mujeres les ayuda a tener más vitalidad y a sentirse más en sintonía con el deseo. Eso sí, requiere constancia.

Fenogreco *(Trigonella foenum-graecum)* ◐

Un clásico de la cocina india que en extracto se convierte en un aliado para la libido. Puede ayudar a subir el deseo, mejorar la excitación y la lubricación, incluso dar un plus de satisfacción. Su efecto se nota con constancia (unas semanas de uso) y, salvo provocar un curioso olor corporal tipo curry en algunas personas, suele tolerarse bien.

Azafrán *(Crocus sativus)* ◐
Sí, el mismo de la paella, pero en versión concentrada. Aquí no va de sabor, sino de ánimo: funciona como un «quitaniebla emocional». Cuando el bajón te apaga las ganas, puede ayudarte a estar más receptiva y conectada con lo erótico. No es un subidón, sino un apoyo constante.

Ginseng *(Panax ginseng)* ◐
Seguro que lo conoces como el clásico para la energía. Y sí, además de dar un empujón de vitalidad, este adaptógeno también puede reavivar el deseo y mejorar la satisfacción sexual. ¿Cómo lo hace? Favorece la producción de óxido nítrico (que ayuda a la circulación) y estimula la dopamina, la hormona del placer. Eso sí, requiere constancia y suele tomarse durante varias semanas. En general es seguro, aunque en dosis altas puede dar un poco de insomnio, así que mejor no abusar ni tomarlo de noche.

Pino marítimo (*Pinus pinaster* / Pycnogenol®) ◐
El pino marítimo, del que se obtiene el extracto conocido como Pycnogenol®, es un suplemento que ha mostrado beneficios interesantes en estudios con una evidencia que se considera moderada. Entre sus efectos se ha visto que puede aumentar el deseo sexual y mejorar la circulación en la zona genital, además de favorecer una ligera subida de la testosterona.

Suplementos clave

Combinados de plantas y extractos ○-◐
Existen fórmulas mixtas para la libido. Son prácticas, pero pueden tener truco: combinan ingredientes con evidencias distintas y, a veces, en dosis mínimas, así que cuesta saber qué te ayuda. Si es la primera vez que las usas, mejor elige un solo ingrediente (extracto estandarizado) y valora la efectividad en 6-8 semanas.

Si al final te animas con un combo, que no te vendan humo: fíjate en que la etiqueta diga claro cuántos miligramos lleva de cada extracto y cómo está estandarizado (nada de «mezcla secreta» o *proprietary blend*). Las dosis tienen que tener sentido, no pizquitas, y las advertencias deben estar bien visibles.

Opciones integrativas

Aliviar el dolor ●
El dolor es uno de los frenos más potentes de la libido: cuando el cuerpo se protege, el deseo se apaga. Por eso, aliviar las molestias de la sequedad vaginal es clave. Lo que ya vimos en ese apartado (hidratantes, lubricantes o tratamientos médicos más avanzados) no solo calma, también quita ese freno invisible que bloquea las ganas.

Fisioterapia de suelo pélvico ●-◐
Cuando el dolor viene por tensión, la fisioterapia es como quitar el freno de mano: te enseña a soltar, coordinar y volver a confiar en tu cuerpo. La especialista puede trabajar puntos dolorosos y, si hace falta, usar dilatadores graduales como parte de la terapia (pasito a pasito, sin forzar). Siempre guiado, con técnicas de respiración y relajación. El objetivo: volver a sentirte segura y no tenerle miedo al dolor.

Terapia sexual ●
Muchas veces el deseo no se apaga por falta de ganas, sino por la presión de «debería» o por miedos que se van colando. La terapia sexual disminuye ese peso de la mochila y te abre un espacio para redescubrir qué te apetece de verdad. En 4-8 semanas, presencial u online, trabajas con un profesional que te da herramientas muy prácticas: ejercicios para reconectar con tu cuerpo, mejorar la comunicación en pareja y quitar el foco de la obligación de cumplir.

Y aquí merece la pena hacer un apunte importante: la sexología se estudia, no es algo improvisado. No todos los profesionales saben de este tema, por eso conviene buscar a alguien especializado. La buena noticia es que, igual que en su día pasó con la psicología (cuando en España decir que ibas al psicólogo parecía un mundo y hoy está normalizado), ahora empieza a pasar con la sexología. Todavía queda camino, pero cada vez hay más expertos formados y acostumbrados a tratar estas situaciones.

Lo mejor es que lo que aprendes no se queda en la consulta: te llevas rutinas y trucos sencillos para casa que cambian la manera de vivir tu intimidad, dentro y fuera de la cama.

Niebla mental y desconcentración

Cuando la mente va a pedales

Es como si la cabeza se te llenara de algodón o si la pantalla del ordenador tuviera veinte pestañas abiertas que nunca terminan de cargar. Palabras que se quedan en la punta de la lengua, ideas que se escapan, despistes de película («¿Dónde he dejado las llaves?») y concentración intermitente, como un wifi inestable. Esta niebla mental afecta a 6 de cada 10 mujeres en la menopausia, aunque muchas la confunden con simples despistes.

Plantas y extractos que merecen la pena

Bacopa o hisopo de agua *(Bacopa monnieri)* ◐
Planta ayurvédica de toda la vida, pero ojo: esto no es un café disfrazado. No te da un chute inmediato, sino que trabaja lento, afinando poco a poco la memoria y la claridad mental.

Ginseng asiático *(Panax ginseng)* ◐
La raíz más usada en Oriente cuando la cabeza está plana y falta energía. No da un chute nervioso, sino un empuje más estable que ayuda a mantener la atención y seguir el ritmo sin ese bajón típico de media tarde.

Ginkgo biloba ◐
El clásico cuando hablamos de memoria y concentración. Favorece la circulación cerebral y, en algunas mujeres, esa sensación de concentración y agilidad mejora con el tiempo. No es inmediato, pero sí constante.

Suplementos clave

Creatina ◐
Aporta la energía cerebral necesaria para combatir la niebla mental y la falta de concentración. Desarrollada en la páginas 105-106 del capítulo de Pilares.

L-teanina ◐
Ya la vimos antes, pero aquí también tiene su papel: calma sin adormecer, ideal

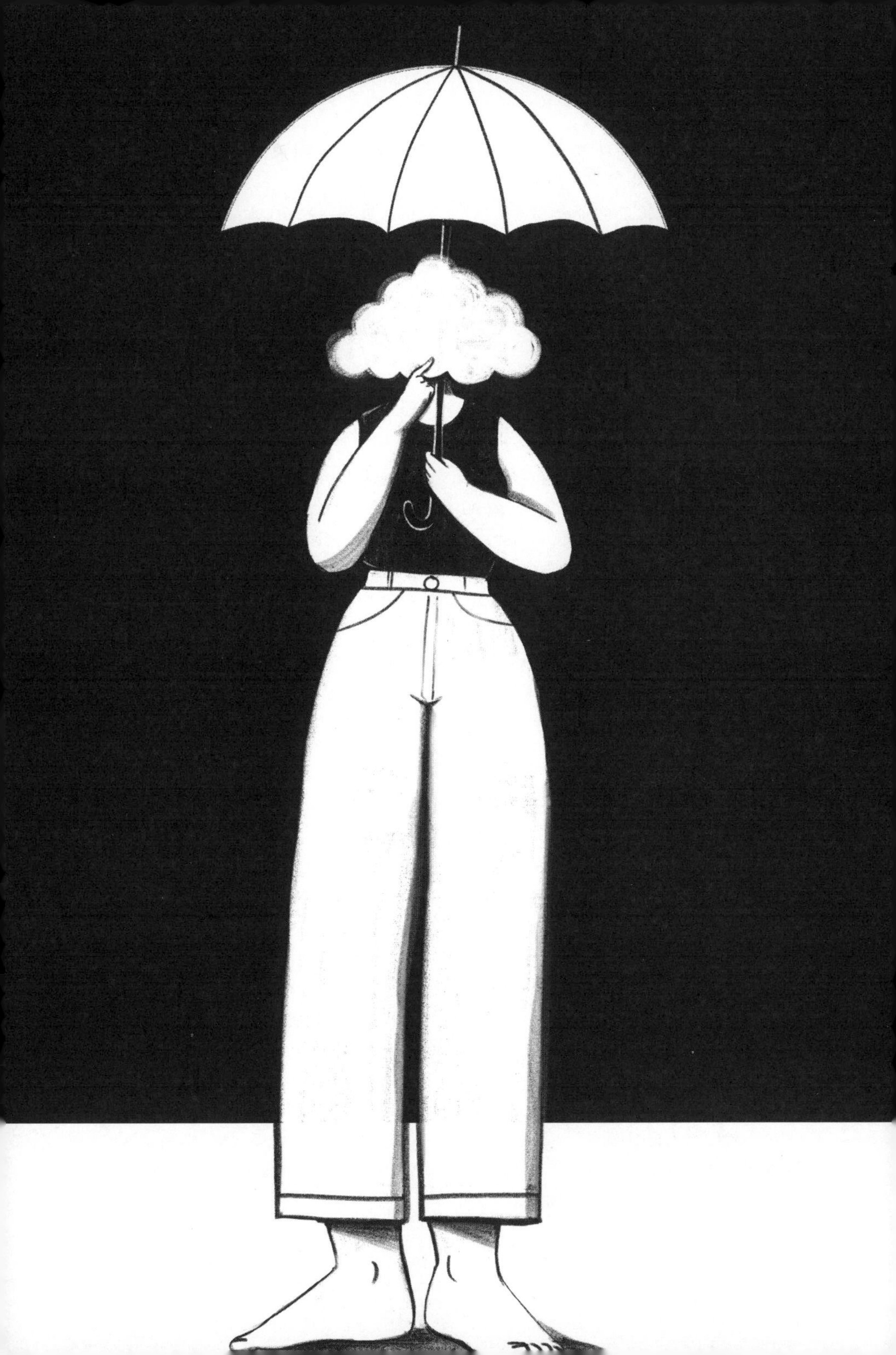

cuando la cabeza se llena de runrún y no hay manera de centrarse. Te ayuda a soltar tensión y centrar la atención.

Omega-3 (EPA y DHA) ◐
Otro viejo conocido. Más allá del corazón, también se pauta para cerebro: mejora la comunicación entre neuronas y, en muchas, baja un punto esa sensación de «algodón mental».

Opciones integrativas

Gimnasia para el cerebro ●
Igual que los músculos, el cerebro necesita entrenar para no volverse perezoso. La neuroplasticidad, esa capacidad de crear y reforzar conexiones, es la que marca la diferencia: cuanto más retas al cerebro, más despierto se mantiene.

La clave no es solo entretenerse, sino desafiarlo: un sudoku, un crucigrama, juegos de memoria, aplicaciones de entrenamiento mental... o ir más allá y aprender un idioma, tocar un instrumento o engancharte a juegos de estrategia.

No hace milagros, pero la ciencia es clara: darle caña al cerebro de forma regular ayuda a que la memoria, la atención y la concentración no se oxiden.

Miniguía de trucos

- ✔ **Ten agua siempre a mano.** La deshidratación (aunque sea ligera) apaga el cerebro. Bebe antes de sentirte como un cactus.
- ✔ **Recibe luz natural por la mañana.** Solo con tomar 10 minutos de sol al despertar, tu reloj interno arranca sin sensación de jet lag.
- ✔ **Microdescansos cada hora.** Levántate, estira y respira: 2-3 minutos bastan para oxigenar la cabeza.
- ✔ **Listas y recordatorios.** No es trampa, es liberar memoria RAM. Anota lo que no quieras que te esté dando vueltas en la cabeza todo el día.
- ✔ **Aliméntate teniendo en cuenta el cerebro.** Frutos secos, arándanos, hojas verdes y pescado azul son gasolina prémium para la memoria.
- ✔ **Tómate un respiro digital.** Quita pantallas y dale sitio a tus ideas. Se nota, y mucho.
- ✔ **Entrena la mente.** Como acabamos de ver, tu cerebro necesita retos, ponlo a hacer gimnasia.

Pausa lúdica

Hablando de gimnasia para el cerebro... Vamos a hacer un pequeño parón con dos juegos: un jeroglífico y una sopa de letras en la que tendrás que localizar términos que, a estas alturas del libro, ya deberías tener fichados.

Jeroglífico Womanhood

¿Qué frase es?

ES

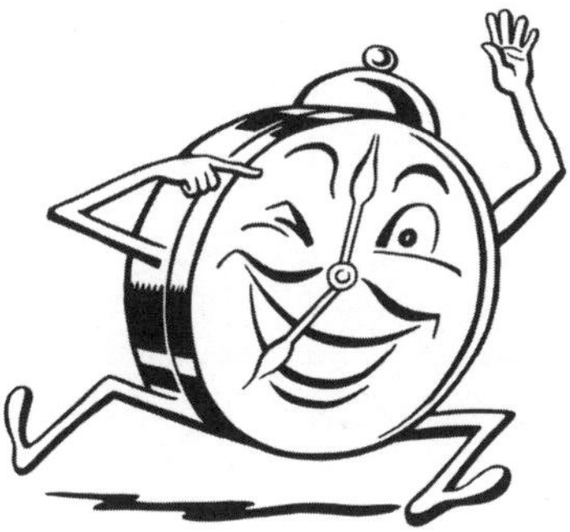

DE CAMBIAR

S A L S E L G A R

Solución jeroglífico:

Es hora de cambiar las reglas.

Z	W	R	R	S	T	M	N	E	P	I	R	T	A	M
F	O	I	E	L	R	C	R	E	A	T	I	N	A	E
D	R	U	G	I	C	F	S	E	I	A	N	O	R	L
A	A	I	S	V	R	H	E	O	R	T	U	N	A	S
N	T	I	O	S	Y	G	U	L	P	R	E	A	S	E
I	L	C	I	T	S	P	A	E	C	K	O	R	A	L
M	A	F	Z	E	G	B	A	I	L	A	R	K	G	O
A	S	I	A	R	L	B	T	E	H	I	C	G	I	N
T	R	A	R	M	P	I	N	H	M	A	O	L	M	E
I	G	T	B	E	R	A	P	A	N	I	O	T	A	F
V	D	H	I	L	Y	B	G	E	I	N	L	P	T	I
G	E	B	F	S	D	N	A	O	M	E	I	T	N	L
R	O	Y	I	S	E	E	A	R	B	V	Y	P	U	O
E	I	D	C	S	R	A	M	I	S	T	E	C	F	P
I	A	N	I	E	T	O	R	P	O	L	A	R	E	F
S	O	O	A	I	U	C	L	O	R	P	T	E	A	C
L	M	E	D	H	I	L	Y	E	I	N	S	E	O	Y
E	J	E	R	C	I	C	I	O	F	U	E	R	Z	A

Solución sopa de letras:

MAGNESIO · PROTEÍNA · VITAMINA D · CREATINA · POLIFENOLES · EJERCICIO
FUERZA · SALTAR · AMIGAS · REÍR · FIBRA · BAILAR

Z	W	R	R	S	T	M	N	E	P	I	R	T	A	M
F	O	I	E	L	R	C	R	E	A	T	I	N	A	E
D	R	U	G	I	C	F	S	E	I	A	N	O	R	L
A	A	I	S	V	R	H	E	O	R	T	U	N	A	S
N	T	I	O	S	Y	G	U	L	P	R	E	A	S	E
I	L	C	I	T	S	P	A	E	C	K	O	R	A	L
M	A	F	Z	E	G	B	A	I	L	A	R	K	G	O
A	S	I	A	R	L	B	T	E	H	I	C	G	I	N
T	R	A	R	M	P	I	N	H	M	A	O	L	M	E
I	G	T	B	E	R	A	P	A	N	I	O	T	A	F
V	D	H	I	L	Y	B	G	E	I	N	L	P	T	I
G	E	B	F	S	D	N	A	O	M	E	I	T	N	L
R	O	Y	I	S	E	E	A	R	B	V	Y	P	U	O
E	I	D	C	S	R	A	M	I	S	T	E	C	F	P
I	A	N	I	E	T	O	R	P	O	L	A	R	E	F
S	O	O	A	I	U	C	L	O	R	P	T	E	A	C
L	M	E	D	H	I	L	Y	E	I	N	S	E	O	Y
E	J	E	R	C	I	C	I	O	F	U	E	R	Z	A

Irritabilidad y cambios de humor

Día gris, mecha corta ... y, zas, explotas sin verlo venir

Subir el ánimo y despejar los días grises no siempre es tan fácil como sonreír. Lo que ayer te daba igual hoy te enciende, lo pequeño se hace enorme y los cambios de humor llegan como tormentas de verano: rápidos, intensos y agotadores. Es como tener la mecha corta y el mechero siempre encendido. Y no, no es solo tener mal carácter: hasta un 70 % de las mujeres reporta cambios emocionales durante esta etapa.

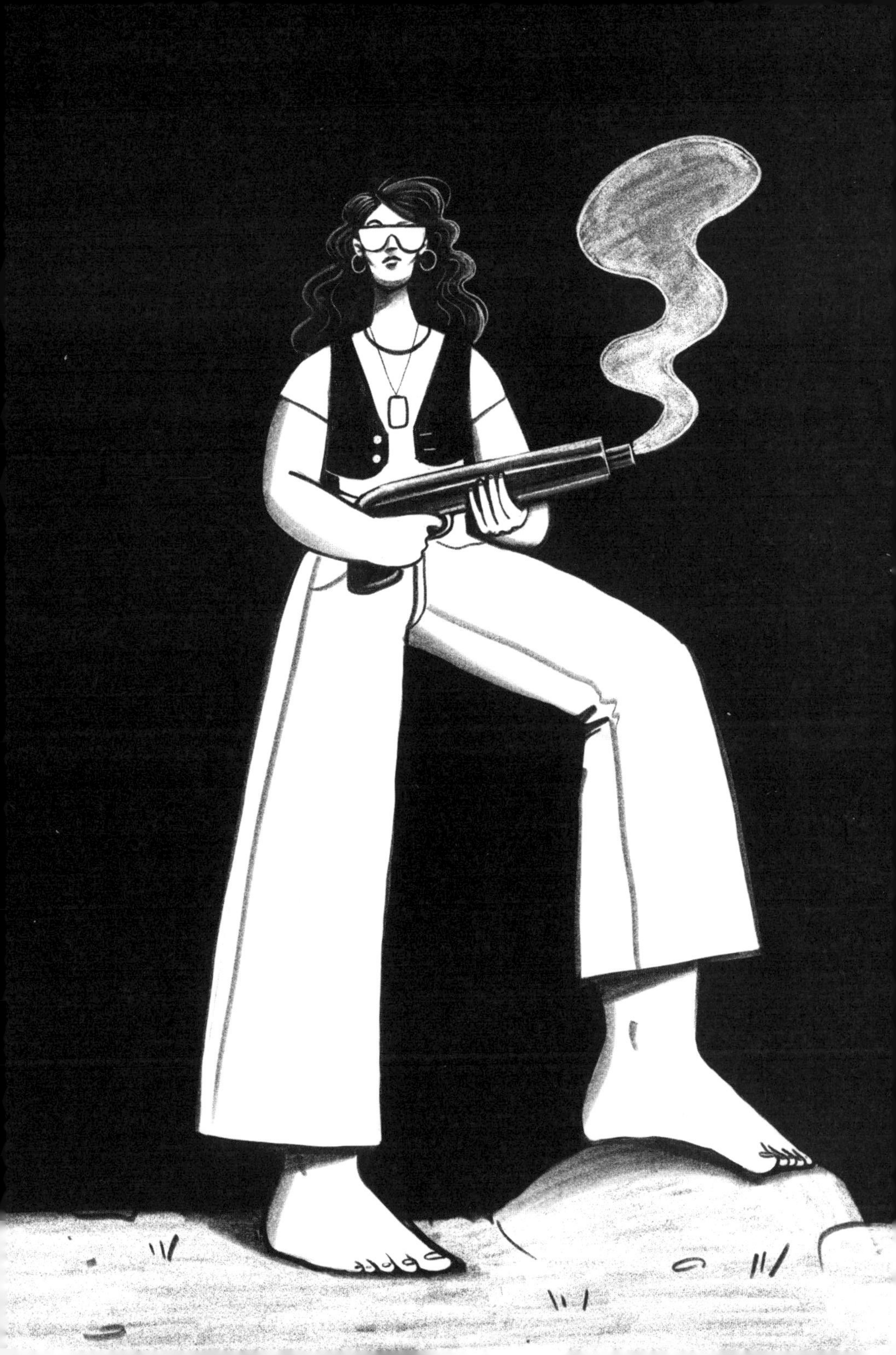

Plantas y extractos que merecen la pena

Muchas de estas plantas ya las hemos visto en el apartado de insomnio. Y no es casualidad: lo que calma por la noche también puede ayudar a templar el carácter durante el día. Aquí te contamos cómo encajan cuando lo que aprieta no son las noches en vela, sino la mecha corta y los cambios de humor.

Pasiflora ◐
Son unas flores moradas que tienen fama de calmar. Bajan el runrún mental y ayudan a que la irritabilidad no salte a la mínima.

Valeriana ◐
Más allá de la noche, también tiene su papel en el día: relaja la tensión nerviosa y ayuda a que no acumules tanta presión.

Amapola de California ◐
Es un sedante natural suave, ideal en esos días eléctricos en los que todo molesta más de lo normal y necesitas bajar una marcha.

Ashwagandha ◐
Es un adaptógeno de la medicina ayurvédica. Actúa como un «templacaracteres»: reduce la reactividad y amortigua el impacto del estrés. La que más evidencia científica tiene (por seguridad y actividad) es la patente KSM-66®.

Azafrán *(extracto estandarizado)* ◐
El toque diferente: no calma los nervios como tal, sino que levanta el ánimo. En extracto se ha visto que suaviza la irritabilidad ligada a bajones emocionales.

Rhodiola ◐
El extracto de *Rhodiola rosea* en patentes como Rhodiolife® tiene un efecto rápido para ayudar al organismo a adaptarse al estrés emocional y físico. También podemos obtener beneficios para combatir la irritabilidad y los cambios de humor propios de la menopausia.

Suplementos clave

L-teanina ◐
Es el aminoácido del té verde que calma sin adormecer. Ideal cuando la cabeza no para y eso te pone de mal humor.

Magnesio (bisglicinato) ◐
Es el mineral relajante por excelencia: descomprime músculos y sistema nervioso, lo que ayuda a que los nervios y el mal humor bajen un punto.

Omega-3 (EPA y DHA) ◐
Como ya hemos visto también, son grasas buenas que asimismo actúan en el cerebro. Con un consumo constante, ayudan a estabilizar el ánimo y suavizar los altibajos.

Los que se notan más rápido (alivio en el momento o en pocos días)

- Pasiflora
- Valeriana
- Amapola de california
- L-teanina

Los que piden constancia (efecto de fondo)

- Ashwagandha
- Azafrán
- Magnesio (bisglicinato)
- Omega-3 (EPA y DHA)

Ojo

Puede que hayas oído hablar de otras plantas y suplementos como la **manzanilla**, el **lúpulo**, el **hipérico** o **hierba de San Juan** o la **griffonia**. El problema es que la evidencia en irritabilidad es floja o bien arrastran interacciones importantes (sobre todo el hipérico y la griffonia). Por eso no los verás en la lista principal: no es que sean «malos», sino que no tienen la solidez ni la seguridad de los apoyos que sí hemos destacado.

Opciones integrativas

Terapia cognitivo-conductual (TCC) ●

Sí, otra vez aparece la TCC. Y no es casualidad. La vimos en sofocos, volvió a salir en insomnio... y ahora nos acompaña de nuevo para la irritabilidad y los cambios de humor. Si se repite tanto es porque funciona en varios frentes.

La TCC no te toca las hormonas, pero sí cómo respondes a los altibajos. Te enseña a detectar al vuelo esos pensamientos que saltan sin filtro («No aguanto nada», «Todo me sale mal»), a darles la vuelta y a no dejar que se conviertan en mecha corta.

Además, incorpora recursos prácticos de relajación y manejo del estrés que bajan la intensidad del mal humor cuando asoma. No borra la irritabilidad de raíz, pero sí consigue que no te arrastre: el mando vuelve a estar en tus manos. Lo mejor es que los programas son cortos (6-8 semanas dependiendo de cada caso), se hacen con un psicólogo formado y puedes seguirlos online o en persona, no tiene efectos secundarios y son combinables con todo lo demás que ya estés usando.

Mindfulness y meditación ◐

No hay pócimas ni trucos exprés, lo que hay es entrenamiento mental. El *mindfulness* te enseña a parar y observar lo que pasa sin engancharte al runrún. Traducido: la irritabilidad no salta tan fácil y el estrés se maneja con más calma.

La meditación, guiada o en silencio, es otra vía para bajar revoluciones y ganar concentración. Con práctica constante, se nota en lo cotidiano: más paciencia, menos sensación de ir siempre a la carrera y más capacidad de responder sin explotar.

Red de apoyo social ●

Aquí no hay placebo que valga: está demostrado que una buena red social protege frente a la tristeza, la irritabilidad y la sensación de aislamiento. Hablar con amigas que viven lo mismo, tener un grupo donde puedas soltar dudas sin filtros o tan solo sentirte acompañada marca un antes y un después.

El apoyo social es como un colchón emocional: amortigua los días malos y multiplica la fuerza para seguir adelante. Porque muchas veces el mejor antídoto contra el mal humor no viene en cápsulas, sino en una conversación que te hace sentir comprendida.

Aromaterapia

Lavanda ◐
Es la reina para bajar una marcha. La evidencia la respalda como calmante suave y apoyo para el sueño. Su aroma ayuda a soltar la tensión acumulada tras horas en modo centrifugadora. Funciona especialmente bien al anochecer: en difusor o poniendo unas gotas muy diluidas sobre la piel (muñecas o nuca). Esa señal basta para que el cuerpo entienda que se acabó la jornada.

Bergamota ◐
Es la chispa cítrica que da un giro al ánimo. Aunque su evidencia es más modesta, se ha estudiado como modulador del estrés y regulador del estado emocional. Su frescor ayuda a levantar medio tono en días grises y a recuperar claridad mental. Lo ideal es olerla en difusor unos minutos o llevarla en un pañuelo (siempre diluida) para respirarla justo antes de una reunión o un momento tenso: funciona como un reset rápido que te recoloca.

Mejorana ○-◐
Es la aliada de la tensión que se acumula en el cuerpo cuando el estrés y la irritabilidad aprietan. Su evidencia científica es limitada, pero en aromaterapia se usa desde hace tiempo para relajar tanto el sistema nervioso como los músculos. Va muy bien cuando notas el cuello rígido o la mandíbula apretada. Utilizada muy diluida en un masaje breve, ayuda a soltar esa rigidez y a que la sensación de bloqueo se transforme en calma.

Miniguía de trucos

- ✔ **Respira antes de reaccionar.** Tres inhalaciones profundas bastan para bajar revoluciones y darle un respiro al cuerpo.
- ✔ **Hazle hueco en tu agenda a lo que te recarga las pilas.** No lo dejes a la suerte: ese café con tus amigas, la clase de baile o el paseo pendiente valen más de lo que parece.
- ✔ **Quítale peso a la cabeza.** No hace falta memorizarlo todo: anota, descarta, reparte y libera espacio para centrarte en lo esencial.
- ✔ **Sal del asfalto y oxigénate**. Un paseo entre árboles reduce el cortisol y levanta el ánimo mucho más que una vuelta por el centro comercial.

- ✔ **Regálate ratos con lo que disfrutas.** Esa crema con aroma que te encanta, una infusión caliente, música que te acompaña: microplaceres que parecen nada, pero lo cambian todo

Cansancio persistente

Es como vivir con la batería al 1 %... todo el rato

Es ese agotamiento que no se quita ni durmiendo 8 horas. Te levantas cansada, arrastras el día como si llevaras una mochila invisible llena de piedras y ni el café consigue resucitarte. No es estar cansada un día: es una fatiga que se instala, la energía no arranca y todo se hace cuesta arriba. Es uno de los síntomas más comunes y menos reconocidos de la menopausia.

Plantas y extractos que merecen la pena

Ginseng *(Panax ginseng)* ◐
El clásico de la vitalidad. Se ha usado durante siglos para mejorar energía y concentración, incluso algunos estudios muestran que ayuda a levantar sus niveles cuando la fatiga se vuelve constante.

Ashwagandha ◐
Vuelve aparecer. La hemos visto en su faceta más calmante, que ayuda a soltar tensión y a dormir mejor. Pero esta planta ayurvédica tiene otra cara igual de útil: equilibra el cortisol y ayuda a sostener la energía de fondo cuando el cansancio viene del estrés continuo. La clave está en el momento del día: tomada por la mañana da soporte a la vitalidad y, si se toma por la tarde-noche, ayuda a preparar el cuerpo para descansar mejor. Como ya hemos dicho antes, la que más evidencia científica tiene (por seguridad y actividad) es la patente KSM-66®.

Rhodiola ◐
Ya hemos visto en el síntoma de irritabilidad y cambios de humor que el extracto de *Rhodiola rosea* en patentes como Rhodiolife® tiene un efecto rápido para ayudar al organismo a adaptarse al estrés emocional y físico; así podemos obtener beneficios para el cansancio persistente.

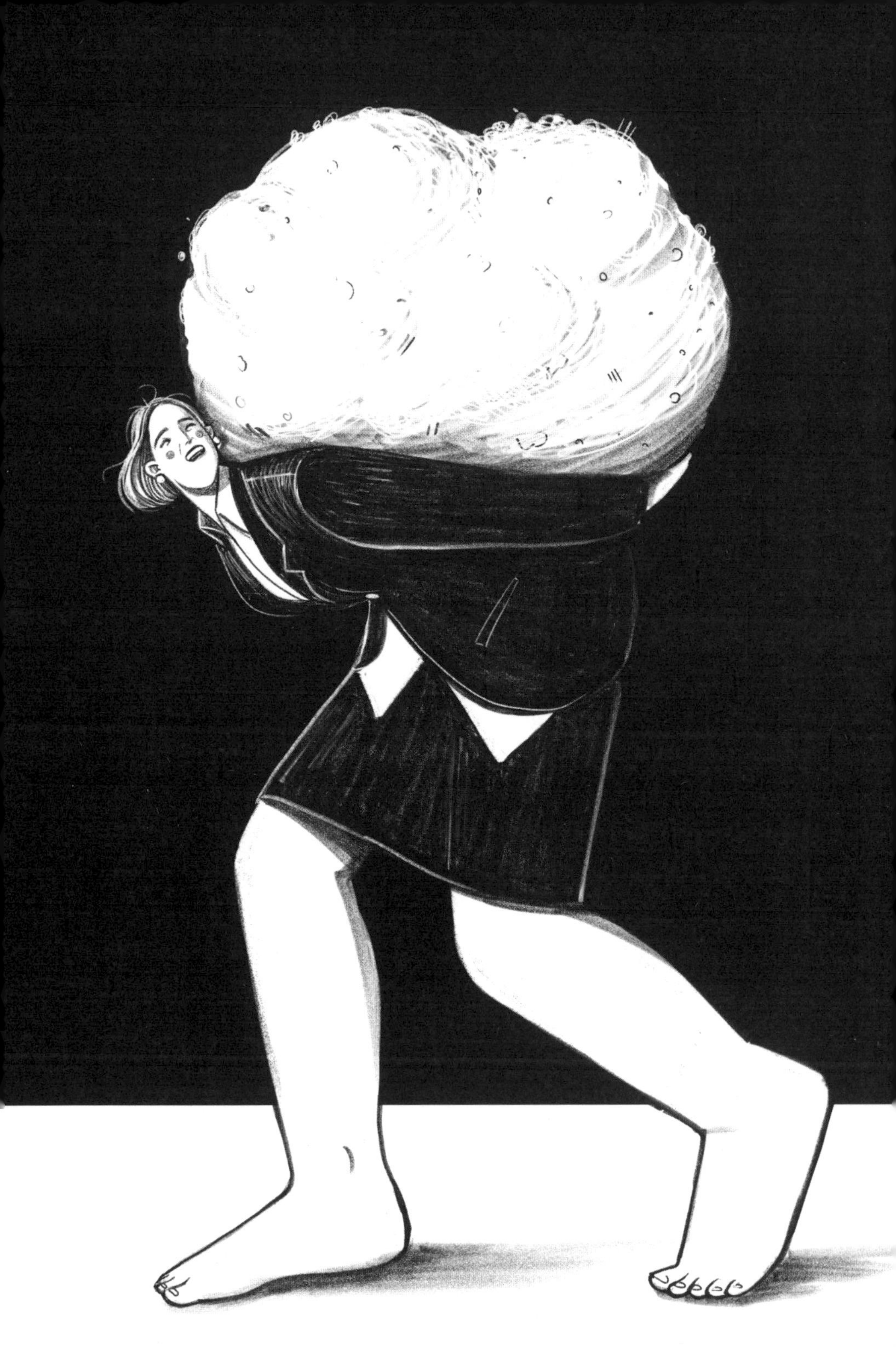

Suplementos clave

Hierro (solo si hay déficit)
El clásico de la anemia. Cuando está bajo, la fatiga se dispara y no hay café que lo arregle. Antes de tomarlo, es imprescindible confirmar en analítica que lo necesitas: suplementar sin déficit no aporta nada y puede ser contraproducente.

Vitamina B12 y complejo B
El motor de la producción de energía celular. Cuando la B12 cae, aparecen cansancio, niebla mental y hasta hormigueos. El complejo B en conjunto refuerza esa maquinaria que convierte los alimentos en energía usable.

Vitamina D
No solo es buena para los huesos: su déficit se asocia a fatiga, bajo ánimo y debilidad muscular. Todo ello es muy frecuente en esta etapa y una de las causas silenciosas detrás del cansancio persistente.

Magnesio (bisglicinato o citrato)
El mineral del relax. Ayuda al sistema nervioso y a los músculos a soltar tensión. Cuando falta, la sensación es de agotamiento nervioso y físico a la vez.

Coenzima Q10
El motorcito de las mitocondrias. Participa en la producción de energía y, cuando se suplementa, muchas mujeres con fatiga crónica notan un plus de vitalidad. No es milagro, pero sí un empujón real.

Opciones integrativas

Siestas cortas estratégicas ◐
Las siestas no son un lujo, sino una herramienta de recuperación cuando se usan bien. Dar una cabezada de 15-20 minutos es suficiente para recargar energía sin robarte el sueño nocturno. Lo ideal es hacerla antes de las 15.00 y como máximo nunca más tarde de las 17.00. La clave está en que el ambiente juegue a tu favor: un lugar tranquilo, pantallas fuera y una alarma suave que te despierte a tiempo.

Un truco curioso es el «nappuccino», de *nap* (siesta) y *capuccino* (café). Te tomas un café justo antes de tumbarte y, al despertar, la cafeína empieza a hacer efecto. Resultado: doble chute de energía.

Gestión del estrés ◐

El estrés constante consume energía y agota el sistema nervioso: es como un grifo abierto que no deja de vaciarte. Bajar revoluciones no es opcional, es clave para que la batería dure más. Y no hace falta irse a un retiro zen, hay trucos simples que marcan la diferencia. La evidencia varía en solidez, pero son técnicas con respaldo suficiente para recomendarlas como complemento en el manejo del cansancio persistente.

- **Respiración 4-7-8:** Técnica sencilla que activa el sistema parasimpático (el «freno» del cuerpo) y reduce la frecuencia cardiaca en pocos minutos.
- **Meditación guiada (10 minutos):** Múltiples estudios respaldan esta técnica, pues disminuye los niveles de cortisol y mejora la sensación de vitalidad.
- **Escribir en un diario:** Ayuda a procesar preocupaciones, reducir la rumiación mental y mejorar el descanso nocturno.
- **Paseos en la naturaleza:** Caminar en entornos verdes baja cortisol y presión arterial, mejora ánimo y energía percibida más que hacerlo en espacios urbanos.

Mindfulness y meditación ◐

Cuando el cansancio se mezcla con la sensación de tener la cabeza a punto de explotar, estas prácticas actúan como un freno suave. El *mindfulness* entrena a parar y observar sin engancharse al bucle mental, lo que reduce la sensación de saturación. La meditación, guiada o en silencio, ayuda a calmar la reactividad y a centrar mejor la energía disponible. No hacen que la fatiga desaparezca, pero sí que se viva con menos peso encima y con más claridad mental para gestionar el día.

Miniguía de trucos

✔ **Haz microdescansos cada hora.** Dos minutos para levantarte, estirar y respirar hondo rinden más que otra taza de café. Pausar es lo que recarga la batería.

- ✔ **Busca la luz de la mañana.** Sal a la calle nada más despertar: es el interruptor que activa tu reloj interno.
- ✔ **Organiza tu energía.** Deja lo exigente para las horas fuertes y guarda lo ligero para el final del día.
- ✔ **Olvídate de la multitarea.** Haz una cosa cada vez, cuando acabes date una pausa corta, y a por la siguiente.
- ✔ **Organiza tu agenda de manera realista.** No intentes meter treinta tareas en un día de diez: prioriza y respira.
- ✔ **Bebe agua a lo largo del día.** Incluso una deshidratación leve roba claridad y energía.

Aumento de peso, sobre todo en el abdomen

Curva inesperada en la zona centro

Esa barriguita que se instala sin pedir permiso, aunque no hayas cambiado ni lo que comes ni lo que te mueves. Los vaqueros avisan antes que la báscula: el botón no cierra donde antes sobraba espacio. Comes igual que antes, sigues con tu ritmo y, aun así, la grasa se acumula sobre todo en la barriga, como si el cuerpo hubiera cambiado la brújula. Le pasa a más del 60% de las mujeres en esta etapa.

Plantas y extractos que merecen la pena

Cúrcuma ◐
La cúrcuma es conocida por su poder antiinflamatorio y algunos estudios sugieren que puede ayudar a una reducción modesta en el peso corporal, el índice de masa corporal, el perímetro de cintura y el porcentaje de grasa corporal. En la cocina, usada como especia, es segura y recomendable. Eso sí: la curcumina se absorbe poco por sí sola. Por eso, para que el cuerpo la aproveche mejor, conviene combinarla con pimienta negra (que aporta piperina) o con una fuente de grasa saludable. Dicho de otro modo: un curry con cúrcuma y un toque de pimienta, un hummus aliñado con cúrcuma y aceite de oliva, o una leche dorada preparada con cúrcuma y bebida vegetal son formas sencillas y efectivas de incorporarla. Existen recomendaciones formales de sociedades científicas estadounidenses sobre su uso en el manejo de la obesidad.

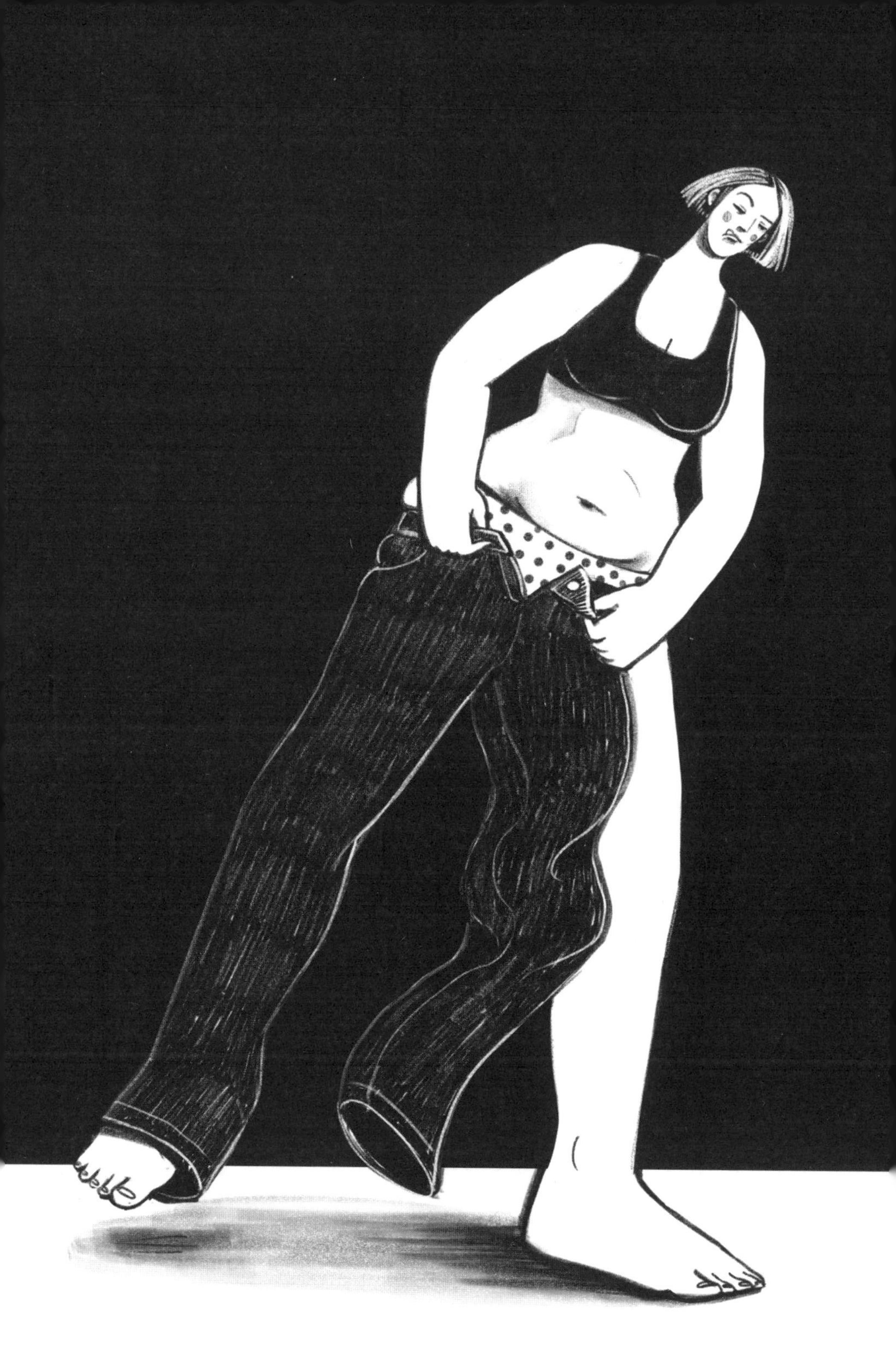

El matiz llega con los suplementos. En el mercado existen cápsulas con concentraciones muy altas de curcumina, muy superiores a las que usamos al cocinar. En esas dosis se han descrito casos de daño hepático y también puede interactuar con medicamentos como anticoagulantes o fármacos para la diabetes. La Autoridad Europea de Seguridad Alimentaria marca un máximo de 210 mg de curcumina al día para un adulto promedio, así que, si se opta por cápsulas o extractos, lo ideal es tomarla siempre con supervisión médica. Hay patentes de cúrcuma como CurQfen® que son más biodisponibles y, por tanto, han demostrado ser más activas y seguras que otras cúrcumas.

Té verde (EGCG) ◐

El té verde es rico en catequinas, en especial la EGCG (el compuesto más estudiado), y varios estudios muestran que puede dar un **empujón modesto** al metabolismo y a la oxidación de grasas. El efecto no es espectacular, pero sí consistente cuando se combina con ejercicio y buenos hábitos. Tomarlo en infusión, en dosis habituales (2-4 tazas al día), es seguro para la mayoría y, además, aporta hidratación y antioxidantes.

Canela (Canela de Ceylán) ◐

La canela no es tanto un quemagrasas como un **regulador metabólico**. Los estudios muestran que puede mejorar la glucemia y la sensibilidad a la insulina en pacientes con diabetes o prediabetes, y en algunos casos incluso ayudar a reducir el perímetro abdominal en hasta 2-4 cm. No es un atajo para perder peso, pero sí una aliada para mantener a raya el azúcar en sangre, un factor clave en la acumulación de grasa abdominal.

> **La canela tiene truco:** No todas son iguales. La variedad **cassia**, la más común por precio, contiene más **cumarina**, una sustancia que en exceso puede dañar el hígado. **La canela de Ceilán**, en cambio, tiene niveles mucho más bajos y resulta más segura para un consumo habitual.

Suplementos clave

Omega-3 (EPA y DHA) ◐

Los estudios lo dejan claro: cuando la inflamación y la resistencia a la insulina se instalan y la grasa abdominal aumenta, el omega-3 es el suplemento más sólido para frenar este proceso. Reduce la inflamación, mejora la sensibilidad a la insulina y, de paso, protege el corazón.

Vitamina D ◐

No es solo la vitamina de los huesos: también influye en cómo usamos la energía y dónde acumulamos la grasa. Cuando falta, el cuerpo tiende a guardar más en la barriga y responde peor a la insulina, lo que favorece el aumento de peso en esta zona. Por eso, si los análisis muestran déficit, suplementarla puede marcar la diferencia en cómo te sientes y en cómo responde tu metabolismo.

Proteína en polvo ◐

El músculo es tu mejor aliado contra la barriga rebelde. Ya vimos que en la menopausia se pierde músculo con más facilidad y eso ralentiza el metabolismo. Cuando falta músculo, el cuerpo quema menos calorías y acumula más grasa en la zona abdominal. El consumo de proteínas adecuado, más o menos 1 gramo por kilo de peso al día (≥1.0–1.2 g/kg/día), se asocia con mayor masa muscular, menor porcentaje de grasa corporal y menor circunferencia de cintura en mujeres posmenopáusicas. Así que volvemos a reforzar el mensaje: aumentar la proteína ayuda a conservarlo, a sentir más saciedad y a frenar esa tendencia a ganar grasa en la tripa. Y recuerda que, si con la comida no llegas, un batido de proteína de suero, guisante o cáñamo puede ser un gran apoyo.

Berberina ◐

Entre los suplementos, la berberina es uno de los más investigados cuando hablamos de metabolismo y peso abdominal. Funciona como un ajustador del azúcar en sangre: ayuda a que la glucosa se procese de forma más eficiente y a que la insulina haga bien su trabajo. Y cuando estos dos mecanismos se equilibran, la barriga deja de ser el almacén preferido del cuerpo. Además, la berberina disminuye los triglicéridos, el colesterol total y LDL, y mejora el perfil inflamatorio, lo que contribuye a la reducción del riesgo cardiometabólico. Respecto a la grasa abdominal, la berberina reduce de manera significativa el perímetro de cintura (diferencia media -3,3 cm) y la masa grasa visceral.

Probióticos ◐

El intestino también manda sobre la barriga. El equilibrio de tu microbioma influye en cómo distribuyes la grasa y cuánto se acumula en la zona abdominal.

Algunas cepas, como *Lactobacillus gasseri*, *Bifidobacterium breve*, *Akkermansia muciniphila* o *Lactobacillus plantarum*, han demostrado ayudar a reducir centímetros de tripa. La evidencia aún crece, pero todo apunta a que cuidar tus bacterias buenas es otra forma de cuidar tu cintura.

Fibra prebiótica ◐

La fibra no solo mejora el tránsito: también alimenta a las bacterias buenas del intestino, da más sensación de saciedad y ayuda a regular glucosa e insulina. Todo eso se traduce en menos facilidad para acumular grasa visceral. Y, como extra, reduce algo que muchas mujeres notan en esta etapa: la hinchazón abdominal.

Por cierto, hablando de hinchazón abdominal, no es lo mismo tener grasa abdominal que sentirse hinchada. En otras palabras, no confundas barriga con tripla inflada.

Hinchazón vs. grasa abdominal

- **La grasa abdominal** no aparece de un día para otro: es tejido que se va acumulando poco a poco en la zona central, empujada por los cambios hormonales, un metabolismo más lento y una insulina que ya no trabaja igual. Ojo: no desaparece con un té milagroso ni en una semana. Requiere constancia, cambios reales en la forma de comer, moverse y, en algunos casos, el apoyo de suplementos con evidencia.
- **La hinchazón abdominal**, en cambio, es esa sensación de tripa inflada que va y viene. Puede deberse a gases, digestiones lentas, estreñimiento o incluso al estado de la microbiota. A diferencia de la grasa, mejora rápido: en cuestión de horas o días con pequeños ajustes en la dieta, buena hidratación o un extra de fibra adecuada. Si persiste en el tiempo y se acompaña de otros síntomas, como trastornos del ritmo intestinal, debes consultar con tu médico.

¿Y los polvos «vientre plano» o «adiós a la hinchazón»?

El mercado está lleno de productos que prometen una tripa lisa en cuestión de días. En realidad, lo que hacen es bajar la hinchazón porque llevan fibras, extractos vegetales o laxantes suaves, pero no eliminan grasa abdominal. El efecto dura poco y, muchas veces, viene acompañado de diarrea, cólicos o deshidratación.

En resumen: La barriga por grasa no desaparece con una fórmula mágica. Estos productos solo pueden tener sentido cuando detrás hay estreñimiento o digestiones muy lentas, y siempre que la fórmula sea segura y de calidad. Eso significa sin laxantes agresivos, con etiquetas claras y sin promesas milagrosas de «vientre plano en tres días». Un buen suplemento de fibra se nota porque mejora el tránsito y la digestión sin destrozarte el estómago ni mandarte corriendo al baño.

Las famosas inyecciones para bajar peso

Últimamente todo el mundo habla de ellas. Son fármacos que ayudan a perder kilos porque reducen el apetito y mejoran el modo en que el cuerpo maneja el azúcar. Sí, funcionan, y en muchos casos logran pérdidas de peso importantes, incluida la grasa abdominal y mejoría de los parámetros cardiometabólicos. Puede sonar algo técnico, pero es fácil de entender: los agonistas GLP-1 producen una reducción significativa del peso corporal, IMC y circunferencia de cintura (reducción de hasta un 20% del peso y 4-5 cm de cintura), tanto en personas con diabetes como sin ella. Además, disminuyen la masa grasa total, la grasa visceral y la grasa hepática.

Pero, ojo: además de poder provocar efectos secundarios (náuseas, vómitos, molestias digestivas), **pueden ser peligrosas si se utilizan fuera de un contexto médico muy controlado**. Y tampoco son una solución sostenible si no se atacan las causas reales del sobrepeso; de hecho, su uso debe asociarse a modificaciones en el estilo de vida.

La clave sigue siendo la de siempre: **alimentación, ejercicio de fuerza, descanso y estilo de vida**. Las inyecciones pueden ser una ayuda puntual, pero nunca sustituyen los cimientos.

Miniguía de trucos

- ✔ **Activa la tripa después de comer.** Darse un paseo tranquilo de 10 minutos baja la glucosa mejor que cualquier pastilla.
- ✔ **La marcha japonesa.** Camina alternando tramos rápidos y lentos durante 30 minutos: es un entrenamiento suave pero muy eficaz para que la insulina trabaje mejor.

- ✔ **Ducha con contraste.** Sí, lo sabemos: cuesta. Pero terminar con agua fría unos segundos activa la grasa parda (o marrón). Esta es la «calefacción» natural del cuerpo y, cuando pasas frío, se enciende para darte calor y gasta algo de calorías en el proceso. No adelgaza por sí sola, pero ayuda a regular la temperatura y puede mejorar un poco el metabolismo de glucosa y grasas cuando se activa. Además, te da un chute de energía extra. Estimula la microcirculación y puede mejorar el aspecto de la piel en caso de celulitis y aliviar la insuficiencia venosa.
- ✔ **Un toque de canela.** En el café, en la fruta o en la avena, la canela ayuda a que la insulina trabaje con más calma.
- ✔ **Respira antes de comer.** Cuatro segundos de aire, 7 de pausa, 8 de soltar. La glucosa sube menos cuando comes en modo relajado.
- ✔ **Ayuno sencillo de 12 horas.** No hablamos de extremos: basta con cenar temprano y desayunar al día siguiente. Ese descanso digestivo mejora la sensibilidad a la insulina y le da un respiro al metabolismo sin complicarse la vida.

Articulaciones que duelen, huesos que se debilitan y músculo que se pierde

El cuerpo se queja y no lo hace precisamente susurrando

Las rodillas te crujen al ponerte de pie, los codos que te duelen sin razón aparente, la rigidez matutina que te hace sentir que de golpe tienes 10 años más. Levantarte del sofá puede parecer una expedición al Himalaya.

Los músculos tampoco se libran: aparece esa flacidez que se mueve un segundo más tarde que tú. Te miras al espejo, levantas la mano y el brazo parece devolverte el saludo. La fuerza ya no responde igual: las bolsas pesan más, las escaleras cuestan y los brazos pierden tono hasta dar paso al temido «brazo de murciélago».

Y, mientras lo visible se queja, lo invisible avanza: los huesos pierden densidad en silencio. Primero con la osteopenia (cuando la densidad mineral ósea empieza a bajar sin mostrar síntomas) y después con la osteoporosis, que convierte los huesos en estructuras frágiles, capaces de fracturarse con golpes mínimos o incluso con un mal gesto.

Hasta hace poco se hablaba de cada cosa por separado; osteoporosis por un lado, dolores articulares por otro, pérdida de músculo aparte. Hoy sabemos

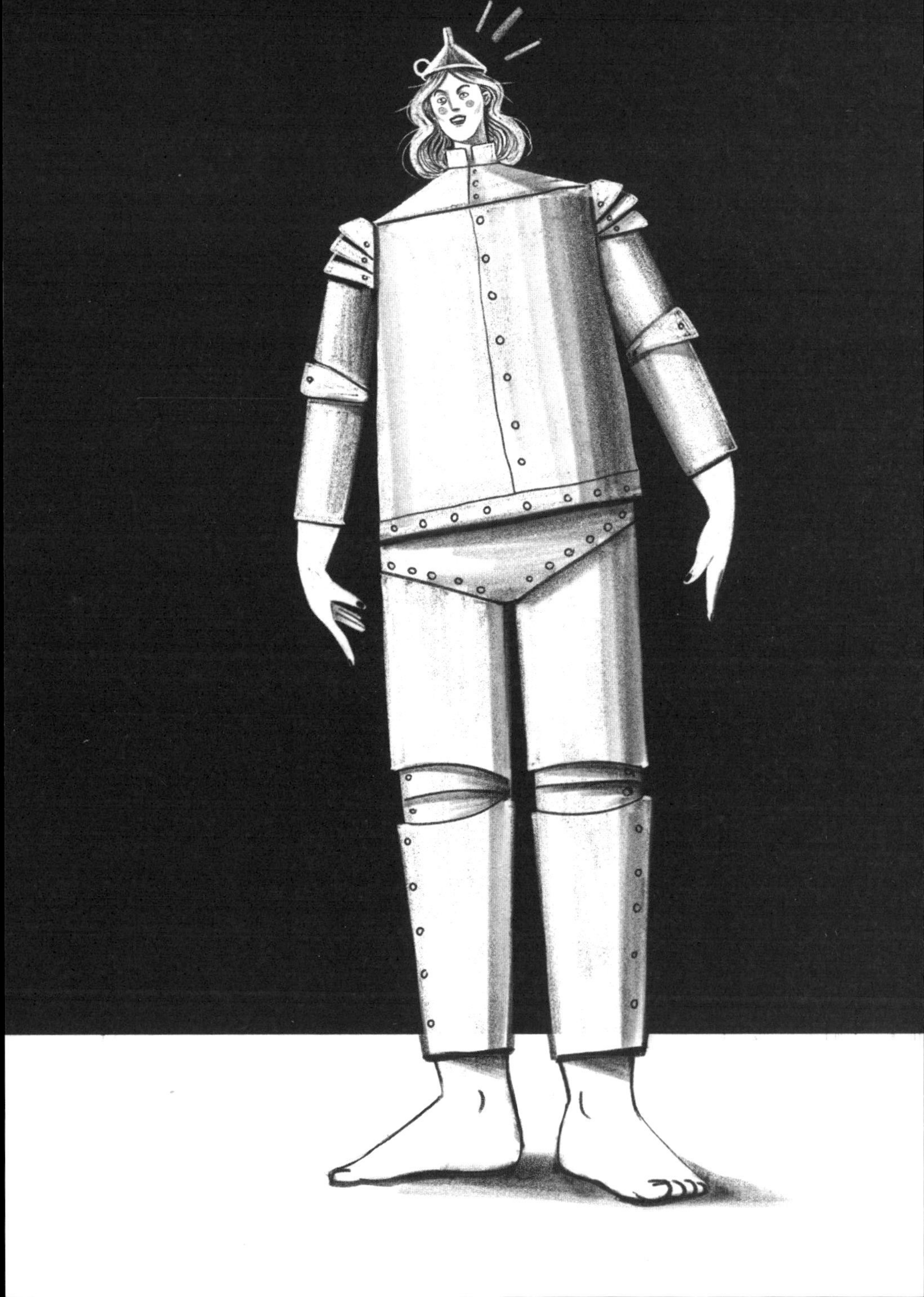

que todo forma parte de un mismo cuadro clínico al que ya se le ha puesto nombre: **síndrome musculoesquelético de la menopausia**.

En otras palabras: huesos, músculos y articulaciones forman un mismo sistema y, cuando los estrógenos bajan, los tres lo notan. Por eso no basta con calmar un dolor puntual: se trata de cuidar el conjunto, proteger el hueso y mantener la fuerza para prevenir problemas mayores en el futuro.

Las cuatro piezas del puzle musculoesquelético:

❶ **Dolor articular**
Crujidos, rigidez al levantarse, molestias que aparecen sin aviso. No es casualidad: la caída de estrógenos favorece inflamación y cambios en cartílago, tendones y ligamentos. Por eso las articulaciones se vuelven más quejicas.

❷ **Osteopenia**
La fase silenciosa. Los huesos empiezan a perder densidad, pero no lo notas: no hay síntomas y solo se detecta con una densitometría. Es la alerta temprana de que hay que reforzar el esqueleto.

❸ **Osteoporosis**
Es el paso siguiente cuando la pérdida ósea avanza. Los huesos se vuelven frágiles y quebradizos, hay riesgo de fracturas incluso en un tropiezo o un gesto cotidiano. No solo duele después de una fractura, sino que puede condicionar autonomía y calidad de vida.

❹ **Sarcopenia**
No es solo tener menos músculo, es perder masa, fuerza y resistencia. Se traduce en mayor cansancio, peor equilibrio y mayor riesgo de caídas. La bajada hormonal acelera este proceso si no se combate con movimiento y buena nutrición.

Plantas y extractos que merecen la pena

Cúrcuma (extracto estandarizado) ◐

El dorado del curry se ha ganado su fama por la curcumina, el compuesto al que se le atribuye gran parte de su poder antiinflamatorio. En el terreno articular, los estudios muestran que puede ayudar a reducir la rigidez y el dolor cuando la inflamación está detrás del malestar. Ya vimos que la curcumina sola se absorbe poco, así que aquí vuelve a aplicar la misma regla: buscar extractos estandarizados y combinaciones que mejoren su biodisponibilidad (caso de CurQfen®, por ejemplo).

Jengibre ◐
Famoso por su uso digestivo, pero su otra cara es igual de interesante: contiene gingeroles, compuestos con efecto antiinflamatorio. Los estudios muestran que puede aliviar dolores articulares crónicos, en especial en mujeres con artrosis leve o moderada. El beneficio no es inmediato, pero tomado de forma regular puede dar un alivio sostenido en la rigidez del día a día.

Boswellia ◐
Se trata de la resina del árbol *Boswellia serrata*, usada en la medicina tradicional india. Su atractivo está en que inhibe ciertas enzimas que promueven la inflamación, algo clave en el dolor articular. Ensayos clínicos la han estudiado sobre todo en rodillas, con resultados positivos en dolor y rigidez. No es tan popular como la cúrcuma, pero merece un sitio en el botiquín natural para las articulaciones.

Micoterapia (Reishi y Cordyceps) ○-◐
Los hongos también se cuelan en este terreno. El reishi se estudia por su efecto antiinflamatorio, lo que lo hace interesante en dolor articular. El cordyceps, en cambio, destaca más por su capacidad para mejorar la energía y el rendimiento muscular, lo que podría ser útil en la pérdida de fuerza asociada a la sarcopenia. La evidencia aún es preliminar, pero lo prometedor es que apuntan a una acción doble: menos inflamación y más vitalidad.

Suplementos clave

En este terreno hay dos ligas: los **clásicos más pautados** y los que, aunque se recomiendan menos, conviene conocer.

<u>Los más pautados (con razón)</u>:

Equipo hueso: calcio ◐, vitamina D ●, vitamina K2 ◐ y **magnesio ◐**

Son los micronutrientes inseparables para mantener la densidad ósea y prevenir fracturas.

Omega-3 (EPA+DHA) ◐
Por su efecto antiinflamatorio sobre articulaciones y su posible papel protector en hueso.

Proteína ● y creatina ◐
Ya los vimos como los imprescindibles para conservar músculo y fuerza: proteína (la base) y creatina (el refuerzo).

<u>Los menos pautados (pero interesantes)</u>

Colágeno nativo tipo II (UCII®) + vitamina C ◐
El colágeno es la proteína estructural del cartílago. Tomado en forma hidrolizada (el cuerpo la absorbe mejor), puede aportar los bloques que necesita para regenerarse y, con uso constante, alivia dolor y mejora movilidad. La vitamina C funciona como la llave que activa la síntesis, de ahí que se suelan combinar. No es magia rápida, pero sí un apoyo a medio plazo.

Ácido hialurónico oral ○-◐
Conocido por su papel en estética y en infiltraciones, empieza a estudiarse también en formato oral. Los ensayos sugieren que puede mejorar la lubricación articular y reducir la rigidez, sobre todo en rodillas. La evidencia aún es limitada, pero abre la puerta a un uso interesante en el manejo del dolor crónico.

Palmitoiletanolamida (PEA) ◐
Es una sustancia lipídica que el cuerpo produce de manera natural en respuesta a estímulos, como lesiones o inflamación. Actúa como una molécula de señalización que ayuda a reducir la inflamación y el dolor crónico al modular respuestas fisiológicas. Se usa para el alivio de diversas condiciones, como la migraña, la fibromialgia y la osteoartritis.

* *Todas las patentes mencionadas en este apartado se consideran válidas y vigentes a fecha de 2025.*

El mejor suplemento no viene en cápsulas

Si hay un refuerzo que marca la diferencia en huesos, músculos y articulaciones, ese es el **ejercicio**. Ningún suplemento compite con lo que pasa cuando entrenas.

- **Fuerza (pesas, gomas, máquinas, pilates, TRX):** El ejercicio de fuerza es el protector número uno del hueso y el antídoto contra la pérdida de músculo. Ayuda a ganar densidad ósea y potencia, además de mejorar el equilibrio.
- **Impacto controlado (saltar, bailar):** Activa la formación ósea y estimula articulaciones de manera única.
- **Cardio sin impacto (nadar, bici estática, elíptica):** Alivia la carga en articulaciones doloridas y mejora la movilidad sin castigar ni rodillas ni caderas.
- **Movilidad y flexibilidad (yoga, estiramientos, taichí):** Reducen rigidez, mejoran la postura y descargan tensión en codos, hombros y espalda.
- **Movimiento diario (caminar, subir escaleras, levantarte cada hora):** Son pequeñas dosis que mantienen activo el sistema musculoesquelético y evitan que el dolor se oxide más.

Dicho de otro modo: el ejercicio es el suplemento premium de esta etapa. Y lo mejor es que no tiene efectos secundarios.

Opciones integrativas

Rehabilitación o fisioterapia ◐

El punto de partida cuando el dolor se instala. El fisio o la fisio no solo te alivia en la camilla, también busca el origen, te enseña ejercicios específicos y trabaja con técnicas de rehabilitación para que recuperes movilidad, refuerces los músculos y no vuelvas a caer en el mismo círculo. Es tratamiento y prevención en un mismo pack.

Masaje terapéutico ◐

No es lo mismo que fisioterapia, aunque a veces se confundan. Aquí hablamos de alivio inmediato: soltar tensión, mejorar la circulación y descargar esas zonas que gritan de rigidez. Además, tiene un bonus extra, y es que el contacto y la relajación ayudan a bajar revoluciones. Es ideal cuando necesitas una pausa para el cuerpo y la mente.

Terapias de calor y frío ◐

La regla de oro: el calor relaja, el frío desinflama. Una manta eléctrica o un baño caliente ayudan a aflojar la rigidez y preparar la articulación antes de moverte. El frío entra en juego en brotes inflamatorios, cuando la rodilla o el codo están enrojecidos y calientes. Son trucos sencillos y caseros, además de tener un efecto rápido.

Acupuntura ◐

No hace milagros, pero puede ser un buen aliado. Algunos estudios muestran que reduce dolor crónico en rodillas y espalda, además de mejorar la sensación de rigidez. Funciona mejor como parte de un plan (ejercicio, fisio, autocuidados) que como recurso aislado.

Miniguía de trucos

- ✔ **Sácale partido a tu día a día.** No solo hay que ir al gimnasio, subir escaleras, cargar la compra o moverte más en casa ya es un entrenamiento para tus huesos.
- ✔ **Fortalece tu core.** El core no es solo la barriga: son músculos que envuelven el abdomen y la espalda baja. Fortalecerlo con planchas o ejercicios de equilibrio lo convierte en tu armadura natural contra dolores y caídas.
- ✔ **Dales agua a tus articulaciones (también tienen sed).** Ya hablamos de lo esencial que es la hidratación y lo repetimos aquí porque también cuenta para huesos y cartílagos. Muchas veces la rigidez no es más que sed disfrazada: beber agua es también lubricar el cuerpo.
- ✔ **Despierta con calor.** Una ducha tibia al empezar el día es como un café para las articulaciones: las activa, las suelta y evita que arranques en seco.
- ✔ **Cuida la base.** Los huesos cargan con todo el cuerpo, así que dales un suelo que esté a la altura. Ni tacones imposibles ni suelas de papel: busca soporte de verdad y amortiguación. Las rodillas y la espalda te lo agradecerán.

✔ **Hazle un favor a tu espalda.** Ajusta la silla, apoya bien los pies y muévete cada hora: es la forma más simple de que cervicales y lumbares no te pasen factura al final del día.
✔ **Activa el modo reparación.** En ese sueño profundo (sí, el que ya hemos dicho que no se negocia) el cuerpo hace magia: repara hueso y músculo mejor que cualquier suplemento.
✔ **No esperes a la sorpresa.** Una densitometría o una prueba de fuerza a los 50 te enseña la foto real de tus huesos y músculos. Mejor saberlo a tiempo que enterarte con una fractura.

El síntoma más glorioso y del que no hemos hablado hasta ahora

En este viaje hemos hablado de hormonas, de la THM, de herramientas no hormonales, de hábitos y de cómo cuidar los síntomas que más pesan en el día a día.

Para cerrarlo, hemos dejado uno que no aparece en las consultas ni en los manuales, pero en esta etapa nos parece clave y ojalá todas las mujeres lo sientan. ¿Qué síntoma es? **Me suda el papo.** No se mide ni se certifica, se siente.

- Es el momento en el que dejas de vivir para complacer, en el que resbala lo que no importa, en el que la culpa y la exigencia se quedan fuera, y en el que las reglas las pones tú.
- Ese día entiendes que la menopausia puede ser el principio de algo brutal: la libertad de priorizarte, de soltar cargas y de vivir sin pedir disculpas (y mucho menos permiso).
- Al final, este es el síntoma que mejor nos viene. El instante glorioso de poder sentir, respirar y decir: **«Me suda el papo»**.

¿Cuándo pedir ayuda (de verdad)?

Como hemos visto, hay hábitos, plantas, suplementos y terapias integrativas que ayudan mucho. Pero hay una línea que no conviene cruzar: normalizar un malestar que ya afecta a tu calidad de vida. Una cosa es pasar un par de noches malas o una racha un poco gris, y otra muy distinta es cuando el cuerpo y la mente empiezan a gritarte: «Así no puedo seguir».

Señales de alerta generales

↳ El malestar dura **más de dos semanas** y notas que **va a más en lugar de mejorar.**

↳ Aparecen **molestias nuevas** que antes no tenías.

↳ Empieza a costar lo básico:

- Sientes que estás **tirando de fuerzas que ya no tienes** para seguir el día a día.
- Tu estado empieza a **afectar a tu ánimo** o a la forma en que te relacionas con los demás.
- Cuando el insomnio ya no se trata de una mala racha de un par de días. Se considera insomnio crónico cuando cuesta dormir al menos **3 noches por semana**, durante **3 meses o más**, y además pasa factura de día: cansancio, irritabilidad, niebla mental o falta de concentración

↳ Tomas medicación y estás pensando en añadir suplementos (riesgo de interacciones).

Apoyarse en profesionales no significa renunciar a lo natural: puede ser psicoterapia, fisioterapia, tratamientos locales, medicación si toca... o lo que cada vez es más común, un plan que combine varias piezas a la vez. Lo importante es no quedarte sola con algo que ya te está frenando.

Plantas medicinales y extractos que merecen la pena - Fichas técnicas – Uso de aromaterapia

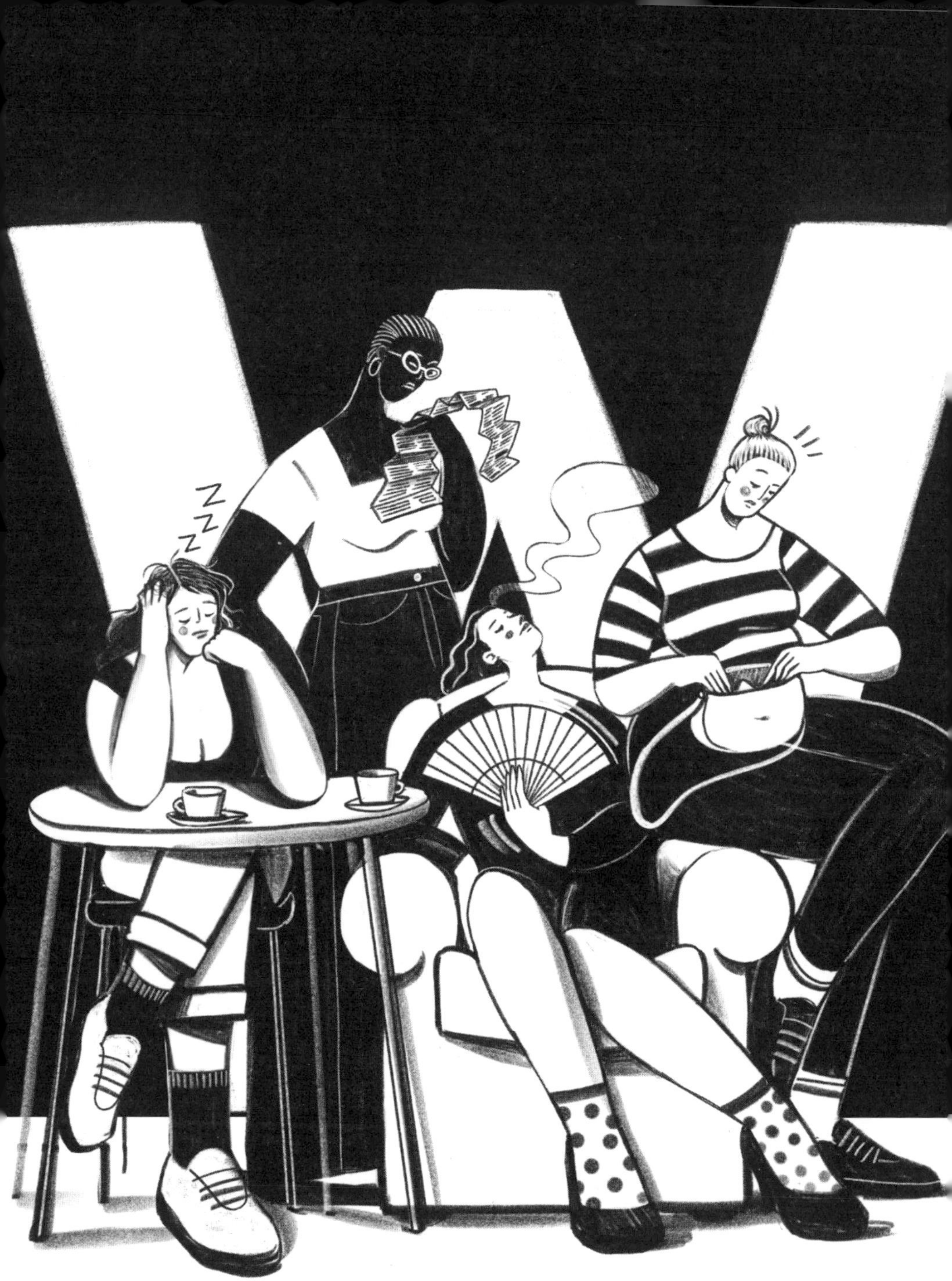

EL CONFESIONARIO HORMONAL. MÁS DE CIEN DUDAS REALES Y MÁS DE CIEN RESPUESTAS SIN FILTRO

La gran pregunta: ¿por qué me llega cuando me llega?

Tengo cuarenta y algo, sigo con la regla, pero tengo sofocos y duermo fatal. ¿Es estrés o puede ser ya la perimenopausia?

La perimenopausia existe y, como a estas alturas del libro bien sabes, empieza unos años antes de la menopausia, es el periodo previo. Aún menstrúas, pero las hormonas oscilan y aparecen síntomas como sofocos, sueño inquieto y cambios de humor entre otros. El estrés puede agravar la situación, por supuesto, pero no lo explica todo.

Mi propuesta: anota durante 4-6 semanas los síntomas que tienes y pide cita para revisar causas sencillas (por ejemplo, tiroides o hierro) y diseñar con tu médico un plan a tu medida.

¿La edad a la que tuve la primera regla influye en cuándo me llegará la menopausia?
No de forma clara. Haberla tenido antes o después no predice la edad de la menopausia. Pesan más la herencia, el tabaco y ciertas cirugías o tratamientos que afectan a los ovarios.

¿Haber tenido hijos más tarde puede retrasar la menopausia?
Puede retrasarla un poco, pero el efecto suele ser mínimo (meses o, como mucho, algún año). El embarazo y la lactancia reducen ovulaciones y eso podría conservar algo de la reserva ovárica, pero no es garantía ni una estrategia para posponer la menopausia.

¿Cambian los síntomas si he tenido hijos o no?
En lo típico (sofocos, sueño, ánimo) no hay diferencias significativas por haber sido madre o no. Donde sí puede notarse es en el suelo pélvico, ya que tras partos vaginales puede haber más tendencia a escapes de orina o sensación de peso vaginal.

Si mi madre tuvo menopausia precoz, ¿tengo más probabilidades de que me pase a mí?
Sí. La edad de la menopausia tiene un componente hereditario. Si tu madre (o tu hermana) la tuvo antes de los 45, y más aún antes de los 40. la posibilidad de que a ti también te suceda es mayor.

¿Puedo retrasar la menopausia con hábitos o suplementos, o no depende de mí?
En esencia, no. La edad viene marcada sobre todo por la genética. A lo que sumaría que fumar sí puede adelantarla. Los hábitos no cambian el cuándo, pero sí mucho el cómo la vives y, en realidad, esto es lo más relevante. Que no te engañen, no hay suplementos milagro avalados con pruebas sólidas que retrasen la menopausia.

¿El estrés puede adelantar la menopausia o intensificar los síntomas?
Si hablamos de menopausia natural, la respuesta hoy es no. El estrés por sí solo no está confirmado como causa de una menopausia más temprana. Lo prioritario para reducir el riesgo de adelantarla es no fumar y mantener un estilo de vida saludable (IMC entre 18,5-24,9 (peso en kg / estatura $(m)^2$) y cintura <80 cm). Además, por supuesto, gestionar el estrés, porque, aunque no la adelante o cambie la edad de la menopausia, sí empeora varios de los síntomas y puede alterar los ciclos.

Si mi menopausia es inducida por cirugía o por tratamientos (quimio, bloqueo hormonal...), ¿se vive distinto y se trata de otra manera?
Sí. Al cortarse las hormonas de golpe, los síntomas suelen ser más bruscos. Si te ocurre joven, se vigilan huesos y corazón desde el principio porque se quedan más desprotegidos. Lo importante es que el tratamiento se personalice: a veces se usan hormonas (si son seguras para ti) y, si no, hay alternativas no hormonales que son eficaces.

Si uso anticonceptivos ¿cómo se confirma la menopausia?
Depende del tipo de método que uses, porque algunos disfrazan las señales. Te cuento:

- Con estrógeno (píldora, parche o anillo combinados): El estrógeno «aplana» la FSH, así que la analítica no sirve mientras los tomas. Lo más práctico, alrededor de los 50, es hacer una pausa o cambiar a un método sin estrógeno, y observar. Si no vuelve la regla en 12 meses, confirmamos que es menopausia. Si reaparece, aún no estás ahí.
- Métodos solo con progestágeno (minipíldora, diu hormonal, implante): No bajan la FSH, así que podemos usar la analítica como apoyo. Pero, atenta, porque en esta etapa las hormonas fluctúan mucho, por eso se suele pedir más de una prueba, separadas entre sí por unas semanas. Si salen altas de manera consistente y encaja con los síntomas que tienes, el médico te indicará cuándo retirar los anticonceptivos con seguridad.

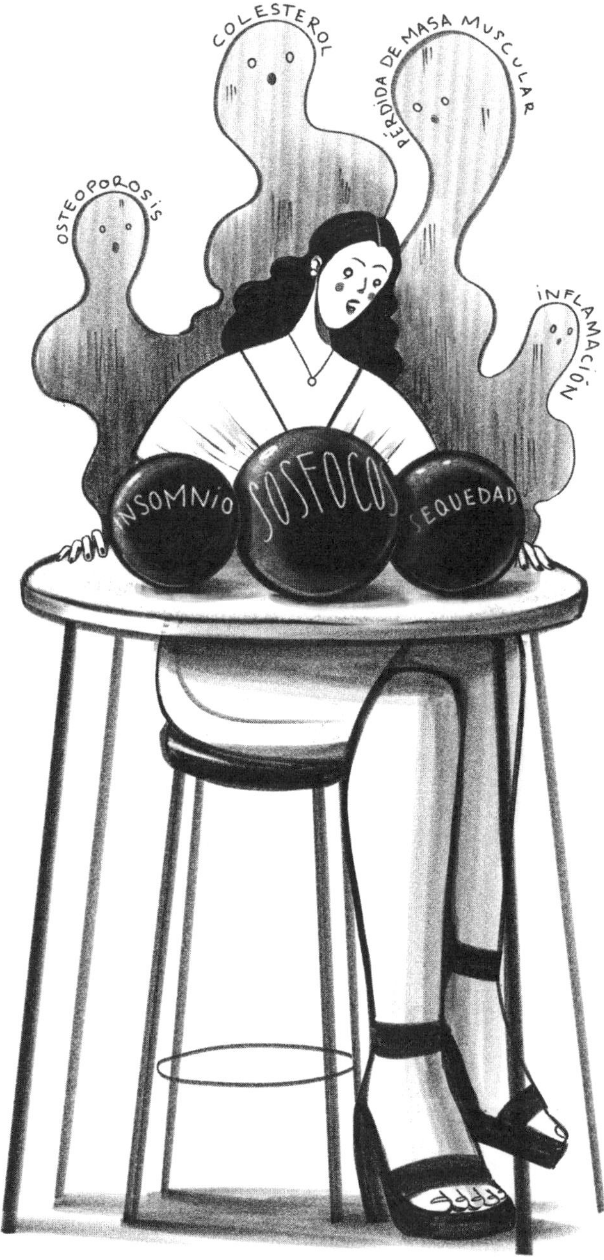
COLESTEROL
PÉRDIDA DE MASA MUSCULAR
OSTEOPOROSIS
INFLAMACIÓN
INSOMNIO
SOSFOCOS
SEQUEDAD

Los síntomas que más notas

Mi regla va por libre | Reglas y sangrados

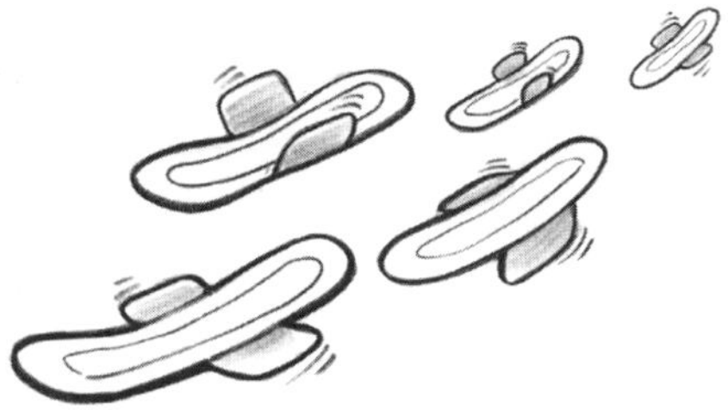

Mi regla se ha vuelto impredecible de repente, ¿es normal en esta etapa?

Sí. En la perimenopausia, las hormonas suben y bajan sin ritmo fijo y eso se refleja en el ciclo: a veces se acorta, otras se alarga y el flujo cambia. No significa que algo vaya mal, es el propio tránsito hacia la menopausia. Te aconsejo que lleves un registro de fechas y síntomas, de este modo podrás saber si los cambios son muy bruscos, si te limitan en tu día a día o si vienen con dolor intenso; es decir, si merece la pena revisarlo. Llevar un registro no solo te ayuda a ti, también ayuda a tu médico a establecer un diagnóstico más preciso.

Un mes me baja la regla dos veces y luego paso 60-90 días sin menstruar, ¿es normal?

Puede ocurrir. Hay ciclos en los que no se ovula y otros que tienen picos hormonales, por eso puedes sangrar dos veces seguidas y después pasar semanas sin regla. Si esta irregularidad se repite mucho, si la pausa supera los 90 días o cuando vuelve el sangrado es exageradamente abundante o doloroso, mejor consultar para descartar otras casusas, como puedan ser la tiroides o problemas con el endometrio.

Entre reglas mancho, ¿es normal o debería consultarlo?

Un manchado esporádico puede formar parte de la transición. Si aparece con frecuencia, si ocurre después de las relaciones sexuales o viene con mal olor, dolor o fiebre, conviene hacer una valoración.

Tengo reglas muy abundantes con coágulos o que me dejan agotada, ¿debo preocuparme?
Si empapas una compresa o tampón cada 1-2 horas, ves coágulos grandes o la regla dura más de 7 días, es un sangrado excesivo. Puede dejarte con anemia (cansancio, palidez, falta de aire...). No hay que aguantar ni normalizarlo: existen tratamientos eficaces que pueden mejorar tu calidad de vida.

He estado un año sin regla y he vuelto a sangrar, ¿qué significa?
Si llevas 12 meses sin regla y vuelve a aparecer un sangrado, hay que revisarlo. A menudo es por sequedad, atrofia o por pólipos, pero conviene descartar problemas del endometrio con pruebas sencillas (exploración y ecografía). No suele ser una urgencia, pero pide cita prioritaria. Si el sangrado es muy abundante o duele mucho, acude a urgencias.

¿Cuándo un sangrado es para ir a urgencias o pedir cita rápida?
Acude sin demora si empapas una compresa o tampón en una hora (y esto pasa 2 horas seguidas), si te mareas o notas debilidad, si hay dolor pélvico fuerte o fiebre, si vuelves a sangrar tras 12 meses sin regla, si el sangrado se repite después del sexo o si es muy distinto a lo habitual en ti. Ante la duda, mejor que te vean. Salir tranquila vale su peso en oro.

Sofoco va, sofoco viene | Síntomas vasomotores

Me dan sofocos a cualquier hora..., ¿hasta cuándo va a durar esto?
Varía mucho. En la mayoría, los sofocos duran de 2 a 7 años y se van volviendo menos frecuentes e intensos con el tiempo. Aquí lo importante es que, si afecta a tu calidad de vida, no debes esperar y es mejor que acudas a un especialista, pues hay tratamientos eficaces (hormonales y no hormonales) para controlarlos.

Después del sofoco me entra un escalofrío, ¿es normal?
Sí. Es el «sube y baja» del termostato interno: tras el golpe de calor y sudor, el cuerpo se enfría rápido y aparece el escalofrío. Suele durar minutos y no es peligroso. Eso sí, consulta si aparece fiebre, malestar general, escalofríos sin sofocos o síntomas que no encajen con un sofoco típico.

Hay días sin sofocos y luego vuelven de golpe, ¿es normal?
Totalmente. Las hormonas en esta etapa son alpinistas que suben y bajan las laderas de nuestro organismo y los sofocos van por rachas. A veces vuelven una temporada peor por estrés, calor o cambios en rutinas. No me importa repetirme para dejar clara la importancia de llevar un registro de síntomas para detectar patrones y anticiparte. Si los sofocos te desvelan o te limitan, coméntalo, pues pueden tratarse.

Estas «olas de calor» que me dan, ¿pueden ser otra cosa que no sea la menopausia?
Lo más habitual en los 40-50 es que sean parte del camino hacia la menopausia. Aun así, no siempre es por eso: también pueden deberse a la tiroides, a ciertos fármacos, a infecciones con fiebre o incluso a ansiedad o ataques de pánico. Consulta si los sofocos son distintos a lo típico, si empezaron muy pronto o si se acompañan de pérdida de peso sin motivo, fiebre persistente o palpitaciones continuas. Tranquila. Con una revisión sencilla se aclara el origen y se decide cómo abordarlo.

¿Qué cosas suelen desencadenar los sofocos?
Con frecuencia los factores que los disparan pueden ser:

- El calor ambiental, los cambios bruscos de temperatura y los espacios poco ventilados
- El estrés o la ansiedad
- El alcohol y el tabaco
- La cafeína
- La comida picante y las comidas copiosas
- Las bebidas muy calientes
- La ropa ajustada o sintética
- El ejercicio intenso justo antes de enfriarse
- Ciertos medicamentos (por ejemplo, algunos tratamientos oncológicos)
- Las emociones intensas (enfado, nervios, incluso la risa fuerte)
- El sol directo y la humedad alta

Pero, ojo, recuerda que cada cuerpo tiene su lista y esta varía mucho de una mujer a otra, por eso es bueno conocer cuáles son tus desencadenantes.

Noches en modo ON | Sueño e insomnio

Me despierto a las tres de la madrugada y ya no me duermo, ¿por qué me pasa y qué puedo hacer?
Es un clásico de la perimenopausia. El reloj interno se altera y, si encima hay sofocos, sudores o la cabeza se pone en modo preocupación, volver a dormir se vuelve misión imposible. La buena noticia es que hay maneras de reconducirlo y volver a dormir mejor (página 124). Ahora bien, si los despertares son muy frecuentes o afectan a tu energía y tu ánimo, coméntalo con tu médico para encontrar soluciones. Además, es importante confirmar la causa del insomnio, ya que efectivamente puede ser algo propio de la perimenopausia, pero podría haber otros factores como apnea, tiroides o ansiedad.

Me desvelo muchas veces y me quedo más de una hora despierta, ¿eso ya es insomnio?
Si alguna noche das mil vueltas y no pegas ojo, tranquila, no pasa nada grave, eres humana. Pero si ocurre varias veces por semana, te quedas más de una hora despierta y al día siguiente notas que no rindes, entonces sí hablamos de insomnio. La clave está en la frecuencia y en cómo te afecta en tu día a día. Y lo más importante: no es algo que tengas que aguantar, tiene solución.

¿Cuándo se considera que el insomnio es crónico y cuándo debo pedir ayuda?
Se habla de insomnio crónico cuando te cuesta dormir o mantener el sueño al menos 3 noches por semana, durante 3 meses seguidos, y al día siguiente lo notas en tu cuerpo, tu capacidad de concentración o tu ánimo. Pero no hace falta esperar tanto para pedir ayuda. Hazlo antes si el sueño te vence conduciendo o en el trabajo, si el bajón o la ansiedad van a más, si roncas fuerte con pausas de respiración, o si ya has intentado mejorar con lo básico y no lo consigues.

¿El síndrome de piernas inquietas o los calambres me están empeorando el sueño?
Sí, pueden ser los culpables. El síndrome de piernas inquietas da esa sensación rara de «no puedo tener las piernas quietas» justo cuando intentas dormir, y los calambres nocturnos te despiertan de golpe. En la perimenopausia son más

frecuentes, a veces por déficit de hierro, cambios hormonales o alguna medicación. Si lo notas a menudo, coméntalo en la consulta: conviene descartar causas y ajustar hábitos o tratamiento para que no sigan arruinando tus noches.

He empezado a roncar, ¿puede ser apnea del sueño y conviene valorarlo?

Sí, en la menopausia el riesgo de apnea aumenta. No todo ronquido es preocupante, pero hay señales de alarma: ronquido fuerte y habitual, pausas con ahogos (a veces lo nota la pareja), cansancio excesivo de día, dolor de cabeza al despertar o tensión alta que cuesta controlar. Si estos síntomas te resultan familiares, pide un estudio del sueño. La apnea tiene tratamiento eficaz, desde dispositivos nocturnos hasta medidas sencillas como dormir de lado o evitar alcohol, y la mejoría en descanso y energía suele ser enorme.

¿Los ansiolíticos son la solución para el insomnio crónico o hay opciones mejores?

Los ansiolíticos pueden ayudar de forma puntual, pero no son la mejor solución a largo plazo: generan tolerancia, dependencia y, con el tiempo, empeoran la calidad del sueño. Para el insomnio crónico hoy sabemos que funciona mejor un enfoque completo: desde la terapia del sueño (muy eficaz para reeducar al cerebro) hasta tratamientos médicos específicos cuando hacen falta. Lo importante es no quedarse solo con la pastilla: hay alternativas más seguras y efectivas para recuperar un buen descanso.

¿Mi insomnio por la menopausia tiene solución real?

Sí, claro que la tiene. No tienes por qué resignarte a pasar noches en vela. El insomnio en esta etapa suele mejorar cuando se abordan las causas que lo provocan: sofocos, cambios hormonales, ansiedad o malos hábitos de sueño. Hay opciones médicas y no médicas muy eficaces, desde tratamientos específicos hasta técnicas de sueño que de verdad funcionan. No es inmediato, pero con el plan adecuado, se puede volver a dormir bien.

Si el insomnio no mejora, ¿a quién acudo exactamente?

Empieza por tu médico de familia o tu ginecólogo: pueden descartar causas frecuentes como sofocos, problemas de tiroides, anemia o apnea del sueño. Si sospechan de que se trata de un trastorno específico, pueden derivarte a una

Unidad del Sueño o a psicología clínica, donde trabajan con terapia cognitivo-conductual para el insomnio, que es la más eficaz a largo plazo. También, si notas calambres o síndrome de piernas inquietas, tu médico puede pedir analíticas y pautar tratamiento si fuese necesario. Lo importante es no quedarte sola con el problema, porque hay especialistas que pueden ayudarte.

El carrusel emocional | Estado de ánimo y mente

Me siento triste o de bajón, ¿es depresión o parte de esta etapa? ¿Cómo distinguirlo?

En la perimenopausia, los altibajos de ánimo son muy comunes, pero no siempre hablamos de depresión. La diferencia está en la intensidad y en la duración. Si la tristeza, la apatía o la falta de ganas aparecen casi a diario durante al menos dos semanas y te cuesta funcionar con normalidad, entonces sí puede tratarse de depresión. Además, suele ir acompañada de pérdida de interés por lo que antes disfrutabas, cambios de sueño o de apetito, culpa o pensamientos muy negativos. Si te reconoces en esto, no lo dejes pasar: pedir ayuda tiene sentido y el tratamiento funciona.

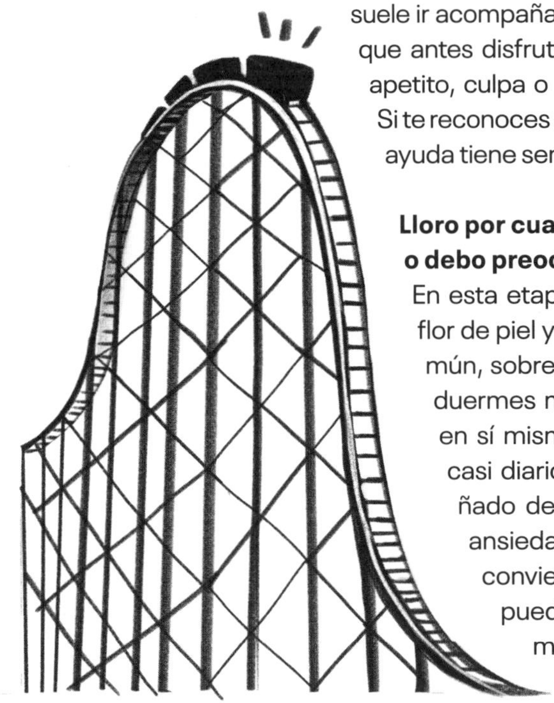

Lloro por cualquier cosa, ¿es normal o debo preocuparme?

En esta etapa las emociones están más a flor de piel y llorar con facilidad es muy común, sobre todo si acumulas cansancio o duermes mal. No suele ser un problema en sí mismo, a menos que el llanto sea casi diario, te bloquee o vaya acompañado de otros síntomas como apatía, ansiedad o tristeza constante. Ahí sí conviene consultarlo. Mientras tanto, puede aliviarte mucho descansar mejor, hablarlo con alguien de confianza y no exigirte tanto.

Tengo ansiedad (a veces ataques de pánico), ¿puede ser por la menopausia? ¿Qué hago en el momento?

Sí, los cambios hormonales pueden disparar la ansiedad e incluso ataques de pánico. En pleno episodio ayuda recordarte que no es peligroso y que pasará en pocos minutos. Acompáñalo de una respiración lenta y, si puedes, refréscate la cara o la nuca con agua. Después, merece la pena revisar cómo estás manejando el estrés y valorar apoyo psicológico. Si los ataques se repiten, lo mejor es consultarlo para descartar otras causas y diseñar un plan a tu medida.

Estoy muy irritable y tengo cambios de humor bruscos, ¿por qué me pasa?

Porque, en la perimenopausia, las hormonas son una montaña rusa y eso afecta directamente al estado de ánimo. Si a eso sumas dormir mal o estrés, la paciencia se acorta mucho más. Eso sí, no te castigues ni te sientas culpable si alguien te hace un comentario al respecto. Recuérdate que no es un problema de carácter, es algo físicoquímico y tiene solución. A veces mejora con hábitos sencillos y, si no, existen tratamientos que puedan darte estabilidad.

Nada me ilusiona como antes, ¿qué puedo hacer?

Es algo bastante común en esta etapa y tiene un nombre: anhedonia. Lo que antes te motivaba ahora parece no despertar interés. Lo importante es no quedarte parada esperando a que vuelva la chispa, porque suele funcionar al revés: la motivación aparece cuando empiezas a moverte, aunque sea dando pasos muy pequeños. Cuida lo básico (luz natural, algo de ejercicio, hacer planes sencillos que te resulten agradables) y revisa con tu médico que no haya causas físicas detrás (tiroides, anemia o déficit de vitamina D, por ejemplo). Si la apatía persiste, la terapia psicológica puede darte herramientas muy útiles para recuperar esa chispita vital.

Tengo niebla mental, olvidos y me cuesta concentrarme, ¿es normal? ¿Cómo lo mejoro?

Sí, es muy típico en la perimenopausia. Muchas mujeres lo describen como entrar en una habitación y no recordar a qué iban o quedarse en blanco en medio de una frase. Suele deberse a la combinación de cambios hormonales, dormir mal y más estrés, pero lo bueno es que en la mayoría de los casos es temporal. Para sobrellevarlo, ayuda ponerle muletas a la cabeza con recordatorios y listas, hacer una sola cosa a la vez, moverse a diario, y priorizar el descanso y el sueño. Si notas que te limita mucho o empeora, conviene revisarlo para descartar otras causas y ver qué apoyos extra puedes tener.

¿Esta etapa puede afectar a mi autoestima o a cómo me veo?
Sí, y más de lo que pensamos. Los cambios en el cuerpo, el sueño y la energía hacen que muchas mujeres se sientan distintas o menos seguras. No es solo cuestión estética, afecta a cómo nos relacionamos con nosotras mismas. La clave está en cuidar lo que te hace sentir bien (desde la ropa que eliges hasta los mensajes que le envías al cerebro con las posturas corporales), hablarlo en vez de guardártelo y, sobre todo, bajar la autoexigencia. Tratarte con amabilidad en lugar de con crítica marca una grandísima diferencia.

¿Alguna vez volveré a sentirme «yo» a nivel emocional?
¡Por supuesto! De hecho, es lo normal. Esta etapa es como una travesía: las hormonas suben y bajan, el ánimo se tambalea y cuesta reconocerse, pero no es un estado permanente. Cuando los cambios se estabilizan y logras controlar lo que más molesta (sueño, sofocos, ansiedad), aparece la sensación de volver a ti. Podrás reconocerte y mimarte, recordándote, además, que tienes derecho a no ser siempre la misma. Y, si el camino se hace cuesta arriba, pedir ayuda (con terapia, tratamiento médico o ambas cosas) acelera mucho esa recuperación. No estás perdiendo tu centro o desdibujando quién eres, solo estás atravesando un tramo distinto de la vida.

Hay semanas mucho peores que otras, ¿a qué se puede deber?
Es lo habitual en la perimenopausia: las hormonas no bajan en línea recta, van dando saltos, lo cual se traduce en rachas. A veces el bajón coincide con estrés, poco descanso, calor o incluso más alcohol o café de lo habitual, y todo se amplifica. Por eso puedes sentirte bien una semana y desbordada a la siguiente. Saber que es parte del proceso ayuda a quitarle dramatismo y, si las malas rachas no ceden, siempre hay maneras de suavizarlas.

¿Es normal estar perfecta un día y fatal al siguiente?
Sí, es uno de los sellos de la perimenopausia. La zozobra hormonal hace que un día tengas energía y buen ánimo, y al siguiente te cueste todo. No es que seas inestable, es biología. La clave está en identificar qué te provoca los días malos

(estrés, café, alcohol, poco sueño, rumiación...) y, si cada vez pesan más, observarnos de forma objetiva y después consultar para lograr mayor estabilidad.

¿Cómo explico en casa que tengo las emociones revueltas sin generar conflicto?

Elige un momento tranquilo y habla en primera persona: «Estoy pasando una etapa con altibajos, así que a veces me siento más sensible o irritable, no es por vosotros». Evita culpas, pide algo concreto (paciencia, un rato a solas) y ofrece retomar la charla después. Los demás suelen entenderlo mejor de lo que creemos, y aclararlo evita malentendidos y nos resta lastres mentales y emocionales.

¿Es normal necesitar descansar más que antes? ¿Cómo ajusto mi ritmo sin sentir culpa?

Sí, es totalmente normal. Tu cuerpo está haciendo un esfuerzo extra con los cambios hormonales y necesita recargarse más. No es debilidad, es fisiología. La clave está en priorizar lo importante, en delegar lo que puedas y en meter pausas en la agenda como parte de tu autocuidado, no como un fallo. Descansar no te hace menos productiva, al contrario, es lo que te permite rendir después.

¿Cuándo debo buscar ayuda profesional (psicología/psiquiatría) y por dónde empiezo?

Si, como comentábamos un poco más arriba, llevas medio mes con tristeza, ansiedad o insomnio que te limitan en tu día a día, si tienes ataques de pánico frecuentes o notas pensamientos muy negativos, es momento de pedir ayuda. Lo primero es comentarlo con tu médico de familia o tu ginecóloga: pueden descartar causas físicas y derivarte a psicología. Si hace falta, psiquiatría valorará apoyo con medicación. Recuerda esto: pedir ayuda no es un fracaso, es dar un paso que acelera mucho la recuperación.

¿Cómo lo explico en el trabajo sin quedar de débil?

Lo mejor es hablarlo en clave práctica: «Estoy en una etapa de cambios hormonales que a veces trae sofocos o noches de mal descanso. Eso puede afectar a mi energía en algunos días concretos, y me ayuda poder ventilar el espacio o hacer una breve pausa cuando lo necesite». Así dejas claro en qué puede influir, qué necesitas para manejarlo y, además, que no afecta a tu compromiso laboral. Igual que se entiende el embarazo como parte de la vida laboral, la menopausia también debería tener ese espacio sin tabúes ni disculpas.

Tabú OUT, lo íntimo sobre la mesa | Salud íntima y sexual

Me escuece, me tira y me pica ahí abajo

¿La sequedad vaginal es permanente o puedo revertirla?
La sequedad vaginal aparece porque, al bajar los estrógenos, la mucosa pierde hidratación y elasticidad, pero se puede recuperar. De base, ayudan los hidratantes vaginales de uso regular y, durante las relaciones, el lubricante. Y si hace falta un extra, existen tratamientos locales muy eficaces con estrógenos (óvulos, crema o anillo) o con DHEA vaginal. Piénsalo, es como hidratar la piel seca. Con constancia, el tejido recupera grosor, elasticidad y confort. La clave es tratarla.

¿Es normal que tenga sequedad, ardor o quemazón vulvar o vaginal y que me moleste incluso con el roce o durante el sexo?
Es muy frecuente en esta etapa y tiene nombre: síndrome genitourinario de la menopausia. Los tejidos están más finos y sensibles, por eso la ropa roza o duele con la penetración.

¿Qué es la atrofia vaginal y cómo se trata hoy en día?
Es el nombre médico de los cambios que aparecen cuando bajan los estrógenos y la mucosa de la vagina pierde grosor y elasticidad, y tampoco es de extrañar que también la uretra y la vejiga se atrofien. Esto se traduce en sequedad, picor, molestias al tener relaciones o infecciones vaginales o de orina más frecuentes. El tratamiento más eficaz es el estrógeno local en dosis muy bajas, pues actúa solo en la zona. A esto se suman hidratantes y lubricantes, y en algunos casos alternativas como la DHEA vaginal u ospemifeno. Mantener la actividad sexual, incluso suave, también ayuda a que el tejido se conserve más sano y flexible.

La sequedad me causa pequeñas grietas o sangrado tras el sexo, ¿cómo lo prevengo y cuándo debo consultarlo?

La sequedad hace que la mucosa esté más frágil y, con la fricción, que aparezcan pequeñas grietas o un sangrado leve tras el sexo. Para prevenirlo, usa siempre lubricante en cantidad generosa, dedica más tiempo a la excitación previa, busca movimientos suaves y cuida la sequedad de fondo con hidratantes vaginales o, si lo necesitas, estrógeno local.

Conviene consultar si los sangrados se repiten, si son más que simples manchitas o si ya estás en posmenopausia; en esa etapa cualquier sangrado, aunque sea pequeño, debe revisarse.

Tengo picor intenso o placas blanquecinas en la vulva, ¿podría ser liquen escleroso vulvar? ¿Cómo me afecta al sexo?

Podría serlo, sí. El liquen escleroso vulvar es una enfermedad inflamatoria crónica, bastante común en la menopausia, que suele confundirse con hongos o irritaciones. Por eso está infradiagnosticado: muchas mujeres tardan en ir al médico y llegan cuando las molestias ya son enormes. Las señales típicas son: picor intenso, piel frágil, grietas o placas blanquecinas en la zona anogenital, aunque sobre todo en la vulva. Y no se limita al sexo, puede doler al sentarte, al hacer deporte, al llevar ropa ajustada o incluso al ir al baño, porque la piel está muy sensible.

Lo importante es no dejarlo pasar. Hay tratamientos muy eficaces: la base son las cremas de corticoides potentes en pautas intermitentes, pues frenan la inflamación y evitan que esta avance. Además, se pueden usar hidratantes vulvares específicos, estrógenos locales, inmunomoduladores como el tacrolimus, y tratamientos con tecnología avanzada para mejorar elasticidad, como el láser o la radiofrecuencia. Incluso se trabajan dilatadores suaves y fisioterapia de suelo pélvico cuando hay dolor o estrechamiento. Es crónico, pero controlable. Cuanto antes se trate, menos impacto tendrá en tu día a día y en tu vida sexual, y mejor se protege la piel a largo plazo.

«Me duele» o «se me cierra»

El sexo me resulta molesto, ¿cómo puedo volver a disfrutar?

El sexo no debería doler y, cuando ocurre, nos está diciendo que algo necesita atención. En la mayoría de los casos, el dolor se debe a causas muy habituales, como la sequedad vaginal, la hipertonía del suelo pélvico (cuando los músculos están demasiado tensos y les cuesta relajarse) o cicatrices internas que pueden tirar tras un parto con episiotomía o después de alguna cirugía. Es más raro que encontremos patologías menos comunes, como el liquen escleroso vulvar u otros procesos dermatológicos o inflamatorios. Por eso, lo primero es acudir al especialista médico para identificar las causas que hay detrás del dolor y poder orientarte sobre los posibles tratamientos más adecuados.

Lo clave es entender que no se trata de falta de ganas o de amor, sino de un cuerpo que pide otro tipo de cuidado.

Siento dolor con la penetración (en la entrada o más profundo), ¿qué puede haber detrás y qué opciones tengo para evitar el dolor?
Lo más habitual en esta etapa es que la mucosa esté más fina y seca, por eso, al rozar, puede quemar o pinchar en la entrada. Muchas veces, además, la musculatura del suelo pélvico se tensa porque anticipamos que va a doler y se entra en un círculo vicioso. Cuando el dolor es más profundo, puede deberse a que hay menos elasticidad interna, a que ciertas posturas toquen donde molesta o a causas que conviene descartar (infecciones, endometriosis, prolapsos). La solución pasa por dos frentes. Primero, tratar la causa: hidratar la vagina de forma regular, valorar estrógeno local si hace falta para devolver grosor y confort, y descartar otros problemas con una revisión sencilla. Segundo, cuidar la experiencia: mucho lubricante desde el principio, recrearte en los preliminares, empezar suave y probar posturas donde controles el ritmo y la profundidad (como cuando tú llevas la iniciativa). Si notas que el suelo pélvico se contrae, un médico rehabilitador especialista puede cambiarlo todo.

Lo más importante es no resignarse. Con tratamiento y ajustes, la gran mayoría de las mujeres vuelve a disfrutar sin dolor.

Durante el sexo siento que mi suelo pélvico se cierra (siento dolor o imposibilidad de penetración): ¿qué hago?
A veces esa sensación aparece porque el cuerpo anticipa dolor y se protege. Cuando esto ocurre hablamos de **vaginismo**: contracción involuntaria de la vagina que imposibilita la penetración, exploración o incluso la introducción de un dedo o un tampón. Cuando lo que hay es **dolor** durante las relaciones sexuales debido a causas muy variadas, lo llamamos **dispareunia**. Esta puede venir sola o ir acompañada de una hipertonía muscular, punto gatillo y contractura.

La hipertonía muscular no es más que unos músculos demasiado tensos, como un puño apretado que no termina de abrirse: a los músculos les cuesta soltarse y eso duele o da sensación de cierre.

Lo primero es no forzar. Parar a tiempo evita que tu cerebro asocie penetración con dolor. Recupera la intimidad sin presión: juegos sin penetración, caricias, placer sin metas. Respira tranquila, afloja la pelvis y avanza poco a poco, siempre con lubricante y sin prisas.

Y, por supuesto, antes de nada, conviene hacer una revisión ginecológica para descartar causas frecuentes de dolor (sequedad u atrofia vulvovaginal, infecciones, cicatrices, dermatitis, etc.) y pautar el tratamiento que toque. Si la tensión muscular tiene algo que ver, la rehabilitación médica de suelo pélvico es una gran aliada: te ayuda a reconocer y soltar esa musculatura con técnicas como masoterapia, *biofeedback* o el uso guiado de dilatadores. Si la ansiedad o el miedo se han colado en la ecuación, la sexología puede ayudarte muchísimo a desmontarlos.

Con apoyo adecuado y un plan paso a paso, la gran mayoría de casos mejoran y se superan.

Sin sexo también noto tenso el suelo pélvico. Me molesta al sentarme o al ponerme tampones, ¿a quién acudo?

Es bastante común: el suelo pélvico puede estar tenso incluso sin sexo, y dar molestias al sentarte, al usar tampones o en exploraciones médicas. Lo primero es descartar causas ginecológicas (infecciones, lesiones, cambios por la menopausia), así que la puerta de entrada suele ser tu ginecóloga.

El primer escalón que hay que consultar cuando hay dolor debe ser la rehabilitación médica de suelo pélvico. Y la doctora, una vez evaluado el caso, determinará si la paciente se beneficia de alguna infiltración (toxina botulínica, anestesia, etc.) o bien se beneficia del tratamiento de fisioterapia. Ella evaluará la musculatura y trabajará la relajación, la elasticidad y el control. En algunos casos, también puede ser útil una sexóloga si hay ansiedad asociada.

En resumen: Ginecología para descartar problemas médicos, rehabilitación médica para determinar posibles abordajes o problemas musculares o tendinosis, y después fisioterapia de suelo pélvico para recuperar confort en tu día a día o sexóloga para mejorar la calidad del sexo.

No tengo ganas; no arranco; no llego

¿Por qué tengo el deseo sexual por los suelos?

Es muy común que el deseo se venga abajo en esta etapa. No solo se reducen los estrógenos, también la testosterona y, con ello la lubricación, la sensibilidad y las ganas. Pero no todo es biología: dormir mal, el estrés, el dolor en las relaciones o tan solo la falta de energía también le pasan factura a la libido. Y no, no es culpa tuya ni falta de amor, es un cóctel de hormonas y circunstancias que se puede trabajar. La clave está en quitar la presión de «tener ganas desde el principio». Primero hay que recuperar el confort físico (que no duela, que haya lubricación), abrir espacio para la intimidad sin guion ni expectativas, con curiosidad, y volver a explorar qué te despierta placer, dentro y fuera de la cama. El deseo no es un interruptor que se enciende solo, es como un músculo y, como tal, puede entrenarse, reactivarse y darle nuevas formas según tu momento vital.

¿Por qué me cuesta excitarme o lubricar aunque tenga ganas? ¿Cómo puedo volver a disfrutar?

Te cuesta lubricarte o excitarte porque las ganas y la respuesta física no siempre van a la par. En la menopausia, la bajada de estrógenos y testosterona hace que la mucosa esté más seca, la lubricación más escasa y la excitación tarde más en arrancar. A eso se pueden sumar el cansancio, el estrés o el temor a que duela, factores que frenan todavía más la respuesta del cuerpo, aunque en tu cabeza sí haya deseo. No es que tu cuerpo se haya apagado: solo necesita más tiempo, estímulo y cuidados para responder.

Así que, contestando a la segunda pregunta, tener relaciones y disfrutar deberían ser sinónimos, así que puedes recuperar juegos eróticos que no dependan siempre de la penetración y daros el tiempo de juego que sea necesario, ¡tira de creatividad y de autoamor! Esta es la clave: recuerda que no es falta de amor ni de ganas, es tu cuerpo pidiendo otro tipo de cuidado. Con el abordaje adecuado (médico y también relacional) la mayoría consigue volver a disfrutar del sexo.

¿Por qué me cuesta llegar al orgasmo o lo noto más débil que antes?

Porque los orgasmos también cambian en esta etapa: al haber menos estrógenos y testosterona, la mucosa se seca, la irrigación sanguínea disminuye y el clítoris puede volverse menos sensible. Si a eso sumas sequedad, dolor, cansancio o la cabeza en modo preocupación, llegar al orgasmo cuesta más o se siente más flojo. La buena noticia es que puedes mejorarlo: además de lo que contamos en la pregunta anterior, suele funcionar la estimulación directa del clítoris (a veces un masajeador ayuda), posturas donde tengas el control y entrenar el suelo pélvico en casa o con fisioterapia. Eso sí, primero trata la base física (sequedad o dolor), porque cuando el cuerpo se siente cómodo, la mente se relaja más y el placer vuelve a fluir con más facilidad.

Me molesta después

Después del sexo tengo muchas ganas de orinar, escapes o infecciones urinarias, ¿por qué me pasa y cómo lo prevengo?

Después del sexo es común notar ganas urgentes de orinar, pequeños escapes o incluso infecciones urinarias más frecuentes, sobre todo a partir de la menopausia. Con la bajada de estrógenos, la mucosa de la vagina y la uretra se vuelven más frágiles y sensibles, lo que favorece estas molestias.

¿Qué puede ayudarte?

- Vaciar la vejiga antes y después de la relación.
- Usar lubricante de forma generosa para evitar fricción.
- Tratar la sequedad de base con hidratantes vaginales y, si hace falta, estrógeno local.
- Evitar productos irritantes (ciertos geles o espermicidas).
- Mantener una buena hidratación.

Si notas escapes de pis o ganas urgentes de ir al baño, el primer paso no es hacer ejercicios por tu cuenta: es ir a que te vea un especialista (ginecólogo, urólogo o un médico de rehabilitación de suelo pélvico). ¿Por qué? Porque ellos comprueban si hay algo físico o un problema de cómo funciona la vejiga o el suelo pélvico que haya que tratar primero. Si todo eso está bien o ya está controlado, entonces sí, la fisioterapia de suelo pélvico es una gran ayuda para entrenar esos músculos, ganar fuerza y controlar mejor las ganas y los escapes. En resumen: primero descartar problemas médicos y, después, entrenar con una fisio especializada.

Por último, si las infecciones se repiten, lo recomendable es hacer un cultivo y acordar con tu médico un plan preventivo personalizado.

He sangrado después del sexo, ¿es normal o debo consultarlo ya?
Un manchado leve tras una relación puede ocurrir por la fricción en una mucosa seca o frágil, algo muy típico en esta etapa. Si es algo puntual y se relaciona claramente con sequedad, suele mejorar con lubricante y tratamiento local. Pero, ojo: si el sangrado se repite, es abundante, aparece acompañado de dolor, o si ya estás en posmenopausia, conviene consultarlo siempre para descartar causas como pólipos, atrofia más marcada o problemas en el cuello del útero o del endometrio. La mayoría de las veces no es grave, pero merece valoración médica para que te quedes tranquila.

Llevo tiempo sin sexo

¿Qué pasa si llevo tiempo sin tener relaciones sexuales con penetración? ¿Se me cierra la vagina?
Tranquila, no, la vagina no se cierra. Lo que sí ocurre con la falta de estrógenos y la ausencia de actividad sexual con penetración es que los tejidos pueden volverse más finos, secos y menos elásticos, lo que hace que después cueste más y resulte molesto. La buena noticia es que eso se revierte: con hidratantes o estrógeno local, más estímulos que activen la circulación (masturbación, juguetes, caricias, relaciones si te apetecen), los tejidos recuperan grosor y flexibilidad.

Quiero cuidarme: anticoncepción y sexo seguro

¿Me puedo quedar embarazada durante la perimenopausia? ¿Hasta cuándo debo usar anticonceptivos?
Sí. Mientras sigas ovulando, aunque tengas reglas irregulares, existe riesgo de embarazo. Por eso no conviene dejar los anticonceptivos hasta confirmar la menopausia. Ahora bien, las recomendaciones cambian según el método que uses:

- **Métodos sin hormonas (preservativo, diu de cobre):** Puedes dejarlos tras 2 años sin regla si tienes menos de 50 años o tras 1 año si ya pasaste los 50.
- **Métodos combinados con estrógenos (píldora, anillo, parche) o la inyección trimestral (DMPA):** Se aconseja interrumpirlos a los 50 años y, si lo necesitas, pasar a otro método más adecuado para esa etapa.
- **Métodos solo con gestágeno (minipíldora, implante, diu hormonal):** Puedes mantenerlos hasta los 55 años. Otra opción es confirmar la menopausia con un análisis de sangre (FSH ≥ 30 UI/L en dos pruebas separadas por unas seis semanas).

En resumen: Aunque tengas pocas reglas o desaparezcan por la anticoncepción, eso no significa que la menopausia haya llegado. Siempre conviene comentarlo con tu médico antes de dejar los anticonceptivos.

¿Cómo lo hablamos? Esto va de dos

¿Cómo le digo a mi pareja que me duele sin que se lo tome como rechazo?

Lo más importante es diferenciar dolor de rechazo. Puedes decirle algo como: «Me apetece estar contigo y quiero que creemos momentos de intimidad juntos, pero a veces siento dolor y necesito que busquemos juntos la forma de que me resulte cómodo». Así dejas claro que el deseo está, pero el cuerpo necesita cuidados. Compartir desde la complicidad y no desde la culpa o el reproche refuerza la intimidad en lugar de restarla.

¿Cómo pedimos más tiempo de excitación (preliminares) sin que suene a crítica o «falta de ganas»?

Puedes explicarlo como algo biológico: con los cambios hormonales, necesito un poco más de tiempo para excitarme y lubricar. Si vamos más despacio, disfruto mucho más. Así lo entiende como parte del cuerpo en esta etapa, no como exigencia personal.

¿Cómo introduzco la idea de probar un juguete o masajeador si nunca lo hemos usado?

Ponlo en clave práctica: «Como la respuesta física es más lenta, a veces cuesta llegar al punto de antes. He leído que los masajeadores ayudan a que la estimulación sea más intensa, ¿te apetece que probemos juntos algún día? Puede ser divertido». Lo planteas como una herramienta, no como un reemplazo.

¿Cómo normalizo el uso de lubricante para que forme parte del ritual?

Explicando que la sequedad no es falta de deseo, sino consecuencia directa de la bajada de estrógenos. «Mi cuerpo lubrica menos que antes, aunque tenga ganas. El lubricante es lo que nos permite disfrutar sin dolor». Así deja de ser «raro» y pasa a ser tan básico como ponerse un condón. Tenlo a mano y úsalo desde el calentamiento, dependiendo de tu confort, de lo que necesites y de lo que te guste. Si te gusta y lo necesitas, es mejor que no escatimes y ten en cuenta que no solo funciona para el momento penetración: calentamiento, masajitos, juguetes... Sola o acompañada.

¿Cómo gestionamos la diferencia de deseo sin enfadarnos?

Con datos y contexto: «Es normal que ahora mi deseo no aparezca tan rápido porque influyen las hormonas, el sueño, el estrés... No es que no quiera contigo, en absoluto». Hablar de las causas físicas ayuda a que la pareja no lo viva como rechazo personal. Luego podéis buscar fórmulas intermedias: intimidad sin guion, conversaciones picantes o planes eróticos que no siempre incluyan penetración. Si este tema genera tensión, la sexología de pareja es un gran apoyo.

¿Cómo retomamos la intimidad cuando el sexo me da ansiedad por el dolor?

Aquí es clave que la pareja entienda la raíz: «Me duele porque la mucosa está más fina y sensible, no porque no me atraigas». Así, cuando propones empezar con caricias, lubricante abundante o posturas cómodas, tu pareja lo recibe como cuidado mutuo, no como freno.

Entre urgencias y escapes | Incontinencia y suelo pélvico

Pis y vejiga

Estoy todo el día yendo al baño, ¿es normal o debo preocuparme?
Ir muchas veces puede ser normal si bebes mucho líquido, café, té o alcohol, pues todas estas bebidas irritan la vejiga. Pero, si vas cada hora, incluso sin haber bebido tanto, podríamos estar hablando de vejiga hiperactiva o de mucosa más sensible por falta de estrógenos. Merece la pena comentarlo si interfiere con tu día, pues hay ejercicios y tratamientos que mejoran mucho la capacidad de aguantar más rato.

De repente me entran ganas de hacer pis y no puedo aguantar, ¿por qué me pasa? ¿Hay trucos para controlarlas?
Esto se denomina urgencia: la vejiga se contrae de golpe y, en ocasiones, no da tiempo a llegar al baño. En la menopausia, es común por la mucosa frágil y los cambios neuromusculares. Trucos inmediatos: cuando notes la urgencia, para, aprieta el suelo pélvico unos segundos, respira y espera a que la sensación baje antes de correr al baño (si corres, educas a la vejiga a que cada vez salte antes). A largo plazo, la clave es reeducar la vejiga, fortalecer el suelo pélvico, evitar irritantes (café, alcohol o cítricos) y tratar la sequedad vaginal.

Al toser, reír o saltar se me escapa un poco, ¿qué puedo hacer?
Te explicamos: lo más normal es que sea incontinencia de esfuerzo. Esto sucede cuando la uretra no es capaz de contener la orina. Se puede mejorar (y mucho) con ejercicios específicos: no solo los de Kegel, sino aprender a activar y coordinar bien esos músculos. Existen tratamientos médicos específicos que, asociados a cambios en el estilo de vida como mantener un peso saludable, evitar estreñimiento y entrenar la fuerza global, también ayudan. En casos rebeldes existen tratamientos quirúrgicos muy eficaces, así que no es algo que tengas que aguantar.

Por la noche me levanto varias veces a hacer pis, ¿es normal en esta etapa?
Uno o dos pises nocturnos puede ser algo normal, más de dos ya es molesto y conviene mirarlo. Puede deberse a la caída de estrógenos, a beber líquido cerca de la hora de acostarnos, al sueño ligero por sofocos o a problemas de vejiga. Suele ayudar ajustar horarios de bebida, tratar la sequedad vaginal y mejorar el descanso. Si las noches interrumpidas son constantes, merece la pena revisarlo porque no es solo pis, es calidad de sueño.

Me escuece y voy mucho al baño: ¿es infección o solo irritación? ¿Cómo lo distingo?
Sentir ardor al orinar no siempre es infección. En la menopausia, la mucosa frágil puede dar sensación de escozor sin que haya bacterias detrás. Diferencias clave: si hay fiebre, orina turbia o maloliente o incluso dolor en la zona lumbar, sí suele ser infección. Si solo hay escozor, picor o sequedad, puede ser algo secundario a los cambios en la vulva y venir causado por patologías dermatológicas o por déficit estrogénico. Lo mejor, intuyo que ya lo sabes: acudir a un médico y, en cualquier caso, hidratar la vagina mejora mucho esas molestias.

Desde que empezó esta etapa, tengo más infecciones de orina, ¿es normal? ¿Cómo las prevengo?
Sí, es bastante común. Con la bajada de estrógenos, la mucosa de la vejiga y la uretra pierde protección y las bacterias lo tienen más fácil.

¿Qué ayuda? Mantener una buena hidratación. Después de las relaciones, orinar, darse una lavadita y cualquier higiene íntima poscoital. Usar lubricante para evitar pequeñas lesiones y cuidar la sequedad de base con hidratantes íntimos o, si hace falta, tratamientos locales. Si aun así las infecciones son repetidas, tu médico puede valorar diferentes formas de prevención adaptadas a ti. Lo importante es no normalizarlas y encontrar soluciones que mejoren tu calidad de vida.

Suelo pélvico y pelvis

¿La menopausia afecta al suelo pélvico?
Sí, puedes deducirlo porque ha salido a colación varias veces, pero quiero que entiendas el porqué. Los estrógenos también sostienen la fuerza y la elastici-

dad de los tejidos del suelo pélvico. Al bajar, el músculo pierde tono y los ligamentos ceden un poco más. ¿El resultado? Escapes al reír, toser o saltar, sensación de «peso» o cambios en la vida sexual. ¿La parte buena? Que se puede mejorar mucho con ejercicios específicos acompañada de una profesional y un tratamiento para la sequedad.

¿Cuándo tiene sentido consultar con un médico especialista en suelo pélvico?
No hace falta esperar a tener un problema serio. Conviene si notas escapes de pis, urgencia que no controlas, dolor con las relaciones íntimas, sensación de bulto o tan solo quieres prevenir. El médico valora tu caso y te enseña ejercicios adaptados y diversos, además de técnicas manuales y pautas de hábitos. Cuanto antes consultes, una solución más sencilla tendrá.

Siento un bulto o peso hacia abajo, como si algo tirara, ¿debo preocuparme?
Puede ser un prolapso, que es cuando la vejiga, el útero o el recto descienden un poco y empujan hacia la vagina. Además, y aunque lo veremos más adelante, durante la menopausia también es frecuente que nuestro tránsito intestinal se haga más lento y ello genere algo de estreñimiento, lo que a su vez puede ocasionar ese descolgamiento en menor grado. Es frecuente en esta etapa por la pérdida de tono. No siempre avanza ni siempre necesita cirugía. Según el grado, se manejan con tratamientos médicos para mejorar la calidad de los tejidos, ejercicios guiados por fisioterapeutas o pesarios. Solo se requiere cirugía en casos avanzados. Lo clave es no dejarlo pasar, cuanto antes lo valores, más opciones tienes.

Tengo dolor o presión en la pelvis que no se va y empeora al estar sentada, ¿qué puede ser?
Hay varias causas: desde tensión del suelo pélvico (muy común) hasta infecciones, inflamación o un prolapso. El dolor persistente nunca hay que normalizarlo, se merece que un médico especialista en suelo pélvico haga una revisión para descartar patologías urgentes. Con el abordaje adecuado, se puede aliviar mucho dolor.

Mi cuerpo en modo rebelde | Peso, metabolismo e hinchazón

Estoy ganando peso, aunque como y entreno igual que antes: ¿qué ha cambiado y cómo lo freno sin obsesionarme?
Lo que pasa no es que estés haciendo algo mal, es que el cuerpo cambia las reglas del juego. Con la bajada hormonal, el metabolismo se ralentiza, se pierde músculo más rápido y la insulina se vuelve más caprichosa. Resultado: ya no cunde igual lo que antes servía. La clave no es castigarte ni vivir a dieta, sino ajustar el plan: mover el cuerpo con fuerza, asegurar proteína suficiente, dormir bien y recortar lo que más resta: alcohol, azúcar y ultraprocesados. No va de obsesionarse con el número de la báscula, sino de darle al cuerpo lo que necesita ahora.

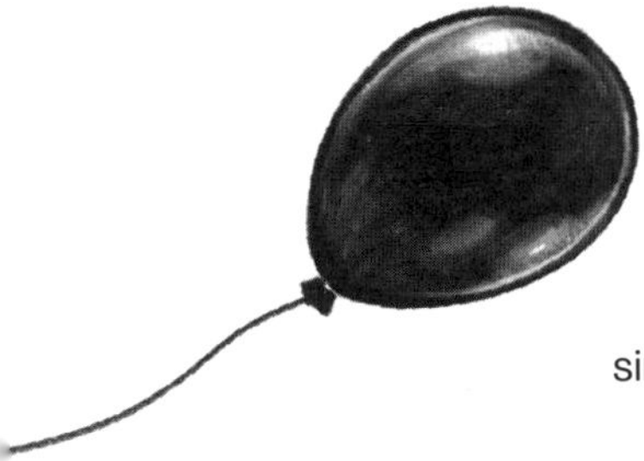

Se me está acumulando la grasa en el abdomen, ¿se puede evitar y cómo la bajo?
Sí, es típico en esta etapa: los estrógenos bajan y la grasa tiende a irse a la tripa. El problema no es solo estético: esa grasa en el abdomen se asocia a más riesgo cardiovascular. ¿Qué ayuda? El ejercicio de fuerza y cardio regular, ingerir más proteína, y menos azúcares y alcohol. ¡Y paciencia! No hay atajos mágicos, pero con constancia la barriga responde.

Estoy en una meseta: hago todo bien y no bajo, ¿qué reviso y en qué orden?
Memoriza esto: a veces no es falta de esfuerzo, sino de estrategia. En este caso, el plan de acción sería:

- Paso 1: Asegúrate de que duermes lo suficiente, porque dormir mal bloquea la pérdida de grasa.
- Paso 2: Revisa si comes la proteína que toca y si entrenas fuerza de verdad, no solo cardio suave.
- Paso 3: Ojo con los «extras invisibles», ya sabes, picoteo, alcohol y raciones que se han ido agrandando.

Si aun así no cambia nada, puede ser que tu cuerpo esté en pausa y necesite adaptar las calorías con más precisión. No es culpa tuya, es cuestión de ajustar las piezas.

Quiero bajar grasa sin perder músculo, ¿cómo ajusto proteína y fuerza?

La ecuación es clara: más proteína repartida en el día y entrenar fuerza al menos 2-3 veces a la semana. La proteína es el ladrillo del músculo y la fuerza le da la señal para que se quede. Si comes poco y solo haces cardio, perderás músculo con la grasa, y eso ralentiza más el metabolismo. Para mantenerte fuerte es mejor comer lo justo (sin pasar hambre), comer bien y entrenar.

¿El ayuno intermitente me va bien o me desajusta? ¿Cómo lo pruebo con cabeza?

Un ayuno de 12 horas en mujeres sanas (por ejemplo, cenar a las 20.00 y desayunar a las 8.00) es saludable y recomendable en esta etapa. Ayuda a regular el metabolismo, mejora la sensibilidad a la insulina y puede facilitar el control del peso. Si quieres alargar más la ventana, hazlo poco a poco y siempre escuchando a tu cuerpo. Incluso, si es posible, hazlo de la mano de un profesional: debe darte ligereza, no mareos ni ansiedad. La clave está en lo que comes durante las horas de ingesta: proteína suficiente, fibra y comida real. Y recuerda: si planeas incorporar cambios mayores en tu alimentación o tienes alguna condición médica, lo ideal es, como hemos indicado antes y que no nos cansaremos de repetirlo, hacerlo con seguimiento profesional.

Estoy hinchada y siento que retengo líquidos, ¿qué puedo hacer que funcione de verdad?

Podemos identificar la retención de líquidos desde casa gracias al síndrome de Godet. No te asustes, que es la cosa más sencilla del mundo. Elige una zona donde notes hinchazón (normalmente en el empeine, el tobillo o la espinilla). Presiona con un dedo durante unos 5 segundos. Suelta y observa. Si la piel vuelve a su sitio enseguida, no hay retención, pero si queda una marca hundida que tarda unos segundos en desaparecer, sí puede haber acumulación de líquidos.

La retención aumenta con los cambios hormonales, pero hay margen para aliviarla: beber agua (sí, al contrario de lo que se piensa, ayuda a drenar), moverte a diario, reducir alimentos ultraprocesados y sal excesiva, y cuidar el tránsito intestinal (más adelante veremos cómo). El alcohol también influye mucho en la hinchazón. Si la retención es marcada o va acompañada de dolor en las piernas, consúltalo con tu médico por si hay otra causa detrás.

El alcohol ahora me sienta peor (me hincha y me quita el sueño), ¿qué hago con esto?
Lo que antes era «una copita de nada» ahora pasa más factura. La razón que hay detrás es que los estrógenos descienden y el hígado procesa de manera diferente. Eso se traduce en peor sueño, más hinchazón y más grasa abdominal, e incluso dolores de cabeza o migrañas (en especial con bebidas que tengan sulfitos e histamina, como el vino tinto o el cava). La solución no es prohibirlo, sino ajustarlo todo lo que puedas: menos cantidad, beber despacio, tomarlo siempre con comida y dejarlo para momentos puntuales. Si notas que cada vez te pasa más factura, quizá el cuerpo te está pidiendo una pausa real. Y si lo que te gusta es ese momento de acompañamiento social y no quieres renunciar a él, recuerda que a día de hoy hay multitud de alternativas en el mercado de bebidas en versión sin alcohol.

Tengo antojos y hambre emocional, ¿cómo lo freno sin pelearme con la comida?
Primero, revisa lo físico: dormir mal y comer poca proteína disparan el hambre real y los antojos. Segundo, revisa lo emocional: estrés, aburrimiento, enfado... Muchas veces no es hambre como tal, sino un «quiero calmarme». En vez de prohibir, prueba a tener opciones saciantes (frutos secos, yogur proteico), identifica qué emoción está detrás y darte otra vía de descarga (caminar, escribir, hablar...). Y, si el tema se repite mucho, un acompañamiento nutricional o psicológico ayuda a desmontar ese círculo.

¿Y las famosas inyecciones para quitar el hambre? ¿Encajan en la menopausia?
Son medicamentos que se pinchan (por lo general una vez a la semana) y ayudan a sentirte llena antes y a tener menos antojos. Funcionan actuando sobre el centro del apetito y ralentizan el vaciado del estómago.

¿Para quién tienen sentido? No son para perder un par de kilos. Las pauta un médico en situaciones de obesidad o de sobrepeso cuando hay problemas asociados (tensión alta, azúcar alterado, apnea, colesterol...). Siempre con seguimiento profesional.

Lo que sí hacen y lo que no:

- Sí ayudan a bajar peso cuando van de la mano de hábitos (comer mejor, moverte, dormir).
- No sustituyen los hábitos. Si las dejas (o dejan de hacerte efecto), parte del peso puede volver si no mantienes el plan. A estas alturas ya deberías saber que conviene desconfiar siempre de las fórmulas milagro.

Mi tripa (también) en transición | Digestión

Desde que estoy en perimenopausia tengo más molestias digestivas, gases o hinchazón (a veces reflujo), ¿por qué ahora y cómo lo alivio?
Las hormonas también hablan con el aparato digestivo: al haber menos estrógenos y progesterona, se alteran la motilidad intestinal, la microbiota y hasta la forma en que se procesan diferentes alimentos, como los hidratos de carbono y las grasas. Por eso aparecen más gases, digestiones pesadas o hinchazón. ¿Qué ayuda? Comer más despacio, masticar lo suficiente, priorizar la fibra soluble (avena, fruta, legumbres), moverte a diario y revisar los alimentos ultraprocesados, los refrescos con gas y el exceso de azúcares. No es tu imaginación, el sistema digestivo también nota esta etapa.

Por la noche se me repite la comida o me sube ácido, ¿cómo puedo dormir mejor sin acidez?
En la menopausia las válvulas que cierran el estómago pueden ser más laxas. Además, si cenas tarde o pesado, la acidez hace una fiesta sin tu consentimiento. A continuación, te doy unos trucos prácticos:

- Cenar 2 o 3 horas antes de acostarte.
- Tomar algo ligero. Mejor verduras cocinadas, proteína magra y algo de hidrato fácil de digerir, como arroz o patata.
- Dormir con la cabecera un poco levantada.
- Dormir hacia el lado izquierdo.
- Evitar el alcohol, el café y el picante por la noche.

Si la acidez es muy frecuente o te despierta casi a diario, tu médico puede valorar tratamiento.

Estoy estreñida y me paso el día hinchada, ¿cómo logro ir al baño de forma regular y sin tener que forzar?
Este síntoma es muy común, pues los cambios hormonales ralentizan el intestino y la microbiota también cambia. Para regularlo, aumenta la ingesta de fibra poco a poco (fruta con piel, verdura, semillas como la chía o el psyllium), pero siempre acompañada de suficiente agua, pues la fibra funciona como una esponja: si no bebe líquido, se queda dura y el estreñimiento empeora. Moverte a diario y crear una rutina en la que reserves un momento fijo ayuda a educar el intestino. Forzar solo irrita. Si persiste el estreñimiento, tu médico puede descartar otras causas o recomendarte apoyos suaves, como probióticos o suplementos de fibra.

Cuando hay sequía | Piel, cabello, uñas y mucosas

Mi piel está más seca, me pica y a veces me salen brotes, ¿es normal ahora? ¿Cómo la alivio?
Sí, es bastante típico. La caída de estrógenos hace que la piel pierda colágeno y retenga menos agua. El resultado es más sequedad, picor e incluso brotes de eccema o dermatitis que antes no tenías. Para aliviarlo, debes limpiarte con geles suaves (sí, tienes que decirles adiós a los jabones fuertes), hidratarte a diario con cremas ricas en ceramidas o urea, y evitar duchas muy calientes. Si los brotes son intensos, conviene que un dermatólogo valore algún tratamiento puntual.

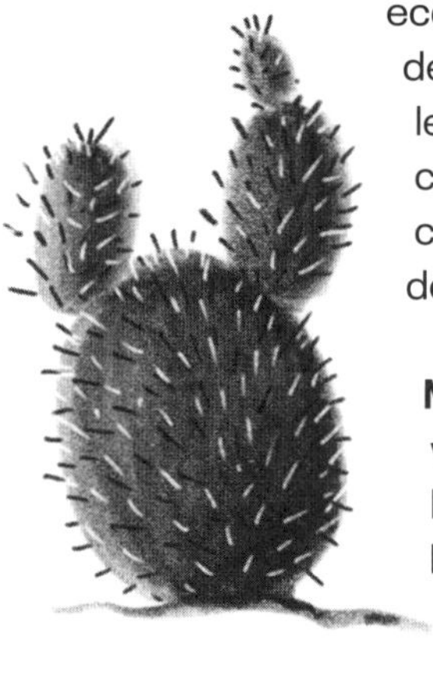

Me han aparecido manchas más oscuras y a veces rosácea, ¿por qué y cómo lo cuido?
El sol que llevamos acumulado más el bajón hormonal hace que las manchas salgan con más facilidad, en especial en la cara. Además, la piel se vuelve más

reactiva y ahí aparece la rosácea. La base de todo es usar fotoprotector a diario, aunque no pongas un pie en la playa. El sol sale e irradia todos los días. Si ya tienes manchas, el dermatólogo puede pautar despigmentantes y, si lo que predomina es la rosácea, mejor opta por fórmulas calmantes, como la niacinamida y azeloglicina, y evitar lo que la provoca: calor, picante, vino o cosméticos con alcohol. La buena noticia es que, con los cuidados adecuados, la piel suele mejorar mucho y recuperar un aspecto más uniforme y tranquilo.

Tengo granitos de «acné adulto» y más vello en el bigote y la barbilla, ¿tiene arreglo?

Sí, y te aseguro que no eres la única. Los cambios hormonales hacen que algunas glándulas se activen de más. Por eso salen granos en mandíbula y barbilla a la vez que vello donde antes apenas había. La piel se puede calmar con rutinas suaves que puedes comprar en las farmacias, dejándote aconsejar por sus profesionales (limpieza diaria sin agresivos, cremas con retinol, ácido azelaico o niacinamida). Si los brotes son intensos, un dermatólogo puede pautar tratamientos específicos. Para el vello, lo que mejor funciona a largo plazo es la depilación láser, aunque las pinzas y la cera sigan siendo un recurso rápido. Lo importante es que tiene solución, no hay por qué resignarse a vivir con brotes ni con vello incómodo.

Noto que tengo el pelo más débil y se me cae más, ¿qué puedo hacer?

Esto también es típico en esta etapa, el pelo crece más fino, con menos densidad y se cae más. Lo primero de todo es revisar si hay otra cosa detrás, como tiroides, falta de hierro o de vitamina D. Mientras tanto, mímalo con champús suaves, menos calor y recogidos flojos. Y, por supuesto, la dieta aquí también importa: buena proteína, omega-3 y verduras de sobra. En algunos casos, tratamientos como el minoxidil o mesoterapia capilar marcan la diferencia. No vas a recuperar el volumen de cuando tenías 30 años, pero sí se puedes ganar fuerza y vitalidad.

Tengo las uñas muy frágiles y se me rompen, ¿cómo las fortalezco?

La bajada hormonal también hace que se vuelvan más secas y quebradizas. Cuídalas desde dentro con proteínas, vitaminas del grupo B, zinc, hierro y vitamina D. Desde fuera, hidrátalas como harías con la piel, mejor con aceites o cremas específicas. Evita esmaltes permanentes y quitaesmaltes con acetona, pues resecan aún más. Los pequeños gestos constantes se notan en semanas más de lo que piensas.

Tengo los ojos muy secos y las lentillas me molestan, ¿qué hago?
Al haber menos estrógenos, las glándulas que lubrican el ojo y el párpado se vuelven perezosas. Eso se traduce en una sensación de arenilla, visión borrosa o que cueste llevar las lentillas. Funciona usar lágrimas artificiales sin conservantes, descansar de las pantallas y parpadear más (sí, hay que recordarlo). Si no mejora, el oftalmólogo puede pautar tratamientos más potentes.

Tengo la nariz y la boca muy secas (costras, boca pastosa o sabor raro), ¿tiene solución?
Claro que sí. La sequedad no se queda solo en la piel. Ayuda beber suficiente agua, humidificar el ambiente, evitar enjuagues con alcohol y trata de usar geles o espráis hidratantes nasales y bucales. Si notas sabor raro o que te salen aftas o llagas recurrentes, coméntalo; a veces se trata de falta de hierro, vitamina B12 o un efecto de algunos medicamentos.

Siento que me arde la boca, ¿es normal?
Aunque te sorprenda, es un síntoma reconocido que tiene nombre: síndrome de boca ardiente. Puede aparecer en la menopausia y consiste en sensación de quemazón, hormigueo o sabor metálico sin que haya una lesión clara. Suele mejorar cuidando la sequedad, evitando agentes irritantes (alcohol, picante o café) y revisando déficits de vitaminas y minerales en analíticas. En casos intensos, un especialista en estomatología puede pautar tratamientos específicos que harán que te sientas mucho mejor.

Tengo las encías sensibles y sangran con facilidad, ¿debo preocuparme?
Esto ocurre porque las hormonas también afectan a las mucosas y, como consecuencia, las encías se vuelven más frágiles y responden peor a la placa. Toca reforzar la higiene bucal con más frecuencia y evitar fumar. Si sangran mucho o notas movilidad, agenda una visita al dentista, pues siempre es mejor pillarlo a tiempo.

Dolorcillos que llegan de la nada | Dolor y molestias físicas

Me duelen las articulaciones y me levanto rígida, ¿es normal?
Te sorprenderá saber que es tan frecuente que tiene hasta nombre propio: síndrome musculoesquelético de la menopausia. Los estrógenos protegen el cartílago y, cuando baja, las articulaciones se notan más oxidadas. Lo típico es percibir mayor rigidez por la mañana o al estar sentada un rato. ¿La recomendación? La mejor medicina es moverte a diario (como plan en sí, no como inercia), mantener el músculo y cuidar el peso. El calor local y el ejercicio suave (yoga, pilates, caminar) también son buenos aliados para aliviar los dolores de cualquier grado. Si el dolor es persistente o inflamatorio (esto es, cuando se hincha o enrojece), consulta con tu médico de familia, internista o traumatólogo, pues no todo es la menopausia y conviene descartar otras causas.

Últimamente tengo más dolores de cabeza y migrañas, ¿puede ser por la perimenopausia? ¿Cómo las calmo?
Sí, porque las migrañas son muy sensibles a las subidas y bajadas hormonales, así que pueden empeorar justo en esta etapa. Las reglas irregulares, los sofocos, el mal dormir o el estrés también disparan los dolores de cabeza. Si eres capaz de identificar tus desencadenantes (vino, falta de sueño o ciertos alimentos), de mantener rutinas estables y no abusar de analgésicos (pueden provocar efecto rebote), tienes mucho ganado. En caso de que los ataques sean muy frecuentes o incapacitantes, el neurólogo puede pautar tratamientos preventivos eficaces.

Me mareo o siento inestabilidad, como si el suelo se moviera, ¿por qué pasa y cuándo preocuparme?
La sensación de estar en una barca puede venir de varios sitios: cambios hormonales que afectan al equilibrio, tensión cervical, ansiedad o incluso del oído interno. Si es ocasional y leve, suele mejorar con descanso, buena hidratación y ejercicio suave. Pero consúltalo con tu médico en caso de que los mareos sean repentinos, intensos y te hagan perder fuerza, visión o habla. En ese caso hay que descartar causas neurológicas, vasculares y vestibulares (que es incapacitante).

Estoy agotada todo el rato, aunque duerma, ¿es normal? ¿Cómo recupero la energía?
El cansancio crónico en esta etapa tiene muchas capas y no conviene ser demasiado reduccionistas. Puede deberse a muchos factores: mal descanso, sofocos nocturnos, más estrés, bajada hormonal y, a veces, déficits de hierro, vitamina D o tiroides. Empieza revisando lo básico: sueño de calidad, ejercicio regular (aunque parezca contraintuitivo, da energía), buena alimentación, y menos alcohol y azúcar. Si aun así estás fundida, toca hacer una analítica, pues a veces hay otra cosa que explicar.

Siento hormigueos o pinchazos en las manos o los pies, ¿qué hago?
Puede deberse a cambios en nervios periféricos (se vuelven más sensibles con la bajada hormonal), malas posturas o falta de vitaminas, como la B12. Cuando la sangre no fluye bien y los vasos pierden elasticidad, como ocurre con la bajada de estrógenos, los nervios se resienten: aparece el hormigueo y la sensación de alfileres. Si es esporádico, prueba a mover, estirar y revisar tu ergonomía (ordenador, móvil, cojines...). Si se repite mucho o se acompaña de pérdida de fuerza, pide una revisión neurológica para descartar neuropatías o déficit de B12.

Por la noche se me duermen las manos y a veces se me caen cosas, ¿podría ser túnel carpiano? ¿Qué hago?
Existe esa posibilidad. El llamado túnel carpiano es más frecuente en la menopausia debido a la retención de líquidos y los cambios hormonales. Lo típico es sentir hormigueo nocturno y debilidad al agarrar cosas. Ayuda dormir con una férula de muñeca neutra, hacer estiramientos suaves y evitar movimientos repetitivos. Si empeora o pierdes fuerza, el traumatólogo puede indicar pruebas y tratamientos, desde infiltraciones a cirugía.

Me dan calambres cuando hago ejercicio o al estirarme, ¿cómo los evito?
Son un clásico de esta etapa: el músculo está más irritable, influye la bajada de estrógenos y a veces también la falta de minerales o una hidratación insuficiente. La prevención pasa por lo sencillo: beber suficiente agua, no saltarte los estiramientos y cuidar de que la dieta tenga potasio y magnesio (frutos secos, legumbres, plátano...). Si no lo cubres con la alimentación, puedes optar por

suplementos bajo recomendación médica. Si los calambres aparecen por la noche, suele aliviar mover la pierna o aplicar calor. Lo normal es que sean molestos pero inofensivos, pero si se repiten mucho o te dejan dolor residual, mejor comentarlo en consulta.

Tengo los pechos sensibles o doloridos, ¿es normal a estas alturas?
Sí, es bastante habitual durante la perimenopausia. Los altibajos hormonales hacen que el tejido mamario retenga más líquido y se vuelva más sensible, un poco como pasaba antes de la regla. A veces se nota pesadez, tensión o pinchazos que van y vienen según el momento del ciclo en el que estemos. Lo importante es vigilar si el dolor es persistente o si se concentra en un solo punto. Además, si notas un bulto nuevo o hay cambios en la piel o el pezón, toca revisión. Pero en la mayoría de los casos se trata de un síntoma transitorio y sin gravedad.

Ritmo movidito | Corazón y circulación

Me dan taquicardias o palpitaciones de repente, ¿es normal? Si me pasa a menudo, ¿necesito que me hagan pruebas?
En la perimenopausia, los cambios hormonales pueden provocar palpitaciones puntuales. Notas que el corazón late rápido o más fuerte, sobre todo si hay sofocos, ansiedad o falta de sueño. Si son ocasionales y se pasan rápido, suele ser benigno. Pero, si ocurren a menudo, duran mucho o te dejan agotada, merece la pena comentarlo con tu médico para hacer un electrocardiograma o una revisión básica con el fin de descartar otras causas cardiacas o extracardiacas (tiroides, anemia, arritmias...).

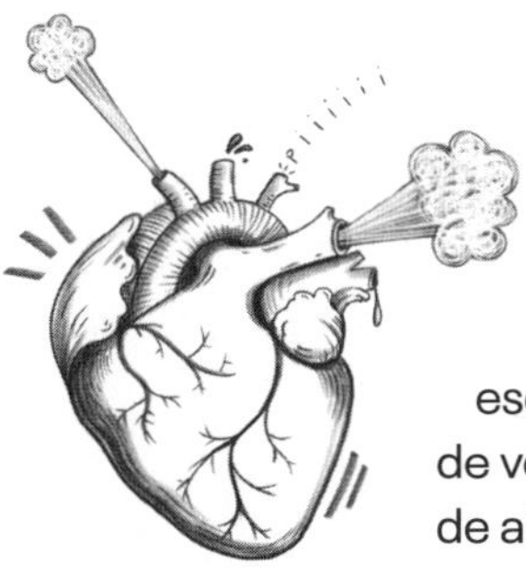

A veces noto latidos irregulares o que el corazón me da un salto, ¿cuándo tengo que consultarlo con un especialista?
Sentir que el corazón se salta un latido o late de forma irregular puede pasar de forma aislada y no tener importancia. Lo que requiere consulta es que esos episodios sean frecuentes y prolongados, además de venir acompañados de mareo, dolor en el pecho o falta de aire. En esos casos, mejor pide que te deriven a cardio-

logía para hacer pruebas de una forma personalizada y excluir que haya algo importante.

Mi reloj me avisa de que tengo un ritmo irregular o posible fibrilación, ¿me fío?
Los relojes, pulseras y anillos inteligentes son útiles como señal de alarma, pero muchas veces no son del todo fiables, ya que pueden conducir a error en el diagnóstico. Si tu dispositivo repite varias veces que detecta ritmo irregular o fibrilación, llévale los registros al médico para que, dado el caso, pueda compararlo con un electrocardiograma reglado.

¿Cuándo es una urgencia de verdad?
Cuando las palpitaciones se acompañan de dolor fuerte en el pecho, falta de aire marcada, mareo intenso o sensación de desmayo, sensación de náuseas... no esperes: eso es 112 o urgencias. Igual que no solemos dudar en acudir por un dolor súbito de abdomen, con el corazón se ha de actuar rápido.

Los síntomas invisibles, los que no se notan, pero importan

Lo que sostiene tu cuerpo | Huesos y masa muscular

¿Puede bajar la densidad ósea sin que me entere? ¿Cuándo debería hacerme una densitometría?
Sí. La pérdida de densidad ósea no provoca síntomas hasta que aparece una fractura, por eso se dice que es silenciosa. No duele, no avisa. Por eso es clave la prevención (ejercicio de fuerza, vitamina D, calcio) y hacerte una densitometría según la edad y los factores de riesgo. (Página 211).

¿Puedo estar perdiendo masa y fuerza aunque haga deporte?
Puede pasar. La bajada de estrógenos favorece la pérdida de músculo y fuerza (sarcopenia), incluso si te mueves. Si tu rutina es solo cardio o caminatas, quizá no sea suficiente, pues el cuerpo necesita trabajo de fuerza y alimentación adecuada para mantener el músculo. Señales de alarma: te cuesta abrir botes, subir escaleras o cargar bolsas que antes no te pesaban.

El motor y las tuberías | Corazón y vasos sanguíneos

Se me ha subido el colesterol de la nada, ¿a partir de qué cifras debería preocuparme?
Con la bajada de estrógenos, el colesterol LDL («el malo») tiende a subir y el HDL («el bueno») a bajar, incluso sin que realices cambios en la dieta. En general, interesa que el LDL esté por debajo de 100 mg/dl, aunque los objetivos dependen de tu riesgo global (edad, peso, tensión, antecedentes, etc.).

Más que una cifra aislada, lo que importa es la imagen completa: analítica más otros factores de riesgo cardiovascular, como por ejemplo, antecedentes familiares de algún problema de corazón en edad precoz.

Colesterol en mujeres en menospausia: el bueno, el malo y el que conviene vigilar

TIPO DE COLESTEROL	VALOR IDEAL (MUJERES)	¿CUÁNDO PREOCUPARTE?	¿POR QUÉ PREOCUPARTE?
Colesterol total Es la suma de todos.	**Menos de 200 mg/dL**	Más de 240 mg/dL	Puede indicar que tienes alto el colesterol «malo» (LDL) o partículas de baja densidad que se acumulan en las arterias.
LDL (el «malo») Es el que **se pega a las arterias** y las endurece. Cuanto más bajo, mejor.	**Menos de 100 mg/dL**	Más de 130 mg/dL	El riesgo cardiovascular en mujeres aumenta tras la menopausia. Por lo tanto, en mujeres sanas no conviene conformarse con **LDL aceptable (100-130 mg/dL)**. Si tienes riesgo cardiovascular o antecedentes, el objetivo es aún más estricto: **por debajo de 70 mg/dL**. O incluso menos de **55 mg/dL** cuando se produce un evento cardiovascular.
HDL (el «bueno») Ayuda a **limpiar el exceso de grasa de la sangre** y a proteger el corazón. Cuanto más alto, mejor.	**Más de 45 mg/dL**	Menos de 40 mg/dL	Avisa de que el sistema cardiovascular se está volviendo más vulnerable.
Triglicéridos Son grasas que circulan por la sangre. Si están altos, indican exceso de azúcar, alcohol o energía no utilizada.	**Menos de 150 mg/dL**	Más de 150 mg/dL	Señal de alarma metabólica: el cuerpo está almacenando energía de más y eso impacta directamente en el corazón y en el hígado.

¿Cómo sé si mi salud cardiovascular va a peor?

Toma nota de las señales de alerta que debes observar: presión alta, colesterol elevado, azúcar en sangre alterado o aumento de perímetro abdominal. Los chequeos regulares de tensión, analítica, glucosa o perímetro de cintura son la forma práctica de saber cómo están el corazón y las arterias. Lo importante es no quedarse con dudas, adelantarse a los síntomas y realizarse las pruebas pertinentes con el especialista, incluyendo pruebas diagnósticas como una ecografía vascular para comprobar el estado de las arterias por dentro.

¿Tengo más riesgo de hipertensión ahora? ¿Es conveniente que me la mida en casa?

Correcto, el riesgo sube porque la caída de estrógenos afecta la elasticidad de las arterias. Muchas mujeres debutan en esta etapa con hipertensión, así que es muy recomendable medírtela en casa. No hace falta obsesionarse, pero tener un aparato fiable y tomarla un par de veces al mes (en reposo, sentada y con el brazo apoyado) da información muy útil. Si repites cifras por encima de 120/80 mmHg, toca comentarlo con tu médico. Es recomendable realizar varias tomas de la tensión arterial y quedarse con la última, no con la primera. Además, conviene reducir el consumo de sal y medirla de forma periódica, ya que la presión puede variar durante la menopausia.

Más allá del hambre y la grasa | Metabolismo e inflamación

¿Se me ralentiza el metabolismo sí o sí?

En parte, sí. Con la edad perdemos músculo, que es el motor que más calorías quema, y también cambia la sensibilidad a la insulina. Eso hace que lo que antes te mantenía el peso ahora no sea suficiente. No significa que estés condenada: mantener fuerza, proteína suficiente, un buen descanso y moverte cada día ayudan a que el metabolismo siga activo.

¿Cómo detecto a tiempo si estoy desarrollando resistencia a la insulina o diabetes?

No se nota a simple vista. Puede dar pistas el aumento de grasa abdominal, sentir cansancio tras las comidas o el hambre muy marcada, pero la única forma fiable de saber es hacer una analítica (glucosa, hemoglobina glicosilada, insulina y estudio de resistencia insulínica). En esta etapa, conviene revisar estos campos cada cierto tiempo, sobre todo si hay antecedentes familiares o sobrepeso.

¿De verdad me aumenta la inflamación crónica a partir de la perimenopausia?
Sí, aunque no se sienta de manera directa. Como consecuencia de la bajada de estrógenos, se reduce el efecto antiinflamatorio natural y favorece un entorno más propenso a inflamarse, lo que influye a su vez en articulaciones, vasos sanguíneos o el propio metabolismo. Vayamos con la buena noticia: el estilo de vida (alimentación rica en vegetales, ejercicio, buen descanso, menos alcohol y tabaco) es un antiinflamatorio potentísimo. La recompensa merece con creces el esfuerzo, que, siendo justas, no es demasiado.

¿El hígado graso también puede aparecer ahora?
Sí, porque el cambio hormonal favorece la acumulación de grasa en el abdomen y dentro del hígado. Incluso mujeres delgadas pueden tenerlo. No suele provocar síntomas, pero se detecta en estudios de imagen como la ecografía y la elastografía hepática, así como en analítica (enzimas hepáticas). Prevenir pasa por moverse más, cuidar los azúcares y el alcohol, y mantener un peso saludable.

Las piezas y la maquinaria | Órganos y sistemas

¿Se me puede alterar la tiroides durante la menopausia?
Sí, es bastante común que se diagnostique hipotiroidismo en estas edades, aunque no siempre está ligado a la menopausia de manera directa, sino que ocurre como consecuencia del envejecimiento. Los síntomas se parecen mucho (cansancio, aumento de peso, piel seca, caída de pelo, estreñimiento), por eso conviene no achacarlo todo a las hormonas sexuales y pedir una analítica si hay sospecha.

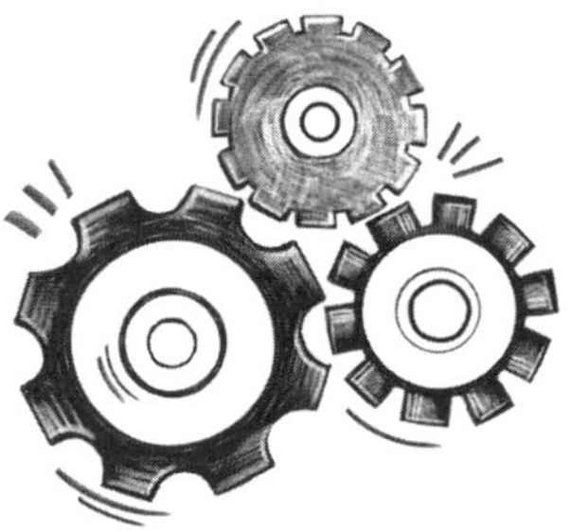

¿Mi hígado y mis riñones funcionan igual que antes?
En general, sí, pero con los años pierden algo de eficacia a la hora de procesar fármacos, alcohol o exceso de proteínas. Si no hay enfermedades previas, siguen funcionando bien, pero conviene revisarlos con analíticas periódicas, sobre todo si tomas algún tipo de medicación crónica.

¿Tengo más riesgo de anemia?

Es algo que sucede, sobre todo si en la perimenopausia has tenido reglas muy abundantes o si tu dieta es baja en hierro (carne roja, legumbres, verduras de hoja verde) o vitamina B12 (más frecuente en vegetarianas o veganas o si hay problemas de absorción). También puede influir el déficit de ácido fólico o algunas enfermedades crónicas. La anemia no siempre muestra síntomas claros, pero puede estar detrás del cansancio, la palidez o la caída de pelo. Una ana lítica sencilla la detecta y se corrige con dieta, suplementos o, si hace falta, tratamiento específico, así que, tranquila.

Tenía miomas (fibromas) o endometriosis, y ahora que estoy en menopausia, ¿qué suele pasar y qué controles necesito?

Lo habitual es que los miomas y la endometriosis reduzcan su actividad al bajar los estrógenos: tienden a encogerse o a provocar menos síntomas. Aun así, no desaparecen siempre y en algunos casos pueden mantenerse estables o causar molestias. Por eso se recomienda un control ginecológico periódico, para vigilar que no crezcan ni se compliquen, y revisar que no aparezcan otras enfermedades.

El cuartel general | Cerebro y sistema nervioso

Con la falta de estrógenos, ¿qué hay de mito y qué de real en mi memoria?

Lo real es que muchas mujeres notan esa llamada niebla mental: despistes, dificultad para concentrarse o sensación de lentitud mental durante la perimenopausia y los primeros años de menopausia. Esto ocurre porque los estrógenos influyen en neurotransmisores clave para la memoria y la atención, como la acetilcolina y la serotonina.

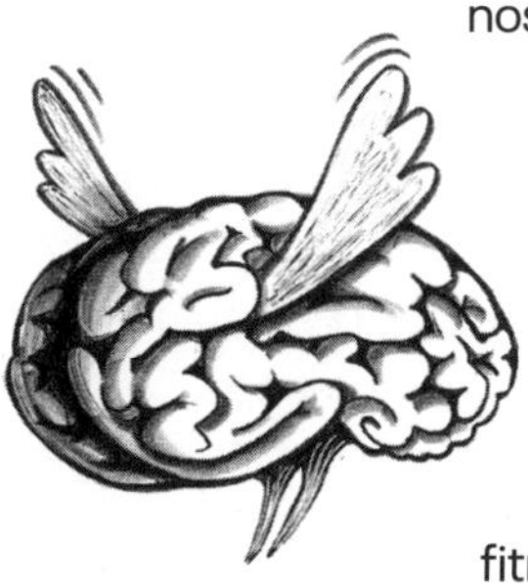

El mito es creer que te vas a quedar sin memoria. Nuestro cerebro es plástico y se puede entrenar durante toda la vida. Esa sensación suele ser transitoria y mejora cuando cuidamos el descanso, reducimos el estrés, hacemos ejercicio físico y también ejercicio mental. A través de técnicas como el Método Neurofitness®, entrenando el cerebro de forma activa y consciente, es posible recuperar claridad mental y potenciar las funciones cognitivas en esta etapa.

¿Me aumenta el riesgo de deterioro cognitivo o alzhéimer?

Es cierto que las mujeres tienen un riesgo algo mayor de alzhéimer que los hombres y se ha demostrado que los estrógenos desempeñan un papel protector en el cerebro. Con la menopausia perdemos parte de esa protección, pero eso no significa en absoluto que vayas a desarrollar un deterioro cognitivo. Lo que de verdad es poderoso es lo que sí puedes hacer cada día: cuidar la tensión y el colesterol, seguir una alimentación mediterránea rica en antioxidantes, dormir bien y mantener la mente activa. El ejercicio físico y, sobre todo, el entrenamiento cerebral específico con técnicas del Método Neurofitness®, logran que el cerebro amplíe la reserva cognitiva y potencia la creación de nuevas rutas neuronales que protegen la memoria. La ciencia lo confirma desde hace años cuando nos dice que los hábitos saludables y el entrenamiento mental tienen un gran impacto en la salud cognitiva.

Terapia hormonal de la menopausia (THM). Alto y claro

Si las hormonas bioidénticas son mejores frente a las sintéticas, ¿por qué estas últimas siguen en el mercado o por qué se siguen diagnosticando?

Antes de responder, vamos una aclaración en lenguaje de la calle. Las dos se fabrican en laboratorio, o sea, las dos son «sintéticas».

Ahora bien, la diferencia real es esta:

- **Bioidénticas:** Son copias iguales a las hormonas humanas, hechas a partir de plantas.
- **Hormonas de yegua:** Son lo que mucha gente llama «sintéticas» en la calle y son «naturales», pero de caballo, y no son iguales a las humanas.

Retomando la pregunta, ¿por qué se siguen usando las comúnmente conocidas como «sintéticas»? Habría que decir que es porque la medicina tiene no pocas inercias. Durante muchos años, solo había versiones sintéticas y se usaron de manera masiva. Hoy sabemos que las bioidénticas son las que más se parecen a tus propias hormonas y suelen tener mejor tolerancia, pero eso no significa que las sintéticas hayan desaparecido. De hecho, siguen en el mercado y algunos profesionales aún las recetan por costumbre o por precio. Lo importante es que tú sepas que existen distintas opciones y que puedes también preguntar por las bioidénticas.

¿La terapia hormonal de la menopausia se puede tomar también en perimenopausia o tenemos que esperar a la menopausia?

No hace falta esperar a quedarte sin regla para empezar con la THM. Si ya tienes síntomas que afectan a tu día a día y no hay contraindicaciones, se puede valorar incluso en la perimenopausia. Solo hay que ajustar la pauta a que aún puedas ovular, con dosis y esquemas adaptados, y siempre progestágeno si tienes útero.

¿Cuánto tardan en hacerme efecto las hormonas?
Algunas cosas se notan muy rápido, como sucede con los brotes de sofocos y el sueño, que pueden mejorar en días o pocas semanas. Otras van más despacio, como es el caso de la piel, los huesos o la sequedad vaginal, que necesitan meses de constancia. Piensa que hay un alivio rápido y otro a fuego lento, pero que vas a notar mejora sí o sí.

Si tomo THM, ¿qué controles necesito?
Con la THM el control es sencillo: al principio se suele hacer una revisión cada tres o seis meses para ver cómo respondes y ajustar la dosis. Si todo va bien, después basta con hacer una visita anual.

Aprovecho para recomendarte que incluyas lo habitual: analíticas cuando tu médico lo indique, mamografía y citología según la edad y los protocolos, y la revisión ginecológica de rutina. El tratamiento no es algo fijo para siempre: se va ajustando contigo a medida que cambian tus necesidades. Es alquimia pura, querida.

¿Debo hacer pausas periódicas con la THM?
No es necesario. Esa idea de descansar cada cierto tiempo quedó atrás. Lo que da seguridad no son las pausas, sino usar la dosis mínima eficaz y revisarla. Parar sin motivo solo suele traer de vuelta los síntomas, así que sin prisa, pero sin pausa.

¿Puedo combinar tratamientos hormonales y opciones naturales?
Por supuesto. De hecho, muchas mujeres lo hacen. La THM trata la base hormonal, pero puedes sumar hábitos, suplementos o terapias naturales (plantas, vitaminas, acupuntura...) que te hagan sentir mejor. Lo único importante es comentarlo con tu médico para que todo sea compatible y no se solape. Se trata de sumar, no de elegir bando.

¿Qué conviene más gel, parches o pastillas?
No hay un mejor universal, pero te cuento. Los parches y los geles son muy prácticos y suelen tener menos riesgo vascular porque no pasan por el hígado. Las pastillas a veces son útiles, pero hoy se usan menos. La elección depende de tu historia clínica, tus preferencias y cómo se adapte tu cuerpo. Pasa como con los zapatos: lo importante es que te queden bien a ti, que no te hagan daño y que te sientas cómoda.

¿Las hormonas me harán ganar peso?

Hemos llegado a uno de los grandes mitos. Lo que hace que cambie el peso en esta etapa es el metabolismo y la pérdida de músculo, no la THM en sí. De hecho, al dormir mejor y tener más energía, muchas mujeres notan que les resulta más fácil cuidarse.

Entonces, ¿qué efectos secundarios podría tener con THM?

Como cualquier medicamento, la terapia hormonal puede tener efectos secundarios. La diferencia está en que, bien pautada y en el momento adecuado, lo habitual es que pese más lo que aporta que lo que complica. Vamos a explicarlo.

- **Lo más frecuente** (y pasajero) son molestias al inicio: tensión en los pechos, un poco de hinchazón, dolor de cabeza, náuseas o manchados. Los síntomas suelen mejorar solos en pocas semanas o al ajustar la dosis o la forma de tomarla (parches, gel, pastillas...).
- **Lo poco habitual, pero que conviene conocer:**
    - Los **coágulos** aumentan al tomar estrógenos en pastilla, casi nada con parches o gel.
    - El **ictus** es raro y se relaciona sobre todo con empezar tarde (a partir de los 60).
    - El **cáncer de mama** puede aumentar un poco con el uso prolongado de estrógeno y progestágeno, pero el riesgo absoluto es bajo y con estrógeno solo es mínimo.
    - Si tienes útero, siempre se combina con **progestágeno** para evitar riesgo en el endometrio.
    - Los problemas de vesícula se ven más con pastillas que con parches o gel.
- **¿Cuándo consultar sin esperar?** Si notas dolor brusco en una pierna, dolor fuerte en el pecho, falta de aire repentina, sangrado abundante fuera de lo esperado o un dolor de cabeza muy distinto a lo habitual.

En resumen: La THM no es un «café para todas». Si está bien pautada y revisada, lo normal es que, con riesgos controlados, te alivie y mejore tu calidad de vida. Que no hemos venido a sufrir, amiga.

¿Por qué la testosterona es tan polémica?
Porque está a medio camino entre lo ginecológico y lo andrológico. Se sabe que ayuda en casos de deseo sexual muy bajo, pero en muchos países no está aprobada de manera oficial para mujeres. Eso no significa que sea peligrosa, sino que falta consenso, regulación e investigación. Lo que sí es seguro es que debe usarse en dosis específicas para mujeres y esto, como siempre, has de valorarlo junto con tu médico o incluso consultarlo con varios si así lo prefieres.

¿Puedo tomar THM si fumo?
El tabaco complica las cosas porque ya de por sí aumenta el riesgo cardiovascular y, como habrás podido leer en varios puntos del libro, otros tantos. No siempre es un «no», pero sí obliga a valorar muy bien la vía (mejor gel o parche que pastillas) y los factores de riesgo que tengas. Y si estabas buscando una excusa para dejarlo..., esta es perfecta. 😉

¿Puedo usar anticonceptivos como el diu o la píldora a la vez que THM?
Sí. El diu, tanto el de cobre como el hormonal, se puede combinar sin problema y hasta puede ser útil para controlar sangrados en perimenopausia. Con la píldora la cosa cambia: no se suele usar junto a THM porque ya actúa como terapia hormonal en sí. Lo normal es elegir una u otra, según la edad y la situación.

¿Cuándo debería dejar la THM?
No hay una fecha exacta. Antes se decía que lo suyo era un máximo de 5 años, pero hoy se sabe que, si los beneficios superan los riesgos y el control es regular, se puede mantener más tiempo. La clave es revisarlo con tu médico e ir analizando la situación para decidir si continuar o darle al stop.

Si mi madre o mi hermana han tenido un cáncer, ¿eso implica que yo no puedo tomar THM?
No siempre. Lo importante es diferenciar que **no es lo mismo que lo hayas tenido tú a que lo haya tenido algún familiar cercano**. Si en tu familia hubo cáncer de mama u hormonodependiente, la decisión se estudia con más cuidado, porque puede haber un riesgo añadido. Sin embargo, en otros tipos de cáncer,

los antecedentes no son necesariamente un freno. La clave es individualizar: tu médico valorará tu historia, tus síntomas y tus riesgos antes de decidir. Dicho de otro modo: tener antecedentes familiares no cierra la puerta, pero sí hace que convenga analizarlo con más detalle y prudencia.

Las señales que encienden la antena para valorar consejo genético son:

- Si hubo cáncer de mama en un hombre de tu familia.
- Si alguien tuvo cáncer de mama en los dos pechos.
- Si hubo cáncer de mama en mujeres menores de 45 años.
- También influye si hay varios casos en la familia de mama u ovario, o mezclas con páncreas o próstata.

Es decir, que los antecedentes familiares no implican que la THM esté prohibida, sino una señal para hacer las cosas más a medida y con buena información.

¿La THM solo es para los sofocos o también para otros síntomas?

¡Para nada! ¡La THM no es solo para los sofocos! Se receta cuando los síntomas te están fastidiando la vida diaria y, en ese terreno, es lo más eficaz para frenar los sofocos y el desvelo que arrastran, así como para tratar la sequedad y las molestias genitales. Si lo único que te molesta es la zona íntima, muchas veces basta con estrógeno local. Además, cuando existe riesgo de pérdida ósea o fractura, la THM también se utiliza para proteger el hueso, en especial durante los primeros años tras la menopausia.

¿Y el resto de los síntomas, como cambios de humor, niebla mental, dolor articular...? En algunas mujeres mejoran de rebote. Y digo «de rebote» porque no son el motivo por el que se prescribe. Aunque todo apunta en buena dirección, hoy por hoy faltan estudios robustos para indicarla por esos síntomas. Ojalá lleguen ensayos potentes que lo confirmen.

¿Se puede revertir la menopausia precoz con THM?

Siento decirte que no, que la THM no reactiva los ovarios. Lo que sí hace es suplir las hormonas que faltan, lo que protege huesos, corazón y calidad de vida en general. En mujeres con menopausia precoz esto es especialmente importante, porque estarán muchos más años sin estrógenos naturales.

¿La seguridad social cubre la THM?

Así es. Por suerte, muchos de los tratamientos de estrógenos y progestágenos están cubiertos, aunque no todos los formatos ni todas las marcas. En la práctica, hoy día, algunas opciones más modernas o cómodas pueden implicar coste extra.

LOS 10 MANDAMIENTOS WOMANHOOD

No harás de la supervivencia tu rutina
Aguantar no es plan: tu cuerpo pide soluciones, no resignación.

No aceptarás jamás como respuesta que lo que te pasa es normal
Tu salud no cabe en un cliché: pide ciencia, escucha y soluciones.

Honrarás tus hormonas, aunque estén de mudanza
No son enemigas, son parte de tu historia. Entender cómo bajan y qué pasa en tu cuerpo es tu mejor arma.

Cuidarás tus huesos y tus músculos como si fueran oro
Porque lo son. La fuerza, el movimiento y la proteína son el verdadero antienvejecimiento.

No pondrás toda tu fe en un bote
Los suplementos ayudan, pero la base siempre será tu alimentación, dormir y moverte.

Darás de comer a tu microbiota como a una invitada vip
Trátala bien: fibra, fermentados y cero estrés. Si ella se queja, lo notas en todo.

No subestimarás el poder de dormir
La cama no es un extra, es el laboratorio donde se reinicia todo.

No harás de la sequedad un tabú
Porque resecarse no es un castigo, es un síntoma. Y los síntomas se tratan, no se esconden.

No cargarás sola con la mochila
La menopausia no es misión individual. Cuando se comparte, la carga deja de ser lastre y se convierte en red.

No vivirás con el freno de mano puesto
Esto no va de frenar, va de aprender a conducir con nuevas curvas.

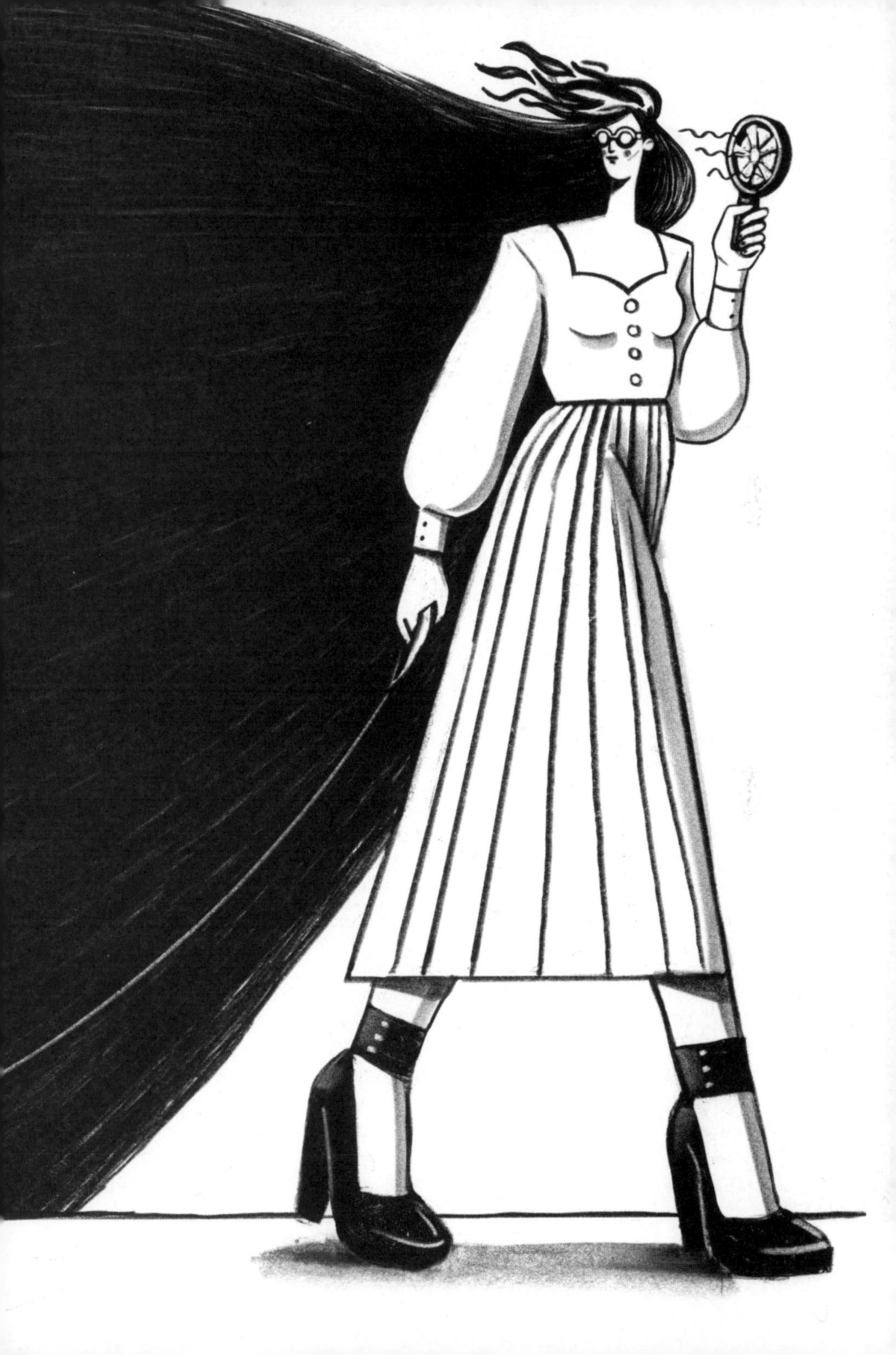

GLOSARIO EXPRÉS WOMANHOOD

La menopausia está llena de términos médicos que suenan a chino en la consulta, en las analíticas o en los artículos. Algunos ya los hemos explicado a fondo en el libro, pero aquí tienes un glosario exprés con los que aparecen una y otra vez, y que merece la pena tener claros. Todo resumido para que no te pierdas en tecnicismos.

Hormonas y reglas

- **FSH**: La hormona que se dispara cuando los ovarios cuelgan el cartel de CERRADO.
- **Climaterio:** El nombre médico para todo el viaje: peri, menopausia y pos.
- **Amenorrea:** Cuando la regla desaparece del todo.
- **Oligomenorrea:** Reglas que se espacian demasiado.
- **Polimenorrea:** Reglas que se repiten demasiado pronto.
- **Metrorragia:** Sangrados fuera de calendario.
- **Fallo ovárico prematuro (FOP):** Pérdida de función ovárica antes de los 40 (FSH alta, estrógenos bajos y ausencia de regla). También llamado insuficiencia ovárica primaria.

Sexualidad y zona íntima

- **Atrofia vaginal**: La vagina se afina, se reseca y pierde elasticidad.
- **Atrofia vulvovaginal:** Como la atrofia vaginal, pero en versión extendida, pues afecta tanto a vulva como a vagina.
- **Dispareunia:** El nombre serio para algo demasiado común como es sentir dolor durante las relaciones sexuales.
- **Síndrome genitourinario de la menopausia (SGM):** El combo incómodo de sequedad, picores, dolor e infecciones de orina.
- **Liquen escleroso vulvar:** Enfermedad crónica que adelgaza y blanquea la piel de la vulva. Dicha fragilidad provoca picor y escozor, y puede romperse en fisuras, causando dolor al roce o en el sexo.
- **Prolapso (POP):** Cuando vejiga, útero o recto pierden su sitio y descienden hacia la vagina.
- **Endometriosis:** Tejido parecido al del endometrio que se instala fuera del útero y puede causar dolor, reglas muy dolorosas y, en ocasiones, problemas para quedarse embarazada.

Metabolismo y salud general

- **Síndrome metabólico**: El pack no deseado de barriga, colesterol, glucosa y presión alta.

Piel, mucosas y tejidos

- **Sequedad de mucosas:** No solo vaginal, sino también de boca, ojos y piel.
- **Xeroftalmia:** La forma técnica de decir «ojos secos».
- **Alopecia androgenética femenina:** Se pierde grosor y volumen en la parte superior del cuero cabelludo, se ve porque la raya se abre y la coronilla clarea.
- **Hirsutismo:** Aparece vello nuevo (más visible de lo habitual) en lugares poco deseados, como labio superior, mentón, pecho o abdomen.

Cerebro y sensaciones

- **Termorregulación:** El termostato interno se desajusta y provoca sofocos.

Microbiota y digestión

- **Disbiosis intestinal:** Desequilibrio del ecosistema de las bacterias de intestino (bajan las «aliadas», suben las «oportunistas»). ¿Resultado? Hinchazón, gases, tránsito irregular y una inflamación baja y persistente que puede empeorar la tolerancia a alimentos.
- **SIBO:** Demasiadas bacterias en el intestino delgado (donde no deberían estar en tanta cantidad). Suele provocar hinchazón después de comer, gases, dolor y diarrea o estreñimiento. Se suele valorar con un test de aliento.
- **Aclaración:** La disbiosis es el desequilibrio general del «zoo» intestinal, mientras que el SIBO es un tipo concreto de desequilibrio por localización en el intestino delgado.

AGRADECIMIENTOS

Este libro no existiría sin aquellas personas que dijeron «sí» cuando lo fácil era mirar a otro lado.

A los expertos y expertas que han prestado su cabeza y su tiempo para que cada capítulo tenga rigor de verdad. Gracias por revisar, matizar, discutir y validar con paciencia; por traducir ciencia en lenguaje humano y por sostener la calidad hasta la última coma. Vuestra mirada clínica y humana es el esqueleto de estas páginas.

Al equipo Womanhood, ese motor que no se apaga: quienes buscan estudios a deshoras, editan, corrigen, maquetan, diseñan, llaman, vuelven a llamar y, aun así, encuentran hueco para un chiste cuando más falta hace. Gracias por cuidar el detalle, por no conformaros y por empujar siempre un poco más.

A nuestras familias, parejas y amistades, que han soportado conversaciones eternas sobre hormonas en cenas familiares, borradores ocupando mesas, cambios de última hora y fines de semana con el portátil abierto. Gracias por la paciencia, por el café, por los «tú puedes» a tiempo y por recordarnos que fuera del libro también hay vida.

A quienes nos han acompañado en el camino editorial y logístico, desde la primera llamada hasta el OK a imprenta. Gracias por confiar, por arriesgar con una propuesta distinta y por sostener el pulso cuando tocaba decidir.

Y, **sobre todo, a la comunidad Womanhood**. A las que escribís contando lo que os pasa, a las que preguntáis sin filtro, a las que compartís una experiencia que ayuda a otra, a las que recomendáis recursos, a las que defendéis que hablar claro cambia las cosas. Vosotras habéis hecho posible este libro y le dais sentido. Si algo de lo que leáis aquí os ahorra tiempo, os quita un miedo u os da una idea para estar mejor, el mérito también es vuestro. Gracias por estar, por insistir y por no conformaros con «es lo que hay».

Este libro es para vosotras. Y también es vuestro.

Expertos que han participado en el libro

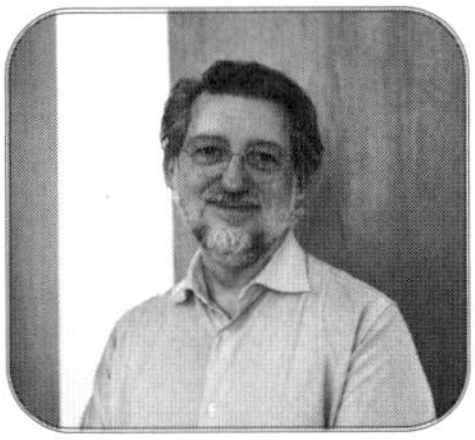

Dr. Ricardo Cubedo: Oncólogo, director de la Fundación SOLOMed, consejero científico en ATRIA Clinic y Médico especialista en el hospital MD Anderson Cáncer Center Madrid

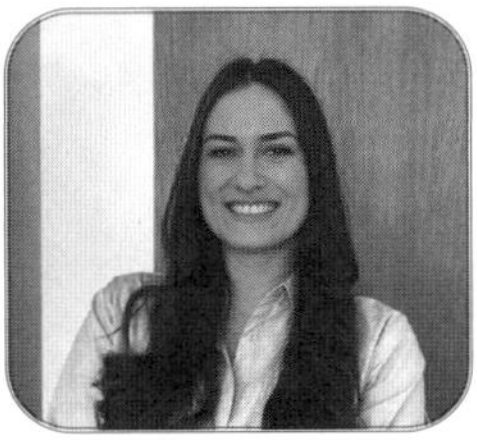

Kateryna Chaykovska: nutricionista clínica e integrativa.

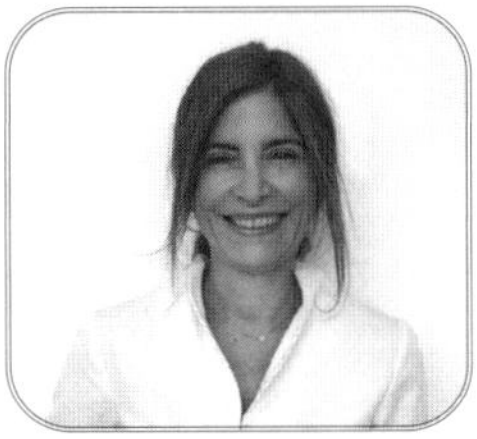

Dra. Raquel Díaz Simón: médico del Servicio de Medicina Interna del Hospital 12 de Octubre de Madrid.

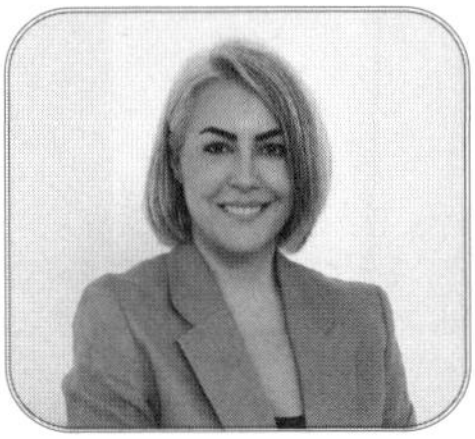

Jana Fernández: consultora y divulgadora especializada en bienestar, descanso y longevidad.

Copyright: Ana Ruiz

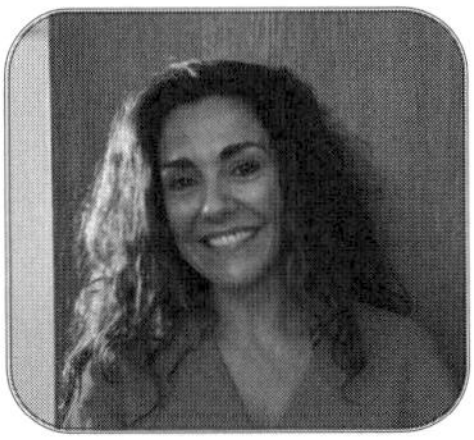

Dra. Bárbara Fernández del Bas: Ginecóloga especialista en medicina regenerativa y funcional y sexóloga.

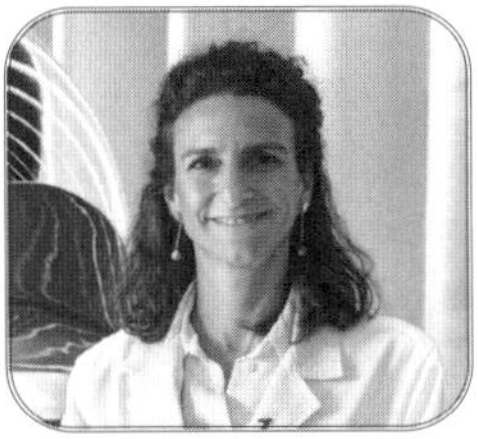

Dra. Leticia Fernández-Friera: cardióloga, jefa del Servicio de Cardiología en HM Hospitales (HM CIEC) y fundadora de ATRIA Clinic.

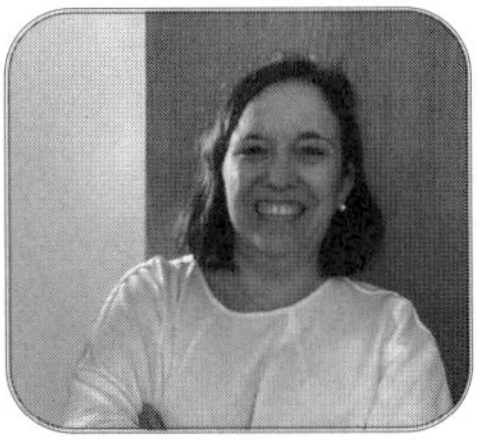

Dra. Silvia Gómez Senent: médica adjunta en el Servicio de Aparato Digestivo del Hospital Universitario La Paz | experta en microbiota | investigadora | divulgadora

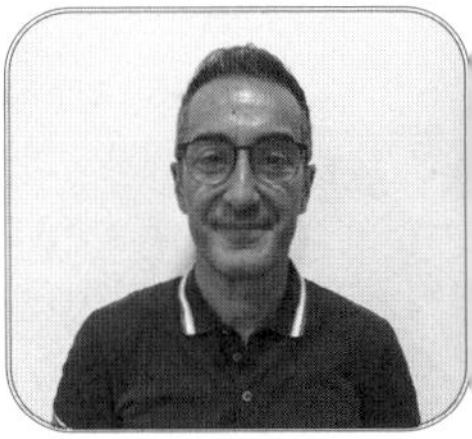

Enrique Guirado: farmacéutico, nutricionista y especialista en suplementación.

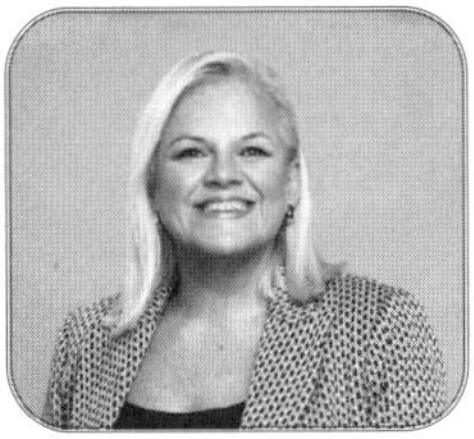

Catalina Hoffmann: terapeuta ocupacional experta en estimulación cognitiva y entrenamiento cerebral | creadora del método Neurofitness®

Copyright: Moi Fernández

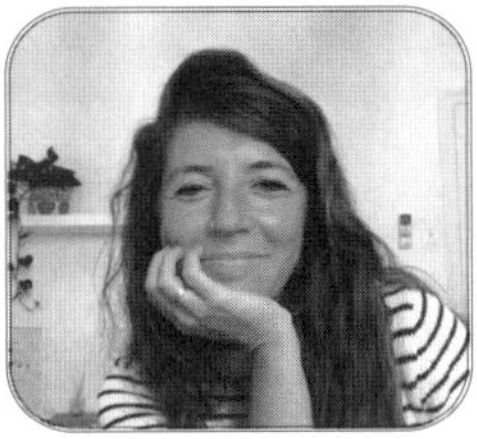

Marta León: Ingeniera química especializada en alimentación y salud hormonal femenina.

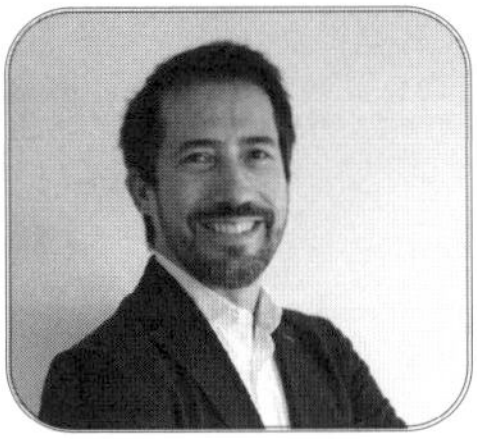

Dr. Manuel Pérez-España Muniesa: traumatólogo especialista en hombro y codo en el Hospital Universitario Infanta Leonor | cofundador de HYCEM | médico en la Unidad de Hombro y Codo del Hospital Viamed Santa Elena.

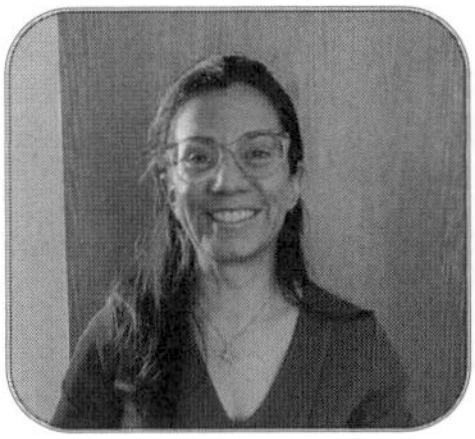

Dra. María Eugenia Rivera: médico especialista en recuperación de suelo pélvico, medicina física y rehabilitación.

BIBLIOGRAFÍA

Capítulo 1. MENOPAUSIA SIN RODEOS

1. The Menopause Society (NAMS). (2025). MenoNote: Genitourinary Syndrome of Menopause (GSM) [PDF]. https://menopause.org/wp-content/uploads/for-women/MenoNote-GSM.pdf
2. World Health Organization. (2024, October 16). Menopause (fact sheet). https://www.who.int/news-room/fact-sheets/detail/menopause/ World Health Organization
3. Asociación Española para el Estudio de la Menopausia (AEEM) – *Manual básico de menopausia* (ed. 2020): https://aeem.es/wp-content/uploads/2022/10/n1870_libro-jovenes-aeem-04-05-20-baja12.pdf
4. Ambikairajah, A, Walsh, E, & Cherbuin, N (2022). A review of menopause nomenclature. *Reproductive Health, 19*, 29. https://doi.org/10.1186/s12978-022-01336-7
5. British Menopause Society. (2023). *What is the menopause?* (Tool for clinicians): https://thebms.org.uk/wp-content/uploads/2023/08/17-BMS-TfC-What-is-the-menopause-AUGUST2023-A.pdf
6. NCI. (2025). *Endometrial Cancer Prevention (PDQ®)—Health Professional version:* National Cancer Institute: https://www.cancer.gov/types/uterine/hp/endometrial-prevention-pdq
7. American Heart Association – Artículo (2023) que advierte que durante la transición menopáusica (45-55 años): https://www.heart.org/en/news/2023/02/20/la-menopausia-y-su-conexion-a-los-riesgos-de-enfermedad-cardiovascular

Capítulo 2. LOS PILARES DE LA MENOPAUSIA

1. American Academy of Sleep Medicine (AASM), *Behavioral & Psychological Treatments for Chronic Insomnia in Adults (Guideline, 2021)*, https://aasm.org/clinical-resources/practice-standards/practice-guidelines/
2. American Heart Association (AHA), *2021 Dietary Guidance to Improve Cardiovascular Health*, https://www.ahajournals.org/doi/10.1161/CIR.0000000000001031
3. NIH Office of Dietary Supplements (ODS), *Vitamin D — Health Professional Fact Sheet*, https://ods.od.nih.gov/factsheets/VitaminD-HealthProfessional/

4. NIH Office of Dietary Supplements (ODS), *Calcium — Health Professional Fact Sheet*, https://ods.od.nih.gov/factsheets/Calcium-HealthProfessional/
5. NIH Office of Dietary Supplements (ODS), *Magnesium — Health Professional Fact Sheet*, https://ods.od.nih.gov/factsheets/Magnesium-HealthProfessional/
6. NIH Office of Dietary Supplements (ODS), *Iron — Health Professional Fact Sheet*, https://ods.od.nih.gov/factsheets/Iron-HealthProfessional/
7. European Commission, *EU Register of Nutrition and Health Claims*, https://food.ec.europa.eu/food-safety/labelling-and-nutrition/nutrition-and-health-claims/eu-register-health-claims_en
8. Harvard TH Chan School of Public Health (The Nutrition Source), *Healthy Eating Plate*, https://nutritionsource.hsph.harvard.edu/healthy-eating-plate/
9. International Society for the Study of Women's Sexual Health (ISSWSH), *2020 NAMS Genitourinary Syndrome of Menopause Position Paper (PDF)*, https://www.isswsh.org/images/content/2020-NAMS-GSM-Paper.pdf
10. Harvard TH. Chan School of Public Health (The Nutrition Source), *Healthy Eating Plate*, https://nutritionsource.hsph.harvard.edu/healthy-eating-plate/
11. European Commission, *EU Register of Nutrition and Health Claims*, https://food.ec.europa.eu/food-safety/labelling-and-nutrition/nutrition-and-health-claims/eu-register-health-claims_en
12. World Health Organization (WHO), *Guidelines on physical activity and sedentary behaviour* (2020), https://www.who.int/publications/i/item/9789240015128
13. García, Héctor; Miralles, Francesc, *Ikigai: Los secretos de Japón para una vida larga y feliz*, Barcelona, Urano, 2016.

Terapia hormonal de la menopausia

1. Nams (The North American Menopause Society). The North American Menopause Society Releases its 2022 Hormone Therapy Position Statement. July 7,2022. https://menopause.org/wp-content/uploads/press-release/ht-position-statement-release.pdf#:~:text=•%20Risk%20stratification%20by%20age,early%20menopause%20have%20higher%20risks
2. AEEM (Asociación Española para el Estudio de la Menopausia). Criterios de elegibilidad de la THM.2021. https://aeem.es/criterios-de-elegibilidad-de-la-thm/
3. NICE (National Institute for Health and Care Excellence). Menopause: identification and management. 07 November 2024. https://www.nice.org.uk/guidance/ng23/chapter/Recommendations#:~:text=match%20at%20L805%20When%20discussing,2024

4. BMS (British Menopause Society) Marsden J, Pedder H, et al. Benefits and risks of HRT before and after a breast cancer diagnosis - BMS Consensus Statement 2023. Post Reprod Health. 2023;29(4):233-250. (Actualización Sept 2025). https://thebms.org.uk/publications/consensus-statements/risks-and-benefits-of-hrt-before-and-after-a-breast-cancer-diagnosis/#
5. Faubion S. S., et al. The 2022 hormone therapy position statement of The North American Menopause Society. Menopause. 2022;29(7):767-794. https://pubmed.ncbi.nlm.nih.gov/35797481/#
6. The Menopause Society. " Hormone Therapy Usage Rates Still Low Despite Proven Benefits. September 4, 2024. https://menopause.org/press-releases/hormone-therapy-usage-rates-still-low-despite-proven-benefits#
7. Mayo Clinic. Menopause hormone therapy: Is it right for you? April 18, 2025. https://www.mayoclinic.org/diseases-conditions/menopause/in-depth/hormone-therapy/art-20046372#
8. Agencia Española de Medicamentos y Productos Sanitarios (AEMPS). Nota informativa: Retirada de pellets de testosterona y estradiol elaborados en oficina de farmacia (Nº R_07/2025, 18/09/2025). https://www.aemps.gob.es/informa-en/la-aemps-retira-pellets-de-testosterona-y-de-estradiol-elaborados-por-otra-oficina-de-farmacia-de-valencia/?lang=en#
9. Agencia SINC - AEEM. «El 90% de las mujeres con menopausia sufre sofocos...» - Resultados de la Encuesta nacional AEEM 2021. Agencia Sinc, 19 Oct 2021. https://biotech-spain.com/es/articles/el-90-de-las-mujeres-con-menopausia-sufre-sofocos-sequedad-o-dolor-articular/#
10. Boardman HM, et al. Hormone therapy for preventing cardiovascular disease in post-menopausal women (Review). Cochrane Database Syst Rev. 2015;3: CD002229. https://www.cochrane.org/about-us/news/hormone-replacement-therapy-postmenopausal-women-does-it-help-or-harm-your-heart#
11. NIH (National Library of Medicine) Rossouw JE, et al. Risks and benefits of estrogen plus progestin in healthy postmenopausal women: Principal results From the WHI Randomized Controlled Trial. JAMA. 2002;288(3):321-333. https://pubmed.ncbi.nlm.nih.gov/12117397/
12. Davis SR, et al. Global Consensus Position Statement on the Use of Testosterone Therapy for Women. J Sex Med. 2019;16(9):1331-1347. https://www.obgproject.com/2019/12/19/global-consensus-guidelines-on-use-of-testosterone-in-women/#
13. Yang L, Toriola AT. Menopausal Hormone Therapy Use Among Postmenopausal Women. JAMA Health Forum. 2024;5(9): e243128. doi:10.1001/jamahealthforum.2024.3128. https://www.statnews.com/2024/12/03/menopause-hormone-replacement-therapy-advocates-say-health-concerns-overblown/#

14. Manson JE, et al. Estrogen Alone in Postmenopausal Women and Long-Term Risk of Breast Cancer: Follow-up of the WHI Randomized Trial. Lancet Oncol. 2020;21(4):417-427. https://thebms.org.uk/publications/consensus-statements/risks-and-benefits-of-hrt-before-and-after-a-breast-cancer-diagnosis/#

Alternativas no hormonales, síntoma por síntoma:
Sofocos y sudores nocturnos

1. The Menopause Society (NAMS). *Hot Flashes (Vasomotor Symptoms) - Menopause Topics.* NAMS Website. (Consultado 2025): https://menopause.org/patient-education/menopause-topics/hot-flashes
2. Habib F, et al. *Management of hot flashes in menopause: an integrative approach.* (AEEM Menoguía Sofocos). Asociación Española para el Estudio de la Menopausia (AEEM). 2024: https://aeem.es/wp-content/uploads/2024/12/MENOGUIA-SOFOCOS_Barahona.pdf
3. Leach MJ, et al. *Black cohosh (Cimicifuga spp.) for menopausal symptoms.* Cochrane Database Syst Rev. 2012; (CD007244): https://ods.od.nih.gov/factsheets/BlackCohosh-HealthProfessional/
4. Cancer.gov (NCI PDQ®). *Aromatherapy and Essential Oils - Patient Version.* Updated 2018: https://www.cancer.gov/about-cancer/treatment/cam/patient/aromatherapy-pdq

Insomnio

1. Asociación Española para el Estudio de la Menopausia (AEEM). (2024). *Menoguía: Sueño (para mujeres): https://aeem.es/wp-content/uploads/2024/05/Menoguia-Sueno_mujeres.pdf*
2. Edinger, JD, Arnedt, JT, Bertisch, SM, Carney, CE, Harrington, JJ, Lichstein, KL, Sateia, MJ, Troxel, WM, Zhou, ES, Kazmi, U, Heald, JL, & Martin, JL, (2021). *Behavioral and psychological treatments for chronic insomnia disorder in adults: An American Academy of Sleep Medicine clinical practice guideline*. Journal of Clinical Sleep Medicine, 17(2), 255-262: https://jcsm.aasm.org/doi/10.5664/jcsm.8986
3. British Menopause Society. (2025). *Managing sleep disturbance during the menopause transition* (Tools for Clinicians). https://thebms.org.uk/wp-content/uploads/2025/08/25-NEW-BMS-ToolsforClinicians-Managing-sleep-disturbance-AUGUST2025-A.pdf
4. Qaseem, A, Kansagara, D, Forciea, MA, Cooke, M, & Denberg, TD; Clinical Guidelines Committee of the American College of Physicians. (2016). *Manage-*

ment of chronic insomnia disorder in adults: A clinical practice guideline from the American College of Physicians. Annals of Internal Medicine, 165(2), 125–133. https://www.acpjournals.org/doi/10.7326/M15-2175

Sequedad vaginal y de mucosas

1. Women's Health Concern (BMS) - *Fact sheet «Vaginal Dryness» (2023)*. Documento de la Women's Health Concern (afiliada a la British Menopause Society): https://www.womens-health-concern.org/wp-content/uploads/2023/11/25-WHC-FACTSHEET-VaginalDryness-OCT2023-B.pdf
2. BreastCancer.org - Dr. Sharon Bober (2025) - *Guía sobre hidratantes vaginales: https://www.breastcancer.org/treatment-side-effects/vaginal-dryness/moisturizers-lubricants*
3. NAMS Position Statement (2020) - *Guía NAMS sobre síndrome genitourinario: https://www.isswsh.org/images/content/2020-NAMS-GSM-Paper.pdf*
4. International Society for Sexual Medicine (ISSM) 2021 - *Guía de selección de lubricantes: https://www.issm.info/sexual-health-qa/what-are-some-considerations-for-selecting-a-personal-lubricant*
5. American Urological Association (AUA), Society of Urodynamics, Female Pelvic Medicine & Urogenital Reconstruction (SUFU), & American Urogynecologic Society (AUGS). (2025). *Genitourinary syndrome of menopause: AUA/SUFU/AUGS guideline: https://www.auanet.org/guidelines-and-quality/guidelines/genitourinary-syndrome-of-menopause*
6. American College of Obstetricians and Gynecologists. (2021). *Treatment of urogenital symptoms in individuals with a history of estrogen-dependent breast cancer* (ACOG Clinical Consensus No. 2: https://www.acog.org/clinical/clinical-guidance/clinical-consensus/articles/2021/12/treatment-of-urogenital-symptoms-in-individuals-with-a-history-of-estrogen-dependent-breast-cancer

Pérdida de líbido y energía sexual

1. European Menopause and Andropause Society. (EMAS). (2024). *Sexual health and wellbeing and the menopause: An EMAS clinical guide. Maturitas, 185*, 108055. https://doi.org/10.1016/j.maturitas.2024.108055
2. Clayton, AH, Goldstein, I, Kim, NN, Althof, SE, Faubion, SS, Faught, BM, Parish, SJ, Simon, JA, Vignozzi, L, Christiansen, K, Davis, SR, Freedman, MA, Kingsberg, SA, Kirana, P-S, Larkin, L, McCabe, M, & Sadovsky, R, (2018). The International Society for the Study of Women's Sexual Health Process of Care for management of hypoactive sexual desire disorder in women. *Mayo Clinic Proceedings, 93*(4), 467–487. https://doi.org/10.1016/j.mayocp.2017.11.002

3. Faubion, SS, Kingsberg, SA, Shifren, JL, Mitchell, C, Kaunitz, AM, Larkin, L, Kellogg Spadt, S, Clark, AL, & Simon, JA (2020). The 2020 genitourinary syndrome of menopause position statement of The North American Menopause Society. *Menopause, 27*(9), 976-992. https://doi.org/10.1097/GME.0000000000001609
4. Jurado, A. R. (2024, diciembre). *¿Cómo abordar el bajo deseo sexual en la menopausia?* [Presentación]. Asociación Española para el Estudio de la Menopausia (AEEM). https://aeem.es/wp-content/uploads/2024/12/BajoDeseo_AnaRosaJurado.pdf

Niebla mental y desconcentración

1. Guía clínica - Menopausia 2024 (Sociedad de Climaterio): https://es.scribd.com/document/858824345/CPG-Menopause-2024
2. National Institute for Health Research (NIHR), Reino Unido (2024): https://evidence.nihr.ac.uk/alert/brain-training-improved-thinking-memory-and-attention-in-older-people/
3. Revisión sistemática y meta-análisis (Phytotherapy Research, 2024) - Zeng M et al. *"Effects of Ginseng on Cognitive Function. https://pubmed.ncbi.nlm.nih.gov/39474788/*
4. Satizabal et al., Neurology (2022) - *«Association of Red Blood Cell Omega-3 levels with MRI markers and cognitive function in midlife - Framingham Study» https://news.uthscsa.edu/study-links-omega-3s-to-improved-brain-structure-cognition-at-midlife/*

Irritabilidad y cambios de humor

1. Ashwagandha (Withania somnifera) - *Adaptógeno con efecto ansiolítico /* **A**zafrán (Crocus sativus) - *Mejoría del estado de ánimo/* Rhodiola rosea - *Adaptógeno para estrés y fatiga /* Pasiflora (Passiflora incarnata) - *Sedante suave y ansiolítico /* Valeriana (Valeriana officinalis) - *Relajante del sistema nervioso /* Amapola de California (Eschscholzia californica) - *Tranquilizante natural:* https://pubmed.ncbi.nlm.nih.gov/35378276/
2. Steiner *et al.* (2008) - Prevalencia de síntomas emocionales: https://pmc.ncbi.nlm.nih.gov/articles/PMC2440789/
3. Lavanda (Lavandula angustifolia) - *La reina del «baja una marcha»*: https://pubmed.ncbi.nlm.nih.gov/31655395/

Cansancio persistente

1. Canadian Menopause Society. (2025). *Menopause Symptoms*. https://www.canadianmenopausesociety.org/professionals/menopause-hub/symptoms/
2. Tsai, IC, Hsu, CW, Chang, CH, Tseng, PT, & Chang, KV (2022). Effectiveness of Coenzyme Q10 supplementation for reducing fatigue: A systematic review and meta-analysis of randomized controlled trials. https://www.frontiersin.org/journals/pharmacology/articles/10.3389/fphar.2022.883251/full
3. Efficacy of ginseng supplements on disease-related fatigue: A systematic review and meta-analysis. https://journals.lww.com/md-journal/fulltext/2022/07010/efficacy_of_ginseng_supplements_on_disease_related.14.aspx
4. Stojcheva, EI, & Quintela, JC (2022). The effectiveness of *Rhodiola rosea* L. preparations in alleviating various aspects of life-stress symptoms and stress-induced conditions—Encouraging clinical evidence. *Molecules, 27*(12), 3902. https://pmc.ncbi.nlm.nih.gov/articles/PMC9228580/
5. Pascoe, MC, Thompson, DR, Jenkins, Z. M., & Ski, CF (2017). Mindfulness mediates the physiological markers of stress: Systematic review and meta-analysis. https://pubmed.ncbi.nlm.nih.gov/28863392/

Aumento de peso, sobre todo en el abdomen

1. Tondt, J, & Bays, HE (2022). *Concomitant medications, functional foods, and supplements: An Obesity Medicine Association (OMA) Clinical Practice Statement. https://pubmed.ncbi.nlm.nih.gov/37990714/*
2. Hon, JW, et al. (2025). *Efficacy of GLP-1 receptor agonists on weight loss, BMI, and waist circumference for patients with obesity or overweight. https://diabetesjournals.org/care/article/48/6/e86/158301/Response-to-Comment-on-Wong-et-al-Efficacy-of-GLP*
3. Unhapipatpong, C, et al. (2023). *The effect of curcumin supplementation on weight loss and anthropometric indices: An umbrella review and updated meta-analysis of RCTs*. American Journal of Clinical Nutrition, 117(5). https://pubmed.ncbi.nlm.nih.gov/36898635/
4. Hursel, R, Viechtbauer, W, & Westerterp-Plantenga, MS (2009). *The effects of green tea on weight loss and weight maintenance: https://pubmed.ncbi.nlm.nih.gov/19597519/*

Articulaciones que duelen, huesos que se debilitan y músculo que se pierde

1. Wright, VJ, Schwartzman, JD, Itinoche, R, & Wittstein, J (2024). The musculoskeletal syndrome of menopause. *Climacteric, 27*(5), 466–472. https://doi.org/10.1080/13697137.2024.2380363

2. Geraci, A, Calvani, R, Ferri, E, et al. (2021). Sarcopenia and menopause: The role of estradiol. *Frontiers in Endocrinology, 12*, Article 682012. https://doi.org/10.3389/fendo.2021.682012
3. Cordingley, DM, & Cornish, S. M. (2022). Omega-3 fatty acids for the management of osteoarthritis: A narrative review. *Nutrients, 14*(16), 3362. https://doi.org/10.3390/nu14163362
4. International Osteoporosis Foundation (IOF). (2022). https://www.osteoporosis.foundation/

Hemos hecho una selección de varios episodios de nuestros pódcasts para que sigas aprendiendo y disfrutando: